W0251559

Larsen/Miescher

Spiraldynamik®

schmerzfrei & beweglich

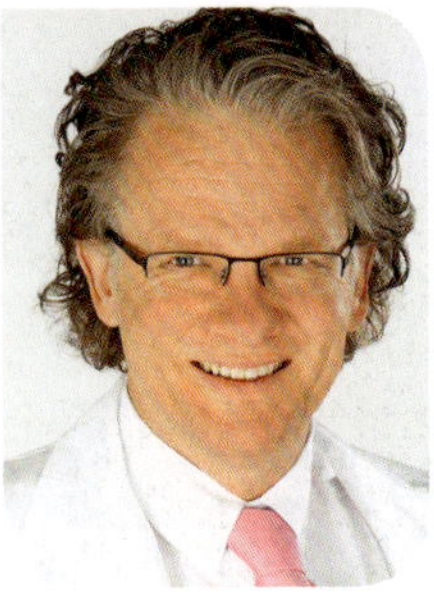

Dr. med. Christian Larsen ist Leiter des Spiraldynamik Med Centers in Zürich. In der Akademie widmet er sich Forschung und Ausbildung. »Ich selber bin ein Bewegungsmensch. Ich bin sechs Jahre durch die Welt gereist und habe erlebt, wie der Mensch seinen Körper verändern kann – mit Bewegung und Bewusstsein, statt mit Hammer und Meißel. Daraus ist die Spiraldynamik® hervorgegangen – eine Gebrauchsanweisung für den eigenen Körper von Kopf bis Fuß.« Seine Bücher – darunter Bestseller – wurden eine halbe Million Mal verkauft und in viele Sprachen übersetzt. »Medical Yoga« und »Gut zu Fuß ein Leben lang« sind seine erfolgreichsten Titel bei TRIAS.

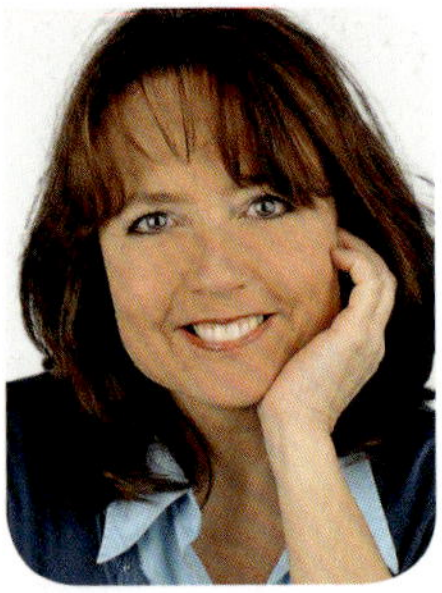

Bea Miescher ist Fachjournalistin und Physiopädagogin. Sie war mehrere Jahre Kommunikationsverantwortliche für das Unternehmen Spiraldynamik® in Zürich. In Zusammenarbeit mit Dr. med. Christian Larsen veröffentlichte sie bei TRIAS schon einige Bücher rund um die Spiraldynamik®. Heute fördert sie als Schulleiterin Lehrpersonen und Kinder zum Thema gesunde Schulen.

Dr. med. Christian Larsen · Bea Miescher

Spiraldynamik® schmerzfrei & beweglich

Die besten Übungen für den ganzen Körper

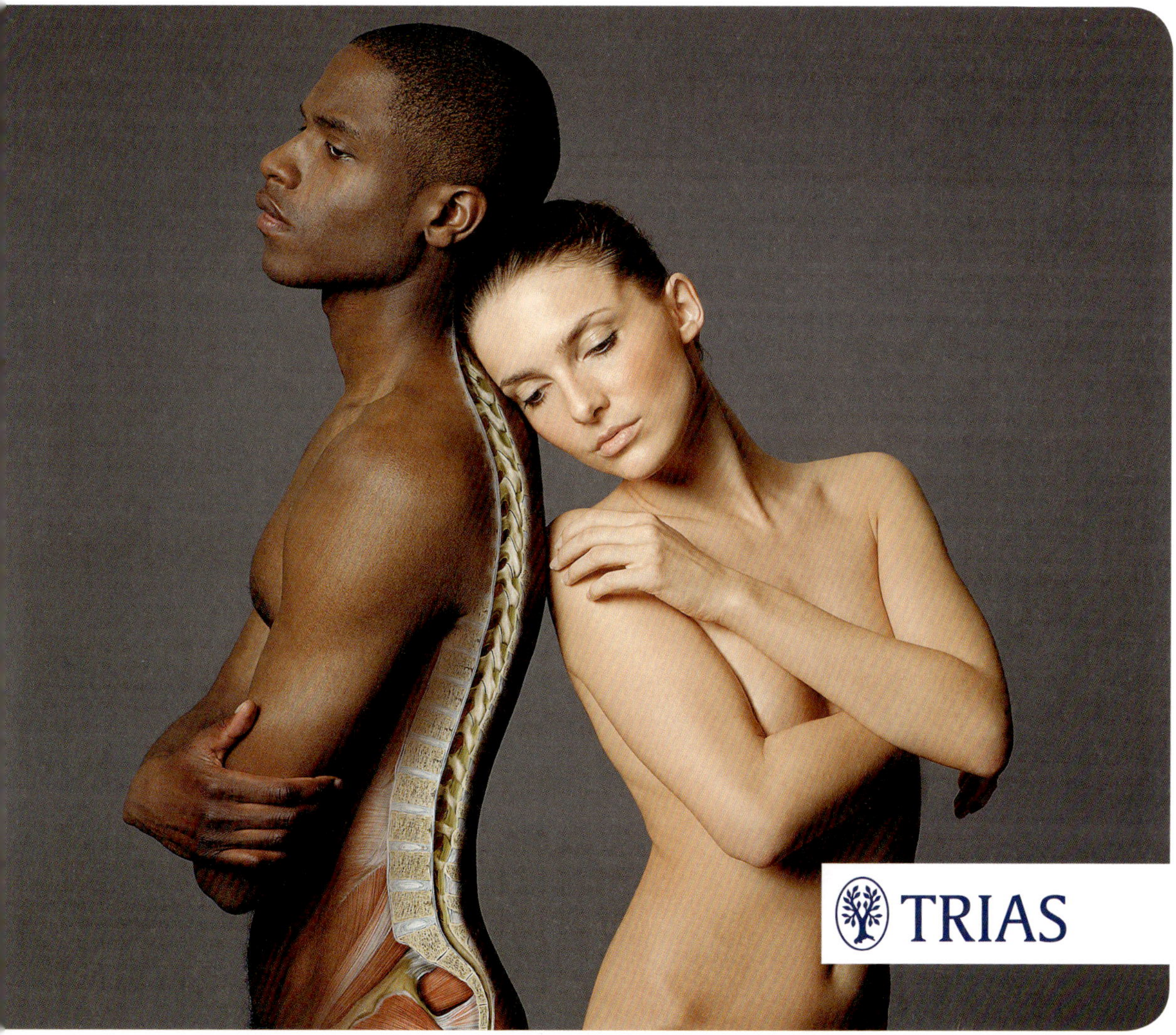

TRIAS

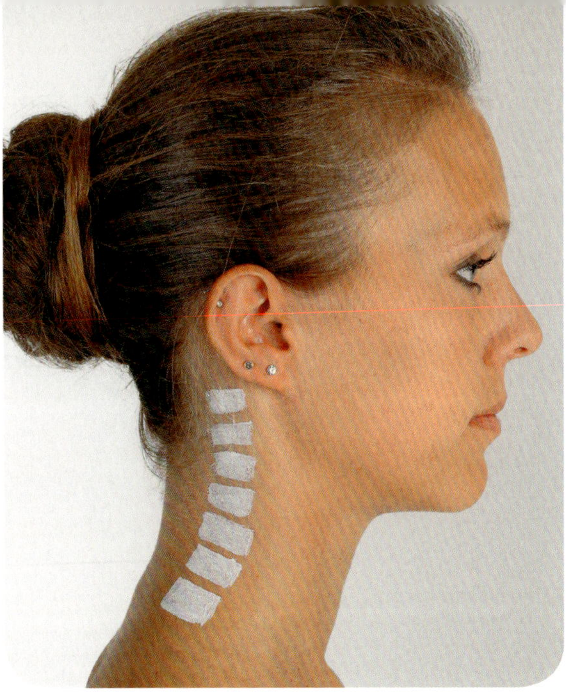

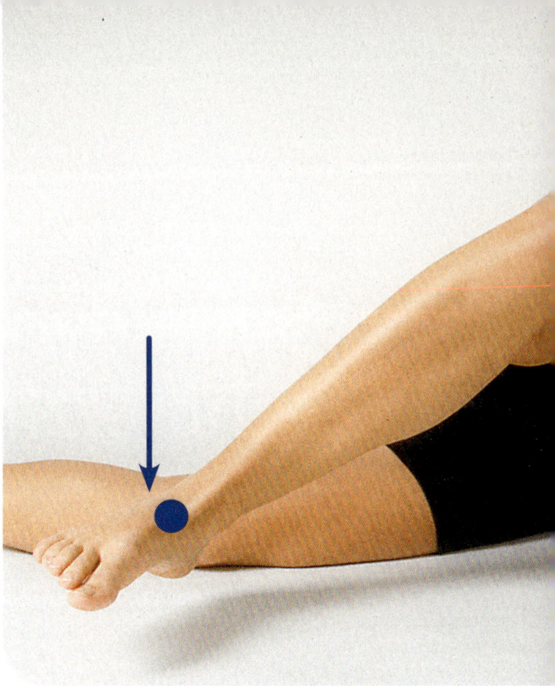

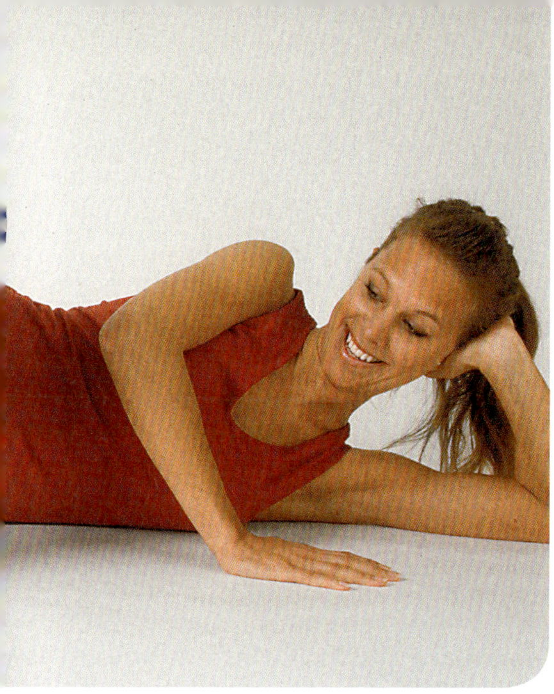

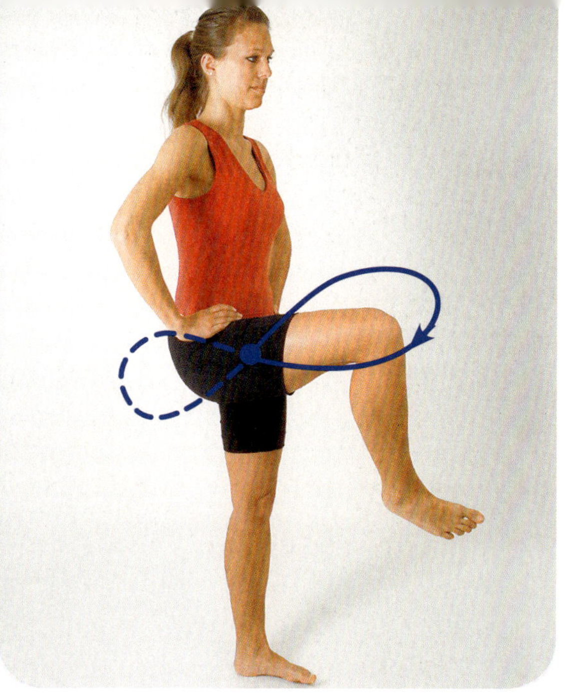

Liebe Leserin, lieber Leser,

Sie halten ein Buch mit der Kennzeichnung »Das Original von TRIAS« in den Händen – und fragen sich vielleicht, was das bedeutet? Der TRIAS Verlag legt großen Wert darauf, gemeinsam mit seinen Autorinnen und Autoren »Original-Methoden« zu entwickeln, die einzigartig sind und die von uns erstmals publiziert werden.
Seit der Erstveröffentlichung des Buches, das Sie in Händen halten, haben Verlag und Autor kontinuierlich an diesen speziell für unseren Verlag entwickelten Inhalten und der Erweiterung dieser »Original-Methode« gearbeitet. Mit unseren »Original-Methoden«-Büchern liegen Sie immer richtig – es sind allesamt Erfolgstitel im TRIAS Programm. Für das Vertrauen, das Sie uns schenken, bedanken wir uns bei dieser Gelegenheit sehr herzlich.

Ihr TRIAS Verlag

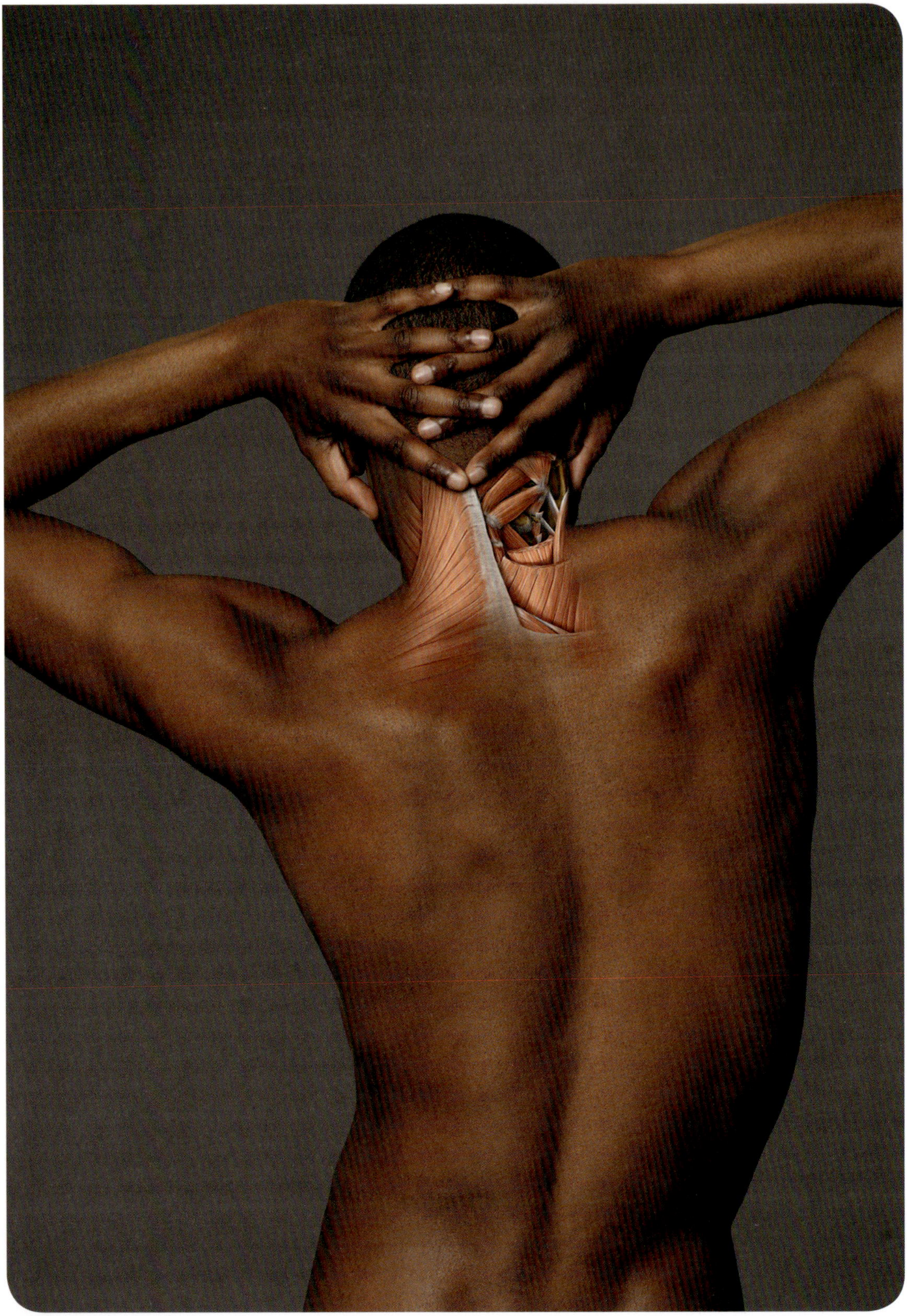

Liebe Leserinnen und Leser,

»Übung macht den Meister!« Doch nur wer richtig übt, kommt zum Ziel. Und die Mehrheit der Menschen hat keine Lust und keine Zeit zum Üben. Diese Lücke schließt dieser Band. »Spiraldynamik«-Übungen tragen Qualität und Motivation in sich, weil sie kompromisslos natürlich und alltagsfähig sind.

Natürlich: Forscher der Evolutionsgeschichte haben das Spiralprinzip als Kern menschlicher Bewegung entdeckt. Das gilt sowohl für die Hardware (den Körper) als auch für die Software (die Bewegungsprogramme im Gehirn). Im Körper wimmelt es nur so von »Spiralen«: Die Links-rechts-Drehungen der Wirbelsäule beim Gehen, die Kreuzbänder im Innern des Kniegelenks, die Bio-Architektur des Fußgewölbes. Die Software ist von Geburt an auf die Hardware abgestimmt. Alle wichtigen Bewegungen wie Greifen und Schreiten, Stützen und Stoßen sind beim Neugeborenen als archaische Reflexbewegung angelegt.

Alltagsfähig: Die »Spiraldynamik«-Übungen spiegeln die evolutionsgeschichtlich wichtigsten Urbewegungen wider. Diese hat der Mensch in Jahrmillionen prägend »geübt«: Gehen, Greifen, Werfen, Stützen usw. Dieses Spektrum bietet Ihnen die perfekte Möglichkeit, Urbewegungen ohne zusätzlichen Zeitaufwand im Alltag zu üben. Das Beckenboden-Impulstraining auf der Treppe hilft gegen Rückenbeschwerden, der kurze Gang zum Kaffee-Automaten öffnet die Leisten, beim Aufstehen werden die Knie ausgerichtet, der Blick zur Seite führt zur Mobilisation der Brustwirbelsäule, beim Geschirrwegräumen trainieren Sie die Über-Kopf-Beweglichkeit der Schultergelenke, beim Autofahren – beide Hände am Steuerrad – perfektionieren Sie die Stabilität der Schultern.

»Natürlich« und »alltagsfähig« lautet die Erfolgsformel für »schmerzfrei und beweglich – ein Leben lang«. Die Gewohnheit ist der größte Feind der Natürlichkeit, weil sie Vertrauen vortäuscht, auch wenn Haltungs- und Bewegungsmuster verkehrt sind. Nutzen Sie deshalb die angegebenen Kontrollkriterien als Prüfstein. Im Zweifelsfall einen Therapeuten oder Pädagogen aufsuchen, der Erfahrung mit »Spiraldynamik« hat und Ihnen weiterhilft.

Ich wünsche Ihnen viel Erfolg! Christian Larsen

Wie Sie das Buch wirkungsvoll einsetzen

Gesundheit ist ein wertvolles Gut. Die Übungen der Spiraldynamik® gehen von einem ganzheitlichen Ansatz aus, sind lange erprobt und helfen bei körperlichen Problemen.

Gesundheit fällt keinem Menschen in den Schoß. Jeder von uns muss aktiv etwas dafür tun. Trotz dieser Einsicht sind die Beharrungskräfte und das Festhalten an vertrauten Gewohnheiten groß. Doch wenn das Leid überhandnimmt, geben Sie sich einen Ruck – und tun Sie etwas für Ihre Gesundheit. Denken Sie zum Beispiel an einen Skirennfahrer vor dem Start: Auch er muss alle Bedenken hinter sich lassen, seinen ganzen Mut zusammennehmen und sich auf die Strecke begeben. Machen Sie es ihm einfach nach. Sie werden eine solche Entscheidung schon bald zu schätzen wissen. Und nehmen Sie sich für den Anfang nicht zu viel vor, sondern beginnen Sie der Reihe nach und bauen sich ein Programm nach Ihren Bedürfnissen und in Ihrem Tempo auf.

Für wen sind die Übungen gut? Die in diesem Buch vorgestellten Übungen können von allen, egal, ob Jung oder Alt, absolviert werden. Hören Sie stets auf Ihre innere Stimme und machen Sie nur solche Übungen, zu denen Sie einen Zugang finden, die Ihnen helfen und guttun. Falls Sie unsicher sind oder Fragen haben, konsultieren Sie einen Arzt oder einen Therapeuten Ihres Vertrauens und besprechen Sie mit ihm Ihr Anliegen. Er wird Ihnen bestimmt weiterhelfen können.

Vorsicht Vor allem am Anfang sollten Sie es mit der Übungsintensität nicht übertreiben. Vergessen Sie bitte nicht, es geht um Ihre Gesundheit – und nicht um die Teilnahme an den nächsten Olympischen Spielen. Also Vorsicht vor zu viel Ehrgeiz! Falls bei Ihnen mögliche Gegenanzeigen bestehen, sollten Sie zuvor besser einen Arzt konsultieren. Für alle Übungsbereiche werden am Anfang des jeweiligen Kapitels mögliche gesundheitliche Einschränkungen für die Übungen aufgeführt. Beachten Sie diese Hinweise bitte genau im Sinne des eigenen Wohlbefindens.

Schmerzen Grundsätzlich gibt es keine Einschränkungen für die Übungen der Spiraldynamik®. Bei chronischen Schmerzen ist Üben dann gut, wenn die Schmerzen bei oder nach den Übungen nicht zunehmen.

Und richtig ausgeführte Dehnübungen können am Tag darauf zu Muskelkater führen, was Sie nicht weiter besorgen sollte. Aber auch hier gilt es zu beachten, dass Sie alle Übungen fließend und nicht ruckartig ausführen. Und wenn Sie sich nicht ganz sicher sind, holen Sie auch in diesem Fall ärztlichen Rat ein, um kein gesundheitliches Risiko einzugehen.

Richtig und falsch Oft ist der Unterschied nur schwer zu erkennen. Vergleichen Sie die Bilder mit »richtig« und »falsch« aufmerksam. Geben Sie sich Zeit, und erproben Sie die feinen Unterschiede im eigenen Körper. Die verfeinerte Wahrnehmung ist Ihr Trainingserfolg.

Dosierung Üben Sie grundsätzlich nach den Angaben im Buch rund sechs Wochen lang. Danach sollten Sie merkliche Qualitätsverbesserungen in Ihrer Bewegung und Linderung von Beschwerden feststellen. Trainieren Sie lieber wenig und präzise als verbissen nach Plan.

Was ist dreidimensionale Bewegung? Oft ist von 3D-Bewegung die Rede: Intelligente Bewegung findet immer in allen drei Dimensionen statt. Zweidimensionale Klappbewegungen sind eingeschränkt.

Hilfsmittel

Spiegel. Kontrollieren Sie die Übungen in einem großen Spiegel. Ideal ist ein Spiegelschrank, in dem Sie auch Bodenübungen beobachten können.

Hocker. Sitzgelegenheit ohne Rückenlehne. Idealerweise sind Oberkörper und Oberschenkel in einem rechten Winkel, ebenso Ober- und Unterschenkel. Sitzen Sie immer stabil und sicher und auf der vorderen Hälfte der Sitzfläche, so tut es auch ein gewöhnlicher Stuhl.

Theraband. Elastische Kunststoffbänder, zu kaufen in Sportgeschäften und größeren Warenhäusern. Die verschiedenen Farben stehen für verschiedene Stärken. Praktisch und preiswert, am besten das Original-Theraband®. Lassen Sie sich beraten.

Ball. Weicher, nicht zu stark aufgepumpter Gymnastikball von rund 30 Zentimetern Durchmesser. Wenig aufgeblasen, passt er sich Ihrem Körper an und fördert das 3D-Bewusstsein in der Bewegung. Die Bälle sind in Sport- und Gymnastikabteilungen in größeren Warenhäusern erhältlich.

Matte. Ideal und am bequemsten sind Gymnastikmatten. Ein Teppich oder ein Frottiertuch leistet ebenfalls gute Dienste. Achtung: Die Unterlage muss absolut rutschfest sein!

Spiraldynamik

Leisten Sie sich die Überprüfung Ihrer Übungsgewohnheit bei einer Spiraldynamik®-Fachperson. Sie kann Ihnen wertvolle Tipps für mehr Bewegungsqualität und mehr Wohlbefinden geben. Rund 1000 Adressen im deutschsprachigen Raum finden Sie unter: www.spiraldynamik.com. Dort finden Sie auch den Hinweis auf DVDs, das Partnernetzwerk und den kostenlosen Newsletter.

Energien fließen lassen

Ein offener Nacken ohne Stauchungen gewährleistet Wachheit und Reaktionsfähigkeit auf innere und äußere Einflüsse: offene Augen, mobile Gelenke, fließende Energien.

Der Nacken ist der Engpass des Körpers, am hochsensiblen Übergang zwischen »Steuerzentrale« Kopf und »Betriebssystem« Körper. Luft- und Speiseröhre, Wirbelsäule und Rückenmark, Arterien, Venen und die gesamte Nervenversorgung zwischen Gehirn und Körper müssen diese schmale Stelle passieren. Dazu kommen Kehlkopf mit Stimmbändern, Muskeln, Sehnen, Bandstrukturen. Der Nacken ist die eigentliche »Achillesferse« des Körpers: Staulagen, welcher Art auch immer, bleiben nie ohne Folgen. Besonders anfällig ist der Nacken für Beschwerden in Zusammenhang mit Fehlbelastungen. Entscheidender Vorteil: Fehlhaltungen sind sichtbar und vor allem korrigierbar. Ein oder noch besser zwei Spiegel genügen, um die Haltung zu prüfen. Ideal ist ein Partner, der Rückmeldung gibt. Wer Nacken- und Kopfhaltung optimiert, schafft augenblicklich bessere Zirkulation: Sauerstoff, Blut und Nerveninformationen fließen ab sofort besser. Verspannungen (Seite 16) lösen sich, die Stimme erhält mehr Volumen. Schlagen auch Sie der Schwerkraft ein Schnippchen, indem Sie sich diese zu Nutze machen. Grundlage ist das Verständnis für die subtile Bauweise der Schlüsselverbindung Nacken.

Vorsicht. Bevor Sie mit den Übungen im Einzelnen beginnen, sollten Sie bitte klären, ob bei Ihnen mögliche Gegenanzeigen bestehen. Falls Sie sich in diesem Punkt nicht sicher sind, suchen Sie einen Arzt Ihres Vertrauens auf und besprechen mit ihm die Frage. Generell gilt Vorsicht bei: Bandscheibenproblemen, akuten Schmerzen, engem Spinalkanal, Durchblutungsstörungen.

Schmerzen. Auch hier gilt: Im Zweifelsfall den Arzt fragen. Bei richtig ausgeführten Dehnübungen macht sich leichter Zugschmerz in der Dehnposition bemerkbar. Bei gutem Gesundheitszustand darf mit dieser Grenze gespielt werden, solange das Ziehen nicht ruckartig zunimmt, sondern langsam gesteigert wird. Muskelkater am nächsten Tag ist in Ordnung. Aber Vorsicht vor zu viel Ehrgeiz. Medaillen gibt es keine zu gewinnen – nur Gesundheit!

Aufrechter Nacken

Der Nacken ist leistungsfähig, hoch spezialisiert und störanfällig. Er bildet die Schlüsselverbindung zwischen Kopf und menschlichem Körper.

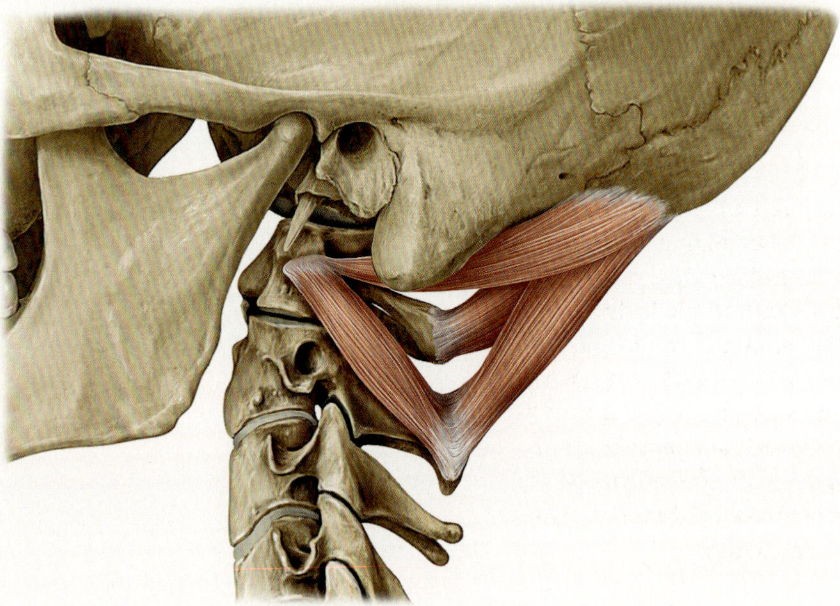

Aufrichtung

Damit Sie wissen, wo Ihnen der Kopf steht. Eine zentrierte Kopfposition ist das A und O. Dabei ruht der Kopf wie eine Kugel auf einem Stab. Die Linie Ohr–Schulter–Wirbelsäule verläuft senkrecht.

Die Nackenpartie ist der fragilste Teil der Wirbelsäule. Biegsam und drehfreudig navigiert die Halswirbelsäule (Seite 13) die Denkzentrale Kopf in alle Richtungen. Gerät die Feinabstimmung aus dem Lot, wird der Nacken zum Symbol: nicht mehr wissen, wo uns der Kopf steht, die Angst, die im Nacken sitzt, zu viel Arbeit auf dem Buckel haben, etwas, das den Hals zuschnürt, oder das Wasser steht einem bis zum Hals. Es gibt viele Ausdrücke dafür.

Auch die Körpersprache spricht Bände. Grundsätzlich unterscheiden wir vier klassische Kopfhaltungen. Erstens der Schildkröten-Typ: Der Kopf ist nach vorn verlagert. Zieht er zusätzlich in den Nacken, entsteht ein Knicknacken mit »Hängehals« wie bei einem Truthahn. Zweitens der Rückzieher: Der Kopf ist nach hinten verlagert. Der Nacken ist überstreckt, das Kinn presst zusätzlich nach hinten, die Stimme klingt gepresst. Drittens der Kompressionstyp: Der Kopf ist nach vorn verlagert, das Kinn gleichzeitig nach hinten gepresst. Viertens die harmonisch aufgerichtete Kopfhaltung: Die Linie zwischen Auge und Ohr verläuft horizontal, die Gesichtsebene vertikal, Kinn und Hals bilden einen rechten Winkel. Ein Blick in Anatomie und Diagnostik gibt Ihnen Aufschluss, wo genau Ihnen der Kopf steht.

Anatomie

Halswirbelsäule: Zwei Gelenke für alle Fälle

Statisch, im Sitzen oder Stehen, ruht der Kopf auf der Halswirbelsäule wie eine Kugel auf einem beweglichen Stab. In der Dynamik, im Bewegungsablauf, kann sich die Wirbelsäule in alle Richtungen beugen, drehen, strecken und sie kann sich kerzengerade aufrichten. Idealerweise verteilt sich die Bewegung gleichmäßig auf alle Wirbel. Die oberen zwei Wirbel funktionieren als Gelenkverbindung zwischen Wirbelsäule und Kopf. Dieser ruht mit seinen eiförmigen Gelenkrollen auf dem ersten Wirbelkörper, dem Atlas. Das Gelenk erlaubt kleine Nick-

und Neigebewegungen in alle Richtungen sowie minimale Drehbewegungen. Darunter folgt der zweite Halswirbel, der sogenannte Axis. Er hat einen knöchernen Zapfen, der präzise in den ersten Halswirbel passt: Geschaffen für Drehbewegungen nach links und nach rechts. Zusammen decken Atlas und Axis den dreidimensionalen Bewegungsspielraum der Kopfbewegungen ab.

Zungenbein: Die unabhängige Relaisstation

Der Hals gehört zu den anatomisch komplexesten Teilen des menschlichen Körpers. Eine der Schlüsselstellen ist das Zungenbein, ein frei »hängender« Knochen, von dem die wenigsten wissen, dass sie ihn überhaupt haben: Das Zungenbein ist zentrales Relais und schafft mit Muskeln die Verbindung zu Unterkiefer, Ohrbereich, Brustbein und sogar bis zum Schulterblatt (Seite 65) hinunter. Wie eine Spinne in ihrem kunstvoll elastischen Netz hängt das Zungenbein im Zentrum des Muskelgeflechtes. Es hat keinen direkten Kontakt zu anderen Knochen, bildet also nirgendwo ein Gelenk. Direkt unter dem Zungenbein hängt der Kehlkopf mit der Luftröhre.

Halsmuskulatur: Die Aufrichtung beginnt in der Tiefe

Die Halsmuskulatur besteht aus vier Schichten. Von außen nach innen sind es der Sternocleidomastoideus, der Muskel mit dem unaussprechlichen Namen bildet die äußerste Schicht. Er ist Kopfnicker und Kopfdreher zugleich. Damit Sie sich nicht die Zunge brechen, nennen wir diesen Muskel im Folgenden nur noch mit seinen Initialen: SCM-Muskel (Sternocleidomastoideus). Dahinter folgt die oben beschriebene Zungenbeinmuskulatur. Die dritte Schicht ist die ganze Schlundmuskulatur, die für die komplizierten Schluckbewegungen verantwortlich ist. Viertens folgt unmittelbar an der Wirbelsäule die tiefe Halsmuskulatur. Letztere stabilisiert die Halswirbelsäule (Seite 13) und koordiniert die Feinabstimmung aller Kopfbewegungen.

Nackenmuskulatur: Flaschenhals führt zu Verkehrsbehinderungen

In der Tiefe des Nackens sitzt schließlich eine Vielzahl kräftiger Nackenmuskeln. Sie sind schräg A- oder V-förmig angelegt und sind für Bewegungsfreiheit und Stabilität von Kopf und Nacken verantwortlich. Sie haben Teil an fast allen Bewegungen des Kopfes. Die Kombination von Nicken, Drehen und Seitbeugen des Kopfes erlaubt Bewegungen in alle Himmelsrichtungen. Diese innere Muskelschicht trägt viel Verantwortung, sowohl für die Steuerung als auch für die perfekte Nachrichtenübermittlung. Hier in der Tiefe wimmelt es von sensiblen Nervenendigungen. Wir nennen diese Schicht folgend die tiefe Nackenmuskulatur.

3D-Installation. Runder Abschluss der Schädelbasis (1). Passender eierbecherförmiger oberster Halswirbel (2). Verzapftes zweites Wirbelgelenk. Zusammen mit der tiefen Halsmuskulatur erhält der Nacken optimale Bewegungsfreiheit mit Präzisionssteuerung (3).

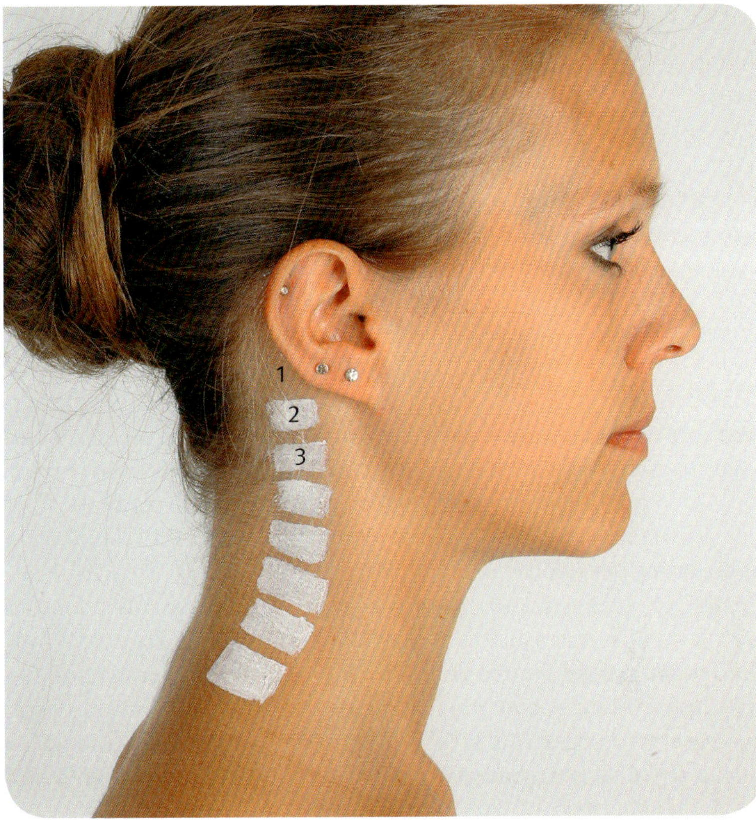

Geheime Relaisstation. Die Zungenbeinmuskulatur hält das Zungenbein, einen frei hängenden Knochen (0), an seinem Platz.

Links: Ansicht seitlich.

Rechts: Von vorn. Seine Position wird durch Muskelverbindungen definiert und verändert: zum Ohr (1), zum Kinn (2), zum Brustbein (3), zum Schulterblatt (4).

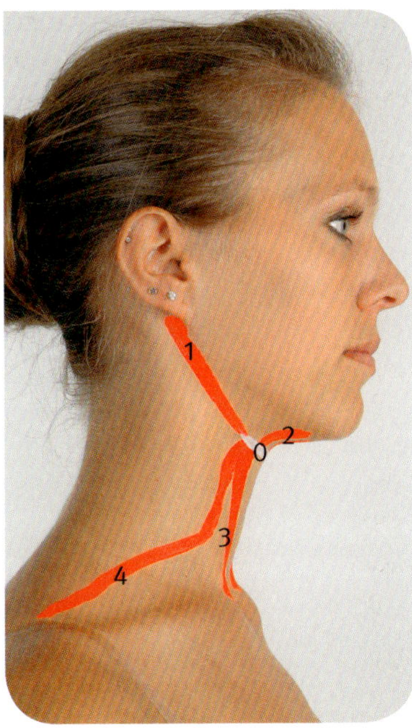

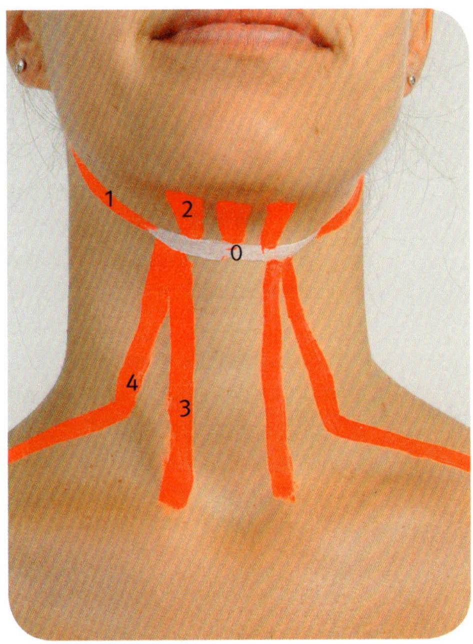

Probleme

Verspannungen: Muskeln unter Dauerstress

Der Mensch ist zum Aufrechtgehen geboren. Beobachten Sie Babys, wenn sie im Alter von sechs Monaten sitzen können. Sie schaffen das, trotz ihres überdimensional großen und schweren Kopfes. Ihr Trick: perfekte Zentrierung des Kopfes über dem Körper. Achten Sie auf einen solchen Babynacken – hoch aufgespannt schafft er die Balance. Bis das Baby etwas greifen will, aus dem Gleichgewicht gerät und umfällt. Ähnlich geht es erwachsenen Menschen – nur fällt man nicht mehr um, sondern verspannt: Der Kopf ist nicht mehr im Zentrum, sondern meist nach vorn verlagert. Muskeln werden vorn überdehnt, im Nacken stehen sie unter Dauerspannung, um den nach vorn geschobenen Kopf zu halten. Dieser Dauerstress führt zu Muskelverspannungen: Die Ursache vieler Beschwerden, allen voran die klassischen Spannungskopfschmerzen. Durch die verschobene Statik werden auch Luft-, Blut- und Nervenversorgung mittelfristig geknickt und havariert: Seh- und Hörstörungen, Tinnitus und Schnarchen bis hin zu nächtlichem Atemstillstand gehören zu Symptomen muskulärer Disbalance im Nacken. Das Gute daran: Viel kann durch gezieltes Know-how und Veränderung von Alltagsgewohnheiten verbessert werden.

Abnutzung: Harte Zeiten für kleine Knorpel

Struktur und Funktion müssen Hand in Hand gehen. Denken Sie an ein Radio: Sind die Batterien leer, gibt es keine Musik mehr, auch wenn das Gerät sonst noch in Ordnung ist. Fällt das Radio aus dem dritten Stock auf den Parkplatz, sind die Batterien womöglich noch in Ordnung, aber die Strukturen sind hin: Wieder keine Musik! Genau so funktioniert es in der Biomechanik: Je besser die Funktion, desto schonender wird es für die Strukturen. Eine Bewegung aus guter Haltung führen ist sinnvoll und effizient, vor allem im Nacken. Der aufgerichtete, unbelastete Nacken lässt freie, lockere und präzise Bewegung zu. Ist der Nacken gestaucht, sind die Muskeln automatisch verspannt – die typische Staulage. Der Nacken ist in Leichtbauweise konstruiert. Gestaucht und überlastet wird es nicht nur ungemütlich, sondern gefährlich für die feinen Strukturen: Fehlbewegung führt unter Druck zu vermehrter Abnutzung. Die Folgen sind Arthrose der kleinen Wirbelgelenke und Bandscheibenprobleme, Kompression der Nervenwurzeln, Taubheit und Kraftlosigkeit in Armen, Händen und Fingern. Die Verkettung der ungünstigen Entwicklung wird langfristig kritisch: Die Arthrose wuchert, der Rückenmarkskanal wird eingeengt, es kann zur Kompression des Rückenmarks kommen. In solch fortgeschrittenen Fällen ist eine Operation unumgänglich.

Hohlnacken. Links: Durch den vorgeschobenen Kopf knickt der Nacken ein. Einseitige Belastung von Muskeln, Gelenken und Bandscheiben in der Halswirbelsäule führen häufig zu Kopfschmerzen.

Rechts: Der aufrechte, geöffnete Nacken schafft Platz für freie Zirkulation.

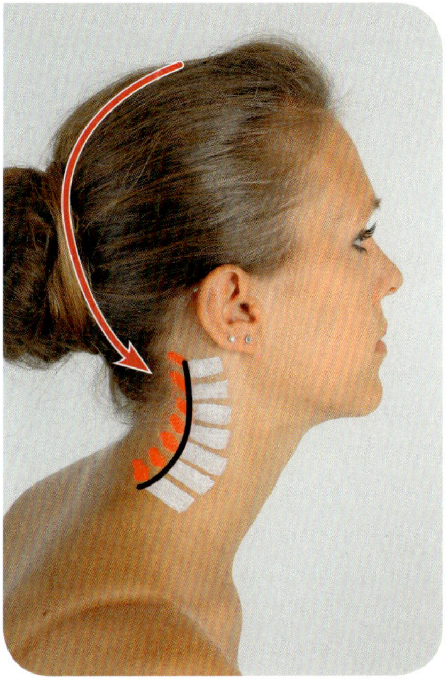

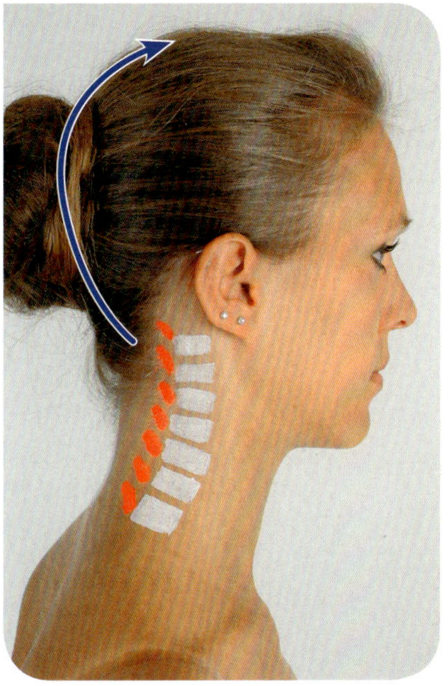

Knautschzone. Links: Knickt der Nacken, geraten auch die kleinen Bandscheiben unter Druck. Bandscheibenvorfälle in der Halswirbelsäule gehören zur übelsten ihrer Sorte.

Rechts: Bewusstes Aufrichten schafft Platz.

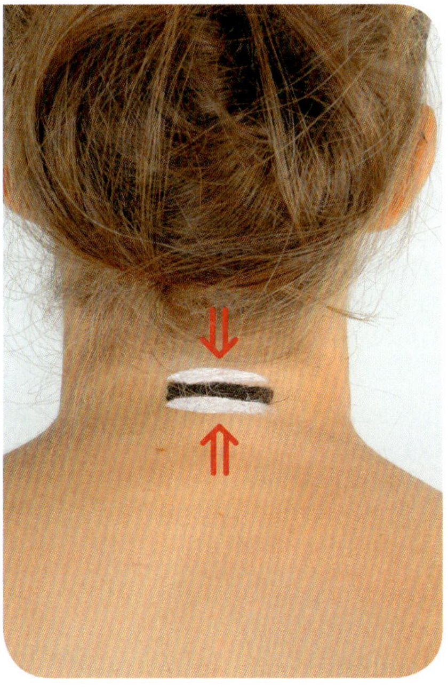

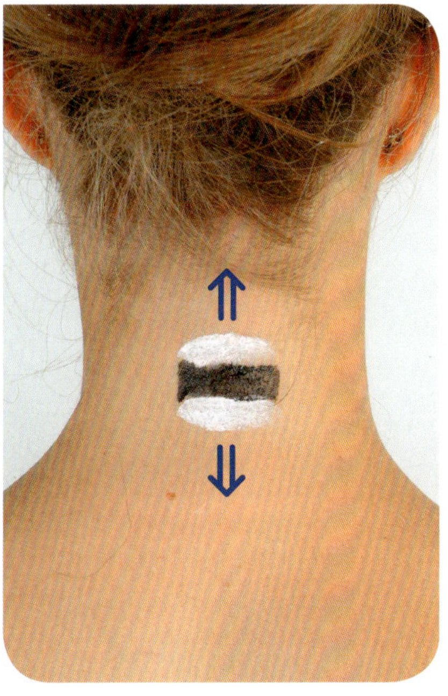

Übung Nackenöffner: Die große Befreiungsaktion

Ziel. Entspannung der tiefen Nackenmuskulatur, (Seite 14) Wahrnehmung der Kopfgelenksöffnung zwischen Atlas und Schädelbasis.

Start. Rückenlage auf einer Matte, Beine angewinkelt und aufgestellt. Hohler, verkürzter Nacken, das Kinn etwas gegen die Decke gestreckt: Spüren Sie die Anspannung und Verkürzung der tiefen Nackenmuskeln.

Aktion. Ab jetzt wird's besser: Entspannen Sie den Nacken, lassen Sie die Muskulatur bewusst und langsam los. Das Kinn sinkt nach unten, der Kopf dreht sich in einer leichten Nickbewegung. Nehmen Sie die Drehachse bewusst wahr: Sie verläuft von einem Ohr zum anderen, durch den Kopf, vom »Ost- zum Westpol« sozusagen. Nun wissen Sie, wo und worum es sich dreht. Die Atmung hilft Ihnen bei der Ausführung. Beim Einatmen gleitet das Kinn nach unten, der Nacken verlängert sich und sinkt zu Boden, beim Ausatmen gehen Sie in die normale Position zurück, ohne zu forcieren. Wiederholen Sie die Übung und genießen Sie die sanfte Schaukelbewegung des Kopfes im Rhythmus Ihres Atems.

Kontrolle. »Verfolgen« Sie Ihren Atem und geben Sie ihm bildhafte Richtung: Während des Einatmens strömt die Luft durch Nase und Rachen hinunter in den Brustkorb, bis tief in die Flanken. Stellen Sie sich jetzt vor, die Luft würde weiterfließen, die Wirbelsäule entlang – ein Teil nach oben, entlang des Nackens über den Hinterkopf bis zum Scheitel, der andere Teil weiter nach unten, die Lendenwirbelsäule entlang bis hinunter zum Steißbein. So wird die Wirbelsäule bei jedem Einatmen zwischen Scheitel und Steiß aufgespannt. Dadurch vermitteln Sie der gesamten Wirbelsäule Länge und Platz. Lösen Sie während des Ausatmens die Spannung, ohne Nacken und Kreuz willentlich zu verkürzen. Nicht mit dem Kopf wegkippen, das Kinn nicht gegen die Brust drücken, besser mit viel Freiraum, als hätte ein Tennisball zwischen Kinn und Brustbein Platz. Die neutrale Position ist die Ausgangsposition für Einatmen und Nackenöffnen. Bei zu großer Anstrengung oder wenn der Kopf wegkippt wie im oberen Bild »Nackenöffner«, legen Sie am besten ein Frotteetuch als flaches Kissen unter, und zwar so, dass das Gesicht möglichst parallel zum Boden liegt.

Dosierung. 2–5 Minuten täglich im Wohlfühlbereich.

Variante. Gleiche Übung mit einem kleinen, halb gefüllten Luftball als Kissen unter dem Kopf. Besonders angenehm und entspannend, wenn der Nacken sehr verspannt ist.

Blitzübung. Die Übung kann auch im Sitzen gemacht werden, am Arbeitsplatz, bei Stress oder drohenden Spannungskopfschmerzen. Die Nackenstütze im Auto hilft, die Bewegung zu führen. Der Hinterkopf gleitet nach hinten oben. Einfach königlich, diese Haltung!

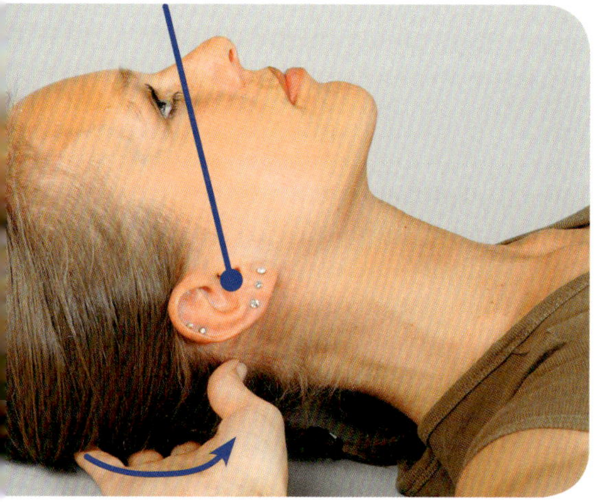

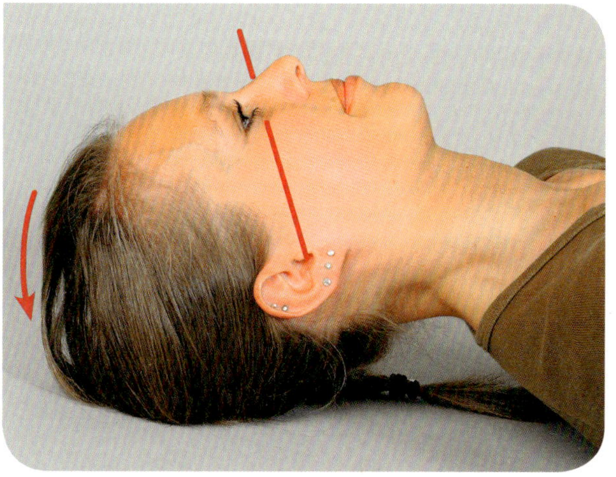

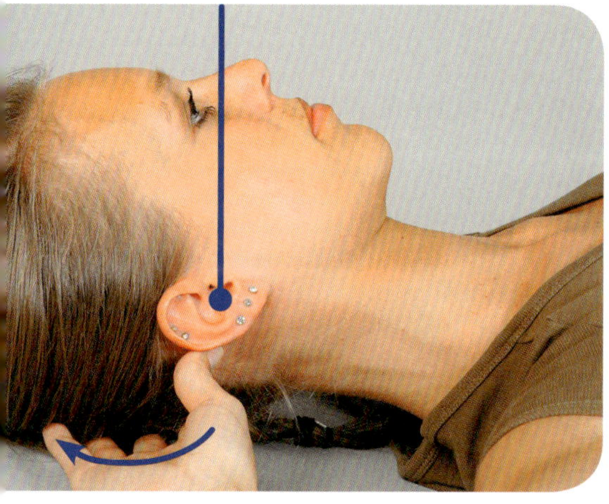

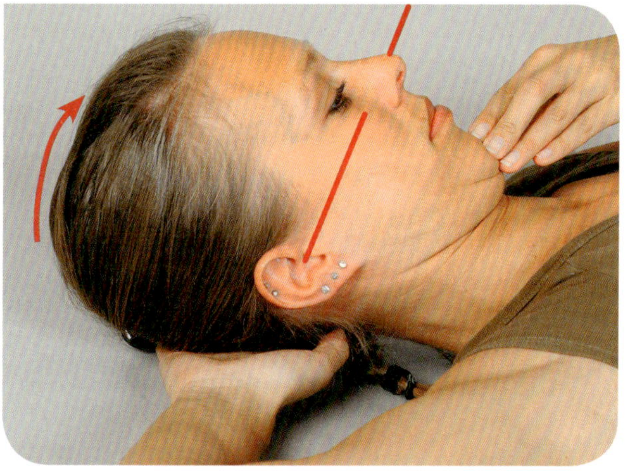

Nackenöffner. Aus der Hohlnackenposition durch Einatmen zur Nackenstreckung.

Unten: Die Drehachse läuft durch den Kopf von Ohr zu Ohr, die Blickachse steht jetzt senkrecht.

Vermeiden. Ausgangs- und Zielposition nicht übertreiben.

Oben: Weder Kopf in den Nacken kippen.

Unten: Noch Kinn gegen die Brust drücken.

Übung Nackenkräftiger: Zerfließen Sie zu voller Länge

Ziel. Kräftigung der tiefen Halsmuskulatur bei verlängerter Wirbelsäule.

Start. Nichts gegen die Schildkröten. Der Mensch kann viel von ihnen lernen. Aber nicht die Haltung. Das Schildkrötenbild ist hilfreich: Auf einer Matte gehen Sie in den Vierfüßlerstand, legen Sie einen Stab (Besenstiel oder Ähnliches) längs auf die Wirbelsäule als Führungshilfe. Am besten geht es wieder mit einem helfenden Partner.

Aktion. Erspüren Sie die Berührungspunkte zwischen Ihrer Wirbelsäule und dem Stab. Versuchen Sie nun durch leichtes Einrollen des Kopfes mit einer Bewegung des Kinns Richtung Brustbein, den Nacken an den Stab »anzuschmiegen«, wie eine Katze, aber ohne Buckel! Die Halswirbelsäule verlängert sich, die tiefe Halsmuskulatur (Seite 14) wird aktiviert. Aus einem »Schildkröten-Hals« ist ein knickfreier, offener Nacken geworden. Auch das Becken wird bei der Übung mit einbezogen, durch Einrollen wird der untere Rücken verlängert, Beckenboden (Seite 169) und Bauchmuskulatur sind aktiv. Der Bauchnabel steigt leicht in Richtung Stab, das Kreuz schmiegt sich an den Stab, genau wie der Nacken. Genießen Sie diese Dehnspannung (Seite 92). Finden Sie Ihren Rhythmus: Wirbelsäule während des Einatmens am Stab entlang aktiv verlängern, dann wieder loslassen, entspannen und ausatmen. Die Wirbelsäule gewinnt ihre natürliche Schwingungsfähigkeit zurück.

Kontrolle. Schmiegen, nicht drücken! Zu starkes Kinnpressen drückt unangenehm auf Luft- und Speiseröhre, ohne wirklich Platz zu schaffen. Suchen Sie das Wohlgefühl der Länge, indem Sie sich die Wirbelsäule als elastisches Band vorstellen, das am Stab entlang dehnt, mit möglichst viel sanfter Kontaktfläche, aber ohne Druck.

Dosierung. 20–30 Wiederholungen täglich. Je mehr, desto besser!

Variante. Im Sitzen oder Stehen ohne Stab, eventuell mit dem Rücken gegen einen Türpfosten oder eine Wand. Der Rücken schmiegt sich mit verlängernder Dehnspannung der Wand an. Der Hinterkopf steigt etwas nach oben, das Kreuz etwas nach unten, die Wirbelsäule sucht den vollen Kontakt zum Türpfosten.

Blitzübung. Jede sitzende Tätigkeit ist ein ideales Übungsfeld: Bevor Sie das Telefon ergreifen, beim Essen, beim Händeschütteln oder beim Autofahren.

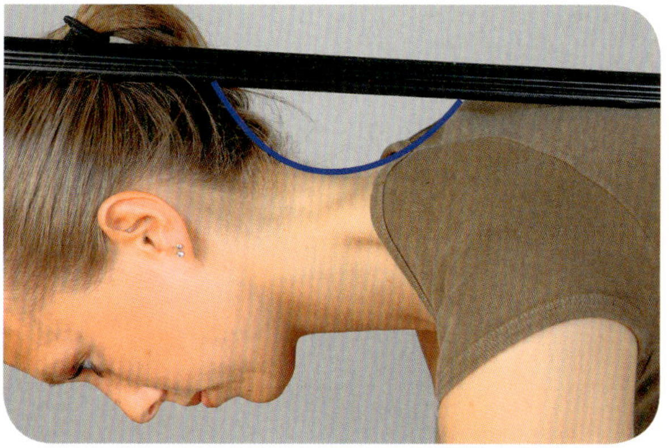

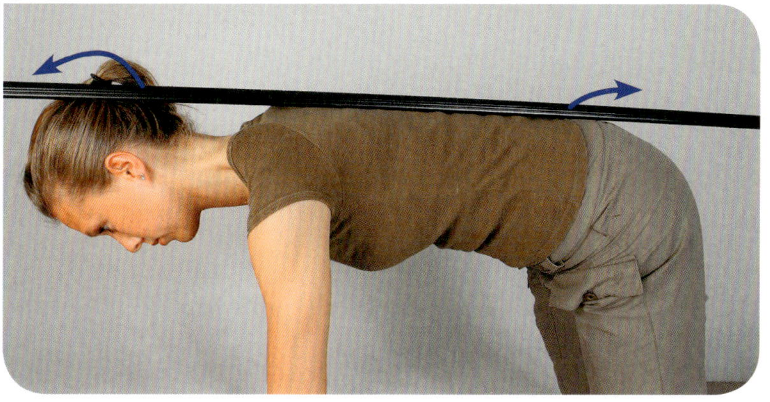

Dehnspannen. Oben: Ausgangsposition im Vierfüßlerstand mit Stab, die Wirbelsäule ist locker geschwungen, der Nacken kurz.

Unten: Zielposition. Die Wirbelsäule schmiegt sich dem Stab auf ganzer Länge an; der Nacken öffnet und verlängert sich.

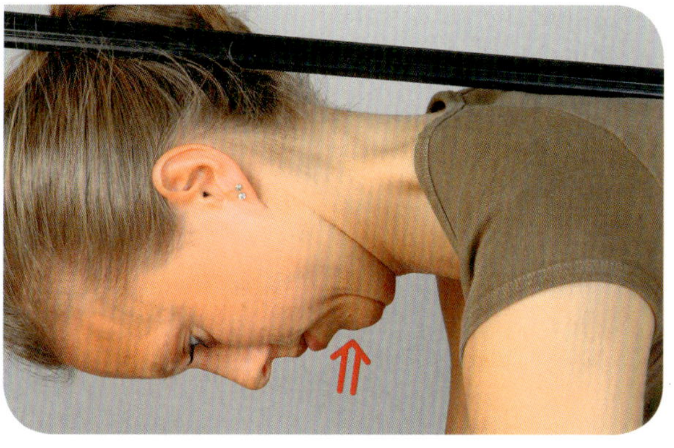

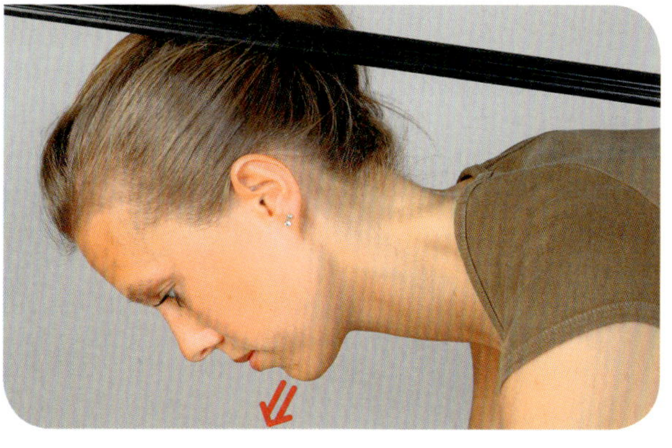

Platzmangel. Beide Fehler bitte vermeiden!

Oben: Das Kinn presst stauchend Richtung Brust.

Unten: Der Nacken bleibt geknickt. Druck mit dem Kopf gegen die Stange anstatt Verlängerung mit der Stange.

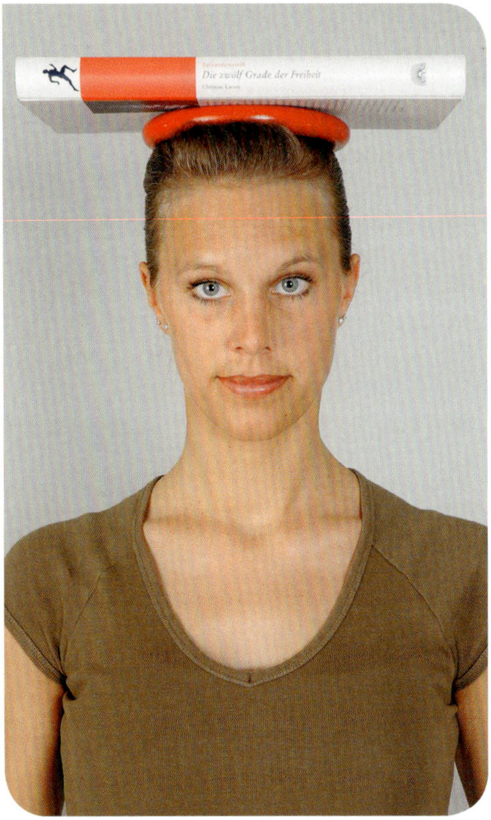

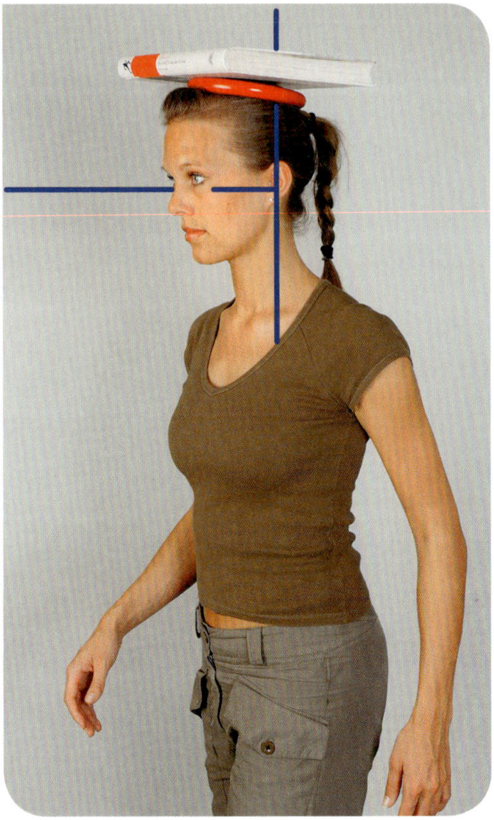

Ausbalanciert. Links: Ausgangsposition. Finden Sie Ihr Zentrum, indem Sie die Schwerkraft als »Leitplanke« zur Aufrichtung nutzen. Rechts: Steigerungsform in der Bewegung. Lang gezogen und trotzdem locker elastisch.

Übung Wasserträgerin: Die Schwerkraft nutzen

Ziel. Den offenen, aufgerichteten Nacken überall mit hin nehmen: beim Stehen, Gehen, Laufen, Springen, Autofahren. Innere Aufrichtung ohne Anstrengung, locker und stark.

Start. Stehen Sie aufrecht, formen Sie aus einem Hand- oder Geschirrtuch einen Ring, setzen Sie ihn wie eine Krone auf den Kopf und legen Sie ein Buch darauf. (Mit dem Wasserkrug warten Sie bis zum Sommer oder bis Sie Ihrer Kunstfertigkeit ganz sicher sind!)

Aktion. Richten Sie stehend Kopf und Becken mit der Dehnspannung (Seite 92) der vorangegangenen Übung Nackenkräftiger auf. Spüren Sie die Verlängerung im Nacken und in der Lendenwirbelsäule. Stellen Sie sich bildhaft vor: Ihr Scheitel wächst förmlich in den Himmel, Ihr Steißbein verankert sich in der Erde. Versuchen Sie nun mit dieser Vorstellung mit dem Buch auf dem Kopf ein paar Schritte zu gehen. Bleiben Sie dabei in Brustkorb und Brustwirbelsäule locker und geschmeidig, Ihr Nacken ist lang geschwungen. Ihr Atem fließt ruhig. Legen Sie Ihren ganzen Stolz in diese Übung!

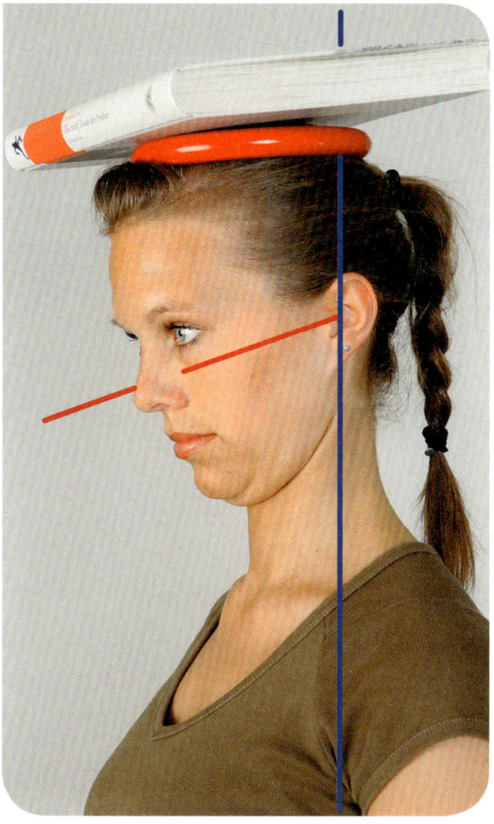

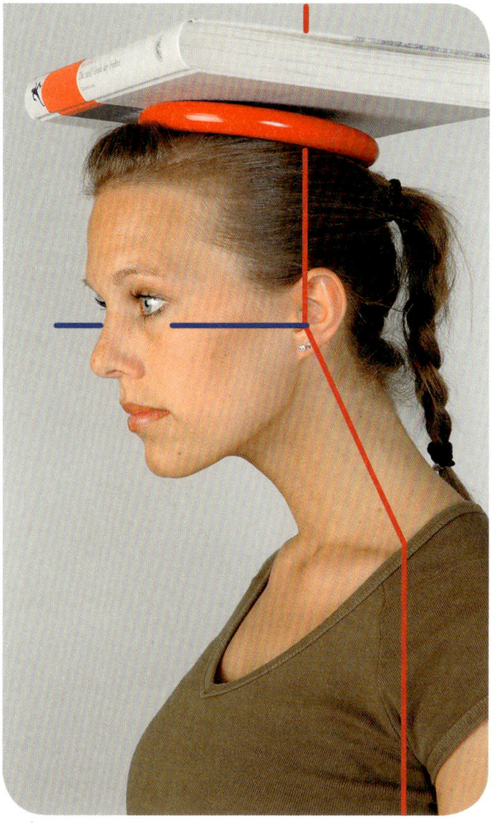

Vermeiden. Links: Das Kinn wird gegen die Brust gedrückt, was starr und steif wirkt, als hätte die Buchträgerin einen Stock verschluckt. Rechts: Ganz verkehrt trotz gerade nach vorn gerichtetem Blick. Der Kopf ist schildkrötenartig vorgeschoben.

Kontrolle. Ja, man kann gut kritisieren, wenn man selbst kein Buch auf dem Kopf hat! Versuchen Sie trotzdem möglichst locker zu bleiben. Bleiben Sie in der Aufrichtung elastisch, sonst wirkt Ihr Gang steif, starr und verkrampft, als hätten Sie einen Besen verschluckt. Atmen Sie ruhig und gleichmäßig. Wenn die Sache instabil wird, bleiben Sie stehen und balancieren Sie sich aus. Nicht zu viel Ehrgeiz: Ihr Nacken ist wichtiger als das Buch. Schieben Sie nicht den Kopf vor, um das Gleichgewicht zu halten. Die Hände dürfen ab und zu nachhelfen. Wichtig ist, dass Sie die volle Länge, Ihre perfekte Dehnspannung aufrechterhalten können.

Dosierung. 3–5 Minuten täglich.

Blitzübung. Zu Fuß unterwegs? Stellen Sie sich bei den ersten paar Schritten die afrikanischen Wasserträgerinnen vor. Beim Einkaufen, Betreten des Restaurants usw. Sie gewinnen so an Charisma und Ausstrahlung.

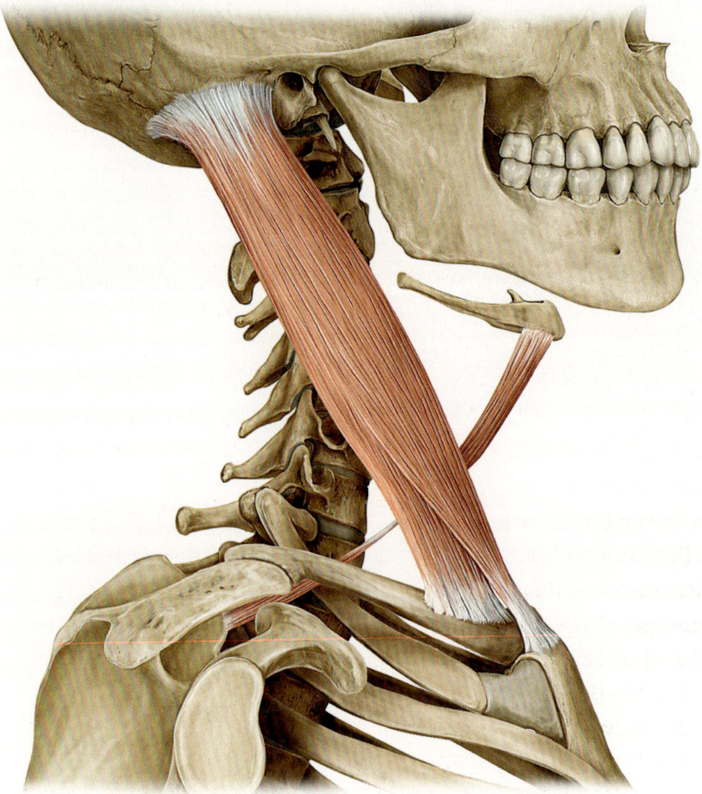

Drehung

Umsichtig durchs Leben. Die Halswirbelsäule ist geschaffen zum Drehen und Wenden in alle Richtungen. Das Gewusst-wie ist entscheidend, um Nackenproblemen effektiv vorzubeugen.

Drehen in alle Richtungen! Das kann die Halswirbelsäule. Die rasche und große Drehbeweglichkeit des Kopfes ist eine evolutionsgeschichtliche Errungenschaft. Sich rasch den Überblick verschaffen, die Übersicht behalten und blitzschnell auf äußere Signale reagieren können, ohne einen Fluchtreflex auszulösen. Ein Tier auf der Flucht schaut sich selten um. Das ist dem Menschen eigen. Möglich wird dies durch den aufrechten Gang, die ausgeprägte Hirnentwicklung und die flexibel-stabile Leichtbauweise der Nackenwirbelsäule. Sie ist gleichzeitig der Knackpunkt: Falsch oder nachlässig eingesetzt, ist die subtile Konstruktion anfällig für Verletzungen, Verspannungen und ganze Rattenschwänze von unerfreulichen Symptomen. Der vergleichsweise schwere Kopf muss als Steuerzentrale optimal getragen werden. Wichtig ist das perfekte Zusammenspiel zwischen dem großen SCM-Muskel und der tiefen Hals- und Nackenmuskulatur. Die Aufrichtung (Seite 10) wurde im ersten Teil beleuchtet. Der zweite zeigt Ihnen Schritt für Schritt, wie Sie Ihre Halswirbelsäule (Seite 13) kräftigen und mobilisieren können. Wer die Geheimnisse der axialen Drehbewegung lüftet, kann bei vielen Nackenproblemen kleine und zuweilen auch größere Wunder bewirken!

Anatomie

Kopfnicker: Weg vom Drehen auf Biegen und Brechen!

Der Kopf ist Kontroll- und Kommunikationszentrum. Ob Sprache oder Körpersprache, der Ausdruck ist die halbe Miete. Beim Jasagen gibt es zwei Varianten. Der Kopf kippt vor und zurück: Das Ja wirkt nicht sehr überzeugend und eher wacklig. Die Kontrolle in der Bewegung führt intelligenterweise nicht über Los- und Kippenlassen, sondern vielmehr über eine exakt gesteuerte Nickbewegung. Entscheidender Muskel für all diese Aufgaben sind der SCM-Muskel und die tiefe Halsmuskulatur.

Nackenknicker: Nicken statt Knicken

SCM-Muskeln vorn und tiefe Halsmuskeln hinten sind für die Nickbewegung verantwortlich. Sie steuern und dosieren, stabilisieren und führen. Das können sie nur, wenn sie zusammenarbeiten: Die tiefen Halsmuskeln stabilisieren die Halswirbelsäule, die SCM-Muskeln bewegen den Kopf. Aufrichtung ist Voraussetzung, schafft Platz, Bewegungsfreiheit und Stabilität. Das Timing ist entscheidend. Zuerst stabilisieren die tiefen Halsmuskeln die Halswirbelsäule, (Seite 13) danach ziehen die SCM-Muskeln den Kopf nach vorn in die Nickbewegung. Fehlt die Nackenöffnung, weil die tiefe Hals- und Nackenmuskulatur (Seite 14) zu wenig arbeitet, kommt es zur Kompression der feinen Gelenke. Nicken auf Biegen und Brechen ist Gift für die feingliedrige Konstruktion. Hier muss der SCM-Muskel zu gutem Benehmen erzogen werden: Vortritt haben die Kleinen, er folgt danach mit wohldosiertem Einsatz.

Kopfwender: Nie mehr bescheuert!

Einseitig aktiviert dreht der SCM-Muskel den Kopf zur Gegenseite. Der linke nach rechts, der rechte nach links. Diese Muskeln können also nicht nur ja, sondern auch nein sagen. Auch beim Kopfdrehen muss zuerst der Nacken geöffnet, Platz geschaffen werden, um die perfekte Ausgangslage für die reibungslose Kopfdrehung zu ermöglichen. Auf der stabilisierten Wirbelsäule dreht der Kopf leicht und wendig. Fehlt die Aufrichtung, (Seite 10) geht das Scheuern los. Völlig sinnlos. Lüften wir noch das Geheimnis der Namensgebung des unaussprechlichen SCM-Muskels: Sternocleidomastoideus. Vom Sternum (Brustbein) über das Cleid (Schlüsselbein, Seite 66) zum Mastoid (Schädelbasisknochen gleich hinter dem Ohr). Das Ganze klingt kompliziert, ist aber ganz logisch und funktioniert perfekt! Gut erzogen nimmt SCM ritterlich Rücksicht auf seine wichtigen kleinen Partner, die tiefen Hals- und Nackenmuskeln.

Nackenverdreher: Spitzen Sie die Ohren!

Nun wissen Sie, worum es geht: Der richtige Zeitpunkt, um sich vom »Nackenknicker« zu verabschieden: Drehen Sie den Kopf nie mehr mit gequetschten Gelenken, sondern über die klare Achse der aufgerichteten Halswirbelsäule. Die Drehbewegung beginnt immer mit der Aufrichtung (Seite 10). Die Ohren nach oben »spitzen« ist Schritt Nummer eins für neue, intelligente Drehbewegung: Drehung nach links – das linke Ohr steigt etwas an. Drehung nach rechts – das rechte Ohr steigt etwas an.

Kopfnicker.
Tiefe Halsmuskulatur (1) und SCM-Muskel (2) sind Teamplayer für sichere Drehungen. Entscheidend ist der Gebrauch.

Links: Der Knick im Genick ist problematisch.

Rechts: Aufrichtung mit Köpfchen und Muskeln.

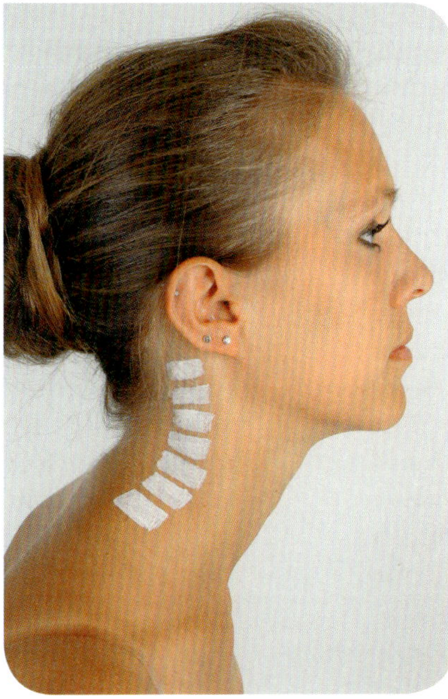

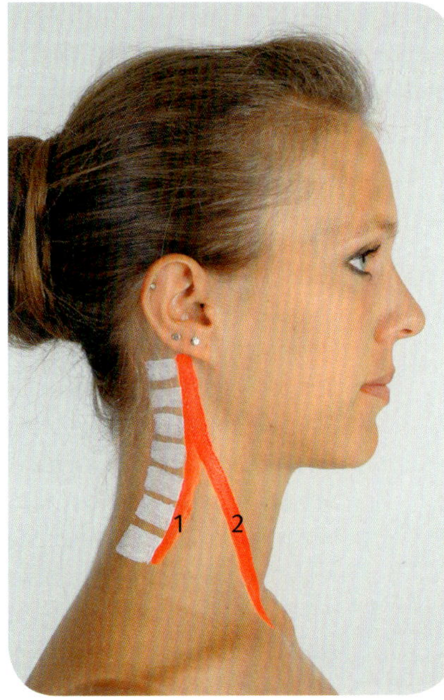

Kopfwendung.
Links: Platzmangel beim Drehen infolge fehlender Öffnung scheuert an den feinen Strukturen.

Rechts: Platz für leichte, geschmeidige, koordinierte Bewegung. Zuerst arbeiten die tiefen Halsmuskeln (1), danach der SCM-Muskel (2).

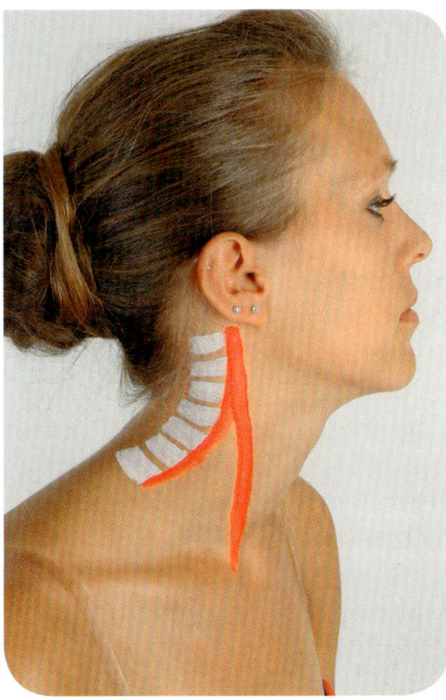

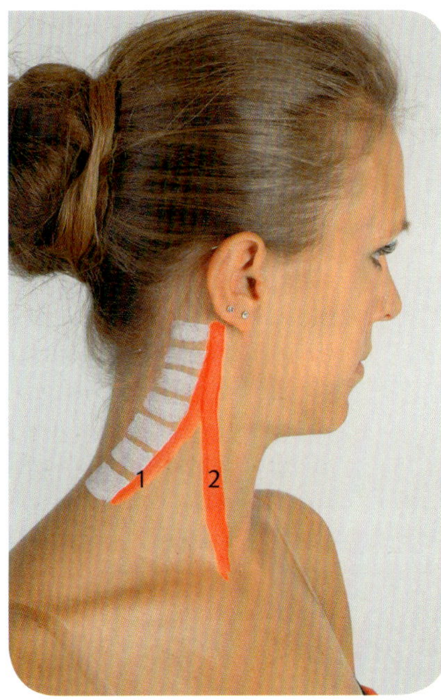

Probleme

Stimmprobleme: Stummheit bei Tag, Schnarchen bei Nacht

Zusammen mit ungünstiger Kopfhaltung führt falsche Atemtechnik zu Problemen mit den Stimmbändern. Kein Wunder: Vergleichen wir die Luftröhre mit dem Schnorchel eines Tauchers. Knicken wir den Schnorchel oben ab, bekommt der Taucher unten Atemnot. Der Knick in der Halswirbelsäule (Seite 13) bewirkt zudem eine Veränderung der ganzen Statik: Bestimmte Strukturen werden überdehnt, andere verkürzt: Die Verkürzungen führen zu Heiserkeit und Räuspern. Unter Stress kann das bis zur »Sprachlosigkeit« führen – ein bekanntes Phänomen bei Sprechberufen wie beispielsweise Lehrpersonen. Ein weiteres, nur vordergründig harmloses Problem ist Schnarchen. Es raubt nicht nur dem Partner den erholsamen Schlaf. Auch der Schnarcher selbst kommt nicht zur Ruhe. Der Gaumen flattert wie ein schlaffes Segel im Wind.
Ein gestauchter Nacken beeinträchtigt die Luftzufuhr und die subtilen Luftströme wie im oben genannten Beispiel mit dem Taucher. Die Luftröhre kollabiert, die Atmung blockiert. Es kommt zur Schlaf-Apnoe, den unheilvollen nächtlichen Atemaussetzern, die eine Minute und länger dauern können. Die gesundheitlichen Störungen sind gravierend, oft unerkannt und können bis zur Arbeitsunfähigkeit oder zum gefürchteten Sekundenschlaf am Steuer führen. Neben erblicher Veranlagung liegen die Ursachen oft in einer gestauchten Kopfhaltung mit Rundrücken (Seite 94).

Schleudertrauma: Das unsichtbare Chaos

Das Schleudertrauma gehört zu den fatalsten Unfallfolgen – meist verursacht durch das peitschende Zurückschnellen des Kopfes, typischerweise bei einem Auffahrunfall. Auf dem Röntgenbild sind oft keine Verletzungen zu sehen: Sie sind aber da, im Mikrobereich. Die Symptome können Schmerzen, Schwindel, Sehstörungen und Depressionen sein und bis zur Invalidität führen. Vergleichbar mit einer Computerfestplatte, die auf den Boden knallt: Sie sieht völlig heil aus, nichts gebrochen, nichts zerbeult. Aber sie funktioniert nicht mehr oder nicht mehr richtig. Schleudertrauma-Patienten leiden oft unter Konzentrationsschwierigkeiten, Gedächtnisstörungen und Müdigkeit. Allzu oft werden sie in die Ecke der Simulanten oder Psychosomatiker gestellt. Schleudertraumata haben eine lange Erholungszeit. Nach der medizinischen Erstversorgung ist es wichtig, die Integration in Alltag und Berufsleben zu erarbeiten: Dies gelingt in vielen Fällen über gezielte Positionierung des Kopfes, der Halswirbelsäule und sanfter Schulung der Muskel-, Sehnen- und Bänderfunktion. Bewegung muss analysiert und neu erlernt werden. Dreidimensional therapieren und trainieren mit dem Grundverständnis für Aufgabe und Funktion eines gesunden Nackens sind Grundlagen für die Behandlung von Schleudertrauma.

Engpass. Luftröhre (blau) und Kehlkopf (schwarz) sind auf freie Bahn angewiesen.

Links: Die gestauchten Halswirbel behindern den Luftstrom, der Kehlkopf kann nicht frei schwingen.

Rechts: Freie Bahn für die gesamte Zirkulation und optimale Funktion.

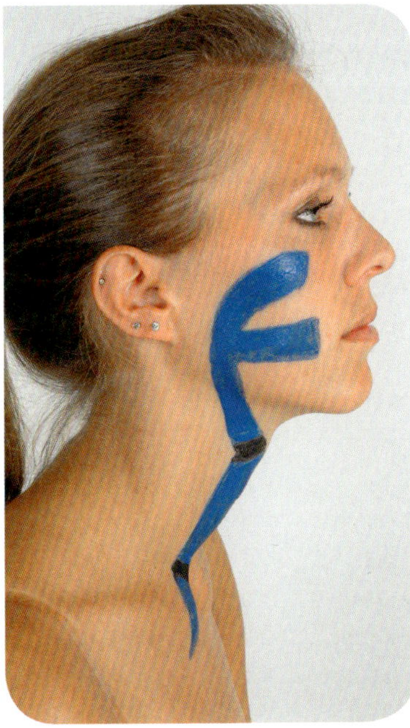

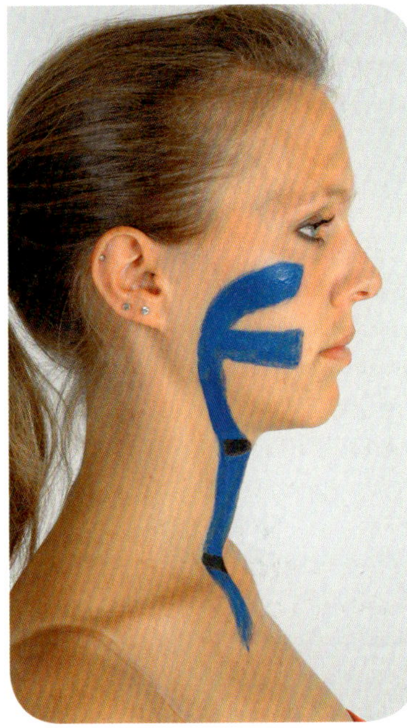

Schleudertrauma. Geraten die sensiblen Nackenstrukturen durch ein Trauma aus dem Lot und durch Fehlhaltung zusätzlich unter Druck, kommt es zu Übertragungsstörungen: Ohrensausen (Tinnitus), Schwindel, Schmerzen, Gedächtnisproblemen etc.

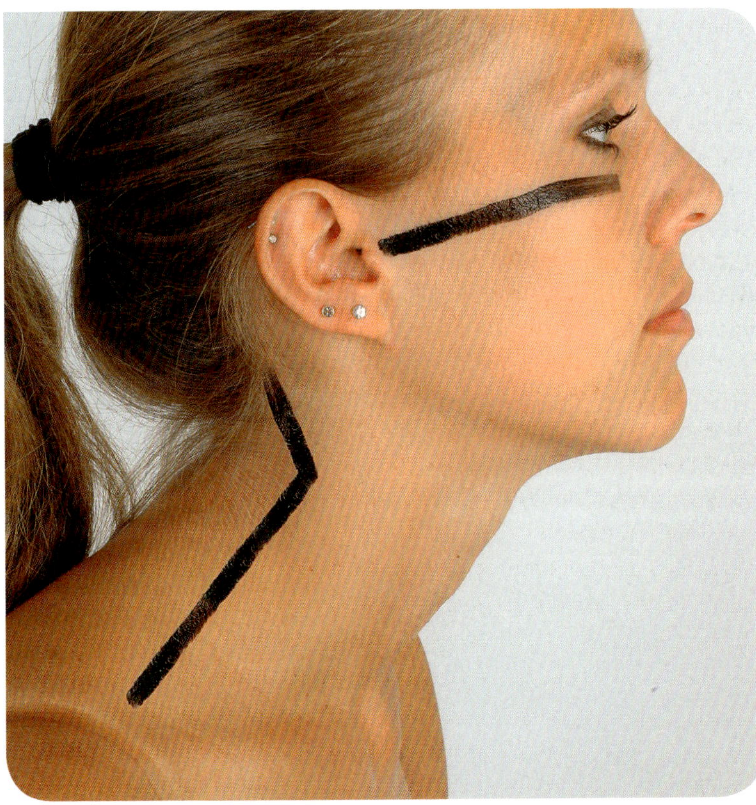

Übung Kopfachter: Gewinnen Sie die volle Mobilität

Ziel. Die Achterbewegung des Kopfes mobilisiert die Kopfgelenke auf allen Ebenen und in alle Richtungen. Sie werden geschmeidig und fördern das Bewusstsein freier, fließender Bewegung. Die Übung lockert die tiefe Nackenmuskulatur und fördert die Konzentrationsfähigkeit.

Start. Zeichnen Sie eine liegende Acht in Ihre Handfläche. Richtig mit Farbstift, nur mit den Fingerspitzen oder in Gedanken. Setzen Sie sich auf einen Hocker, aufgerichtet und gerade, mit offenem, also nicht gestauchtem Nacken. Die gewölbte Handfläche vor dem Gesicht, die Nasenspitze auf den Mittelpunkt der Acht gerichtet.

Aktion. Verlängern Sie Ihren Nacken zuerst nach hinten oben, die Nasenspitze senkt sich dabei ein paar Millimeter, der Impuls hierfür kommt aus der tiefen Halsmuskulatur (Seite 14). Stellen Sie sich jetzt in Ihrem Handgewölbe die liegende Acht vor und fahren Sie dieser mit der Nasenspitze nach: Beginnen Sie mit einer Schlaufe nach links unten, dazu dreht der Kopf leicht zur linken Seite, ohne dabei nach links einzuknicken. Die hinteren Nackenmuskeln bleiben lang und locker. Nun das Gleiche zur anderen Seite, also Schlaufe nach rechts unten. Im Bewegungsfluss entsteht so in den Kopfgelenken eine harmonische, vorwärts laufende Achterbewegung.

Kontrolle. Wölben Sie die Hand, damit die Bewegung der Hand entlang dreidimensional geführt wird. Nicht wie Abzeichnen von der Wandtafel, eher wie von einer Satellitenschüssel. Bleiben Sie im Nacken lang und zentrieren Sie den Kopf über dem Rumpf, weder nach vorn gegen die Hand, noch nach hinten wegweichen. Finden Sie Symmetrie und Rhythmus: Die Bewegung soll wohltuend sein. Die Laufrichtung der Achterbewegung geht nach vorn. Kompliziert? Klingt nur so. Folgendes Bild schafft Klarheit: Stellen Sie sich vor, Ihnen wachsen Paddel aus den Ohren, links und rechts. Nun paddeln Sie los wie ein Kajakfahrer, mal links und mal rechts rudern, damit es vorwärts geht. Die Wasserlinie ist genau auf Nasenhöhe. Vorsicht: Paddeln Sie gemächlich, und behalten Sie die Bewegung im Kopfgelenk. Der Rücken bleibt gerade aufgerichtet.

Dosierung. 3–5 Minuten täglich.

Variante. Gleiche Übung in Rückenlage mit einem leicht gefüllten Gymnastikball als Kopfkissen; in dieser Position können sich die Nackenmuskeln optimal entspannen.

Blitzübung. Ob mit der Nase geführt oder aus den Ohren gepaddelt, die Übung eignet sich für überall: Wenn Sie vor dem Rotlicht warten, beim Hochfahren des Computers, während die Kaffeemaschine läuft. Ob kaum sichtbar klein oder etwas größer, gönnen Sie sich immer wieder diese Bewegungsfreiheit.

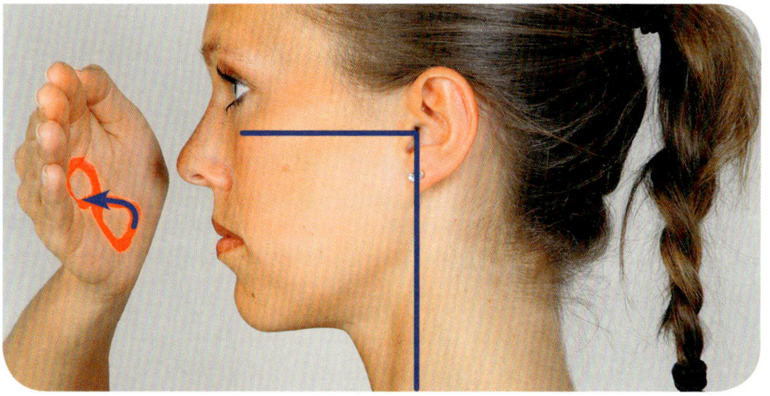

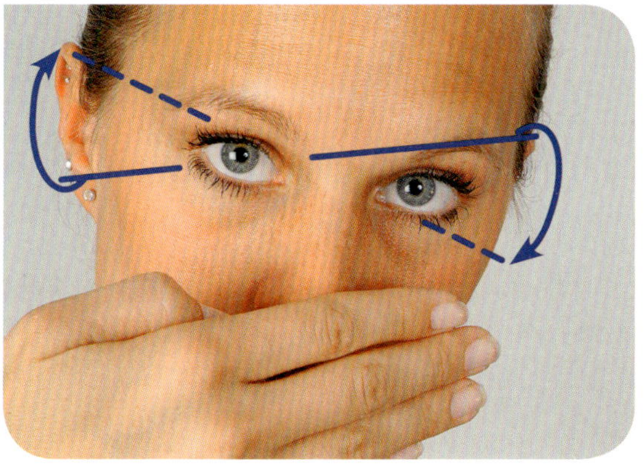

Kopfachter.
Oben: Die liegende Acht in der Handfläche hilft, die Bewegung präzise zu führen.

Unten: Die Nasenspitze führt die Bewegung dank der gewölbten Handinnenfläche dreidimensional in allen Ebenen.

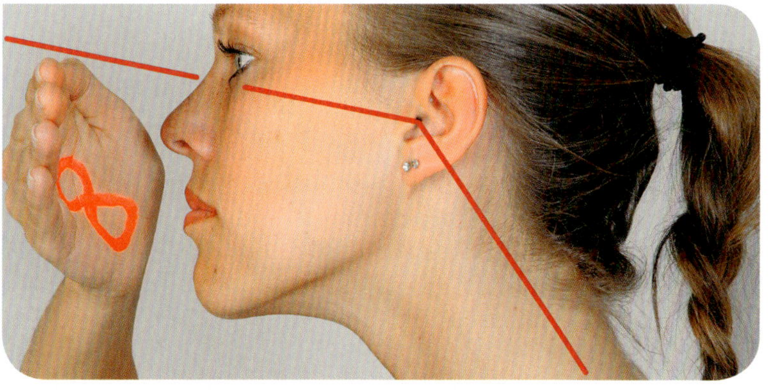

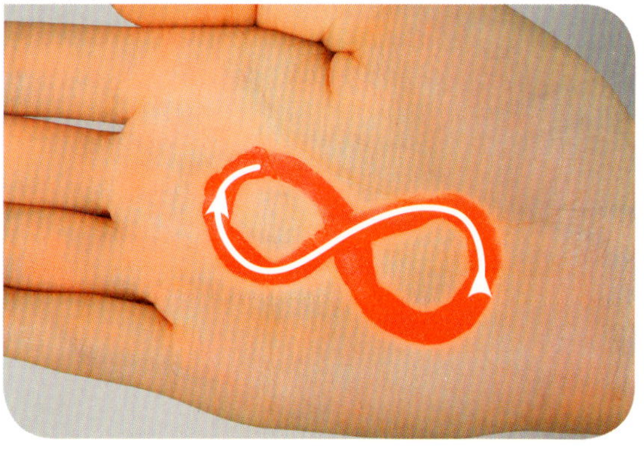

Vermeiden.
Oben: Fehlende Aufrichtung, vorverlagerter Kopf.

Unten: Verkehrte Drehrichtung nach rechts oben. Achterbewegung immer nach links unten beginnen. Dabei die Schlaufen absteigend (weiße Pfeile) statt aufsteigend durchlaufen.

Übung Halskräftiger: Aktiv stützen statt krampfhaft halten

Ziel. Aktivierung und Kräftigung der tiefen Halsmuskulatur (Seite 14). Nehmen Sie die kraftvoll kontrollierte und koordinierte Bewegung bewusst wahr.

Start. Legen Sie sich in Rückenlage auf eine Matte, stellen Sie die Beine angewinkelt auf. Verlängern Sie Ihren unteren Rücken mit einer leichten Einrollbewegung des Beckens, bis das Kreuz gut auf der Matte aufliegt. Spannen Sie den Nacken etwas an – es entsteht ein leichter Hohlnacken, das Kinn gleitet etwas nach oben.

Aktion. Die Bewegung erfolgt in drei Etappen. Erstens: Öffnen Sie den Nacken, indem Sie ihn langsam entspannen und ihm die volle Länge geben, das Kinn sinkt dabei nach unten Richtung Boden, das obere Kopfgelenk öffnet sich. Zweitens: Verlängern Sie nun die Wirbelsäule aktiv, der Scheitel schiebt in die Verlängerung der Wirbelsäule. Drittens: Heben Sie den Kopf ein wenig von der Matte ab. Das Kinn bleibt dabei Richtung Brustbein orientiert, aber nicht angedrückt. Einige Zentimeter anheben genügt. Atmen Sie bewusst aus, während Sie den Kopf anheben. Langsam zurücksenken auf die Matte, leicht in den Hohlnacken gehen und mit dem Einatmen den Nacken wieder bewusst verlängern und öffnen. Spannen – lösen – verlängern – und mit dem Ausatmen hochkommen.

Kontrolle. Die Stellung des Kinns ist entscheidend. Suchen Sie die neutrale Position: Nicht vorschieben, sonst mutieren Sie zur Schildkröte. Aber auch nicht nach unten pressen – das Doppelkinn steht den wenigsten Menschen. Zudem gibt es einen unangenehmen Druck auf Kehlkopf und Luftröhre. Kontrollieren Sie den Atemfluss beim Anheben und Ausatmen. Genießen Sie dynamisch-kraftvolle Einroll- und Hebebewegung anstelle von krampfhaft-ruckartigem Hochklappen. Einatmen in der Ausgangsposition, Ausatmen beim Anheben. Finden Sie Ihren Rhythmus von Atmung und Bewegung.

Dosierung. 10–20 Wiederholungen täglich.

Variante. Gleiche Übung kombiniert mit einer Kopfdrehung seitlich: Beim Hochheben des Kopfes drehen Sie ihn sanft nach links, wieder ablegen; nochmals hochheben, diesmal nach rechts drehen, wieder ablegen.

Blitzübung. Morgens beim Aufstehen: Quälen Sie sich nicht aus dem Bett, sondern erheben Sie sich, beginnend mit der dynamischen Dreh-Hebe-Bewegung des Kopfes – und der Tag kann kommen.

Dynamisch.
Oben: Auf dem Weg von aktiver Verlängerung zur Zielposition.

Unten: Dabei führen Sie die Einrollbewegung kraftvoll, bewusst und rund anstatt krampfhaft und ruckartig aus.

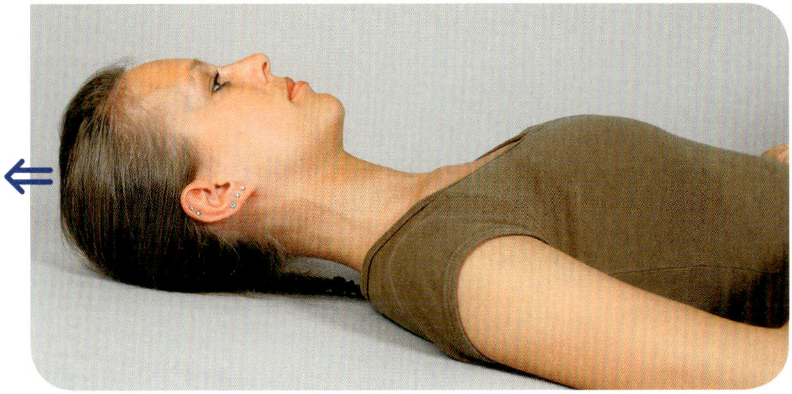

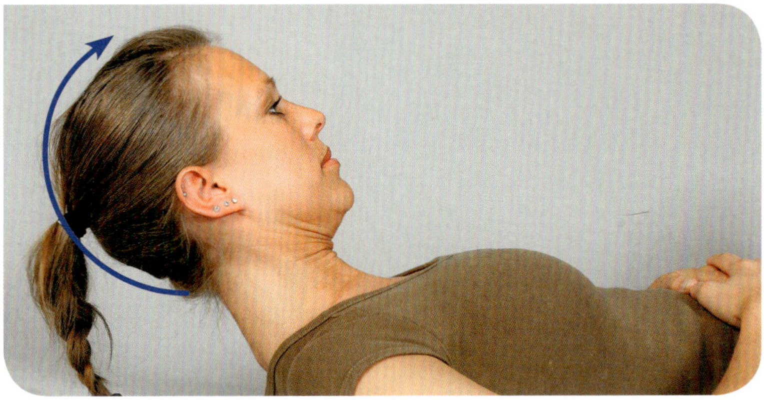

Doppelfehler.
Oben: Vermeiden Sie den verkürzten Nacken durch fehlendes Kopf-Einrollen oder Kinn-Hochrecken.

Unten: Das verkrampfte Doppelkinn. Schaffen Sie Platz für Bewegungsfreiheit.

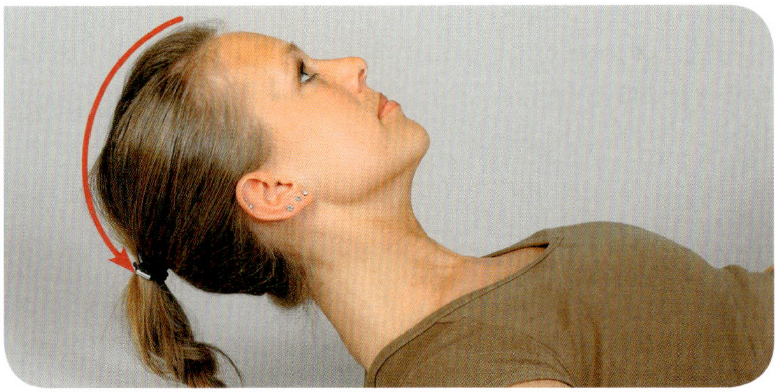

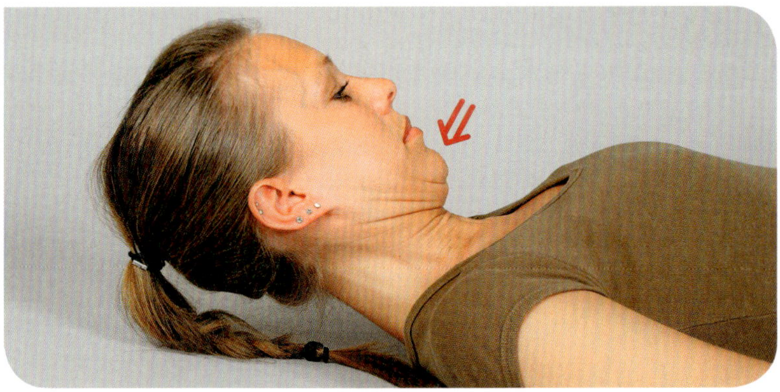

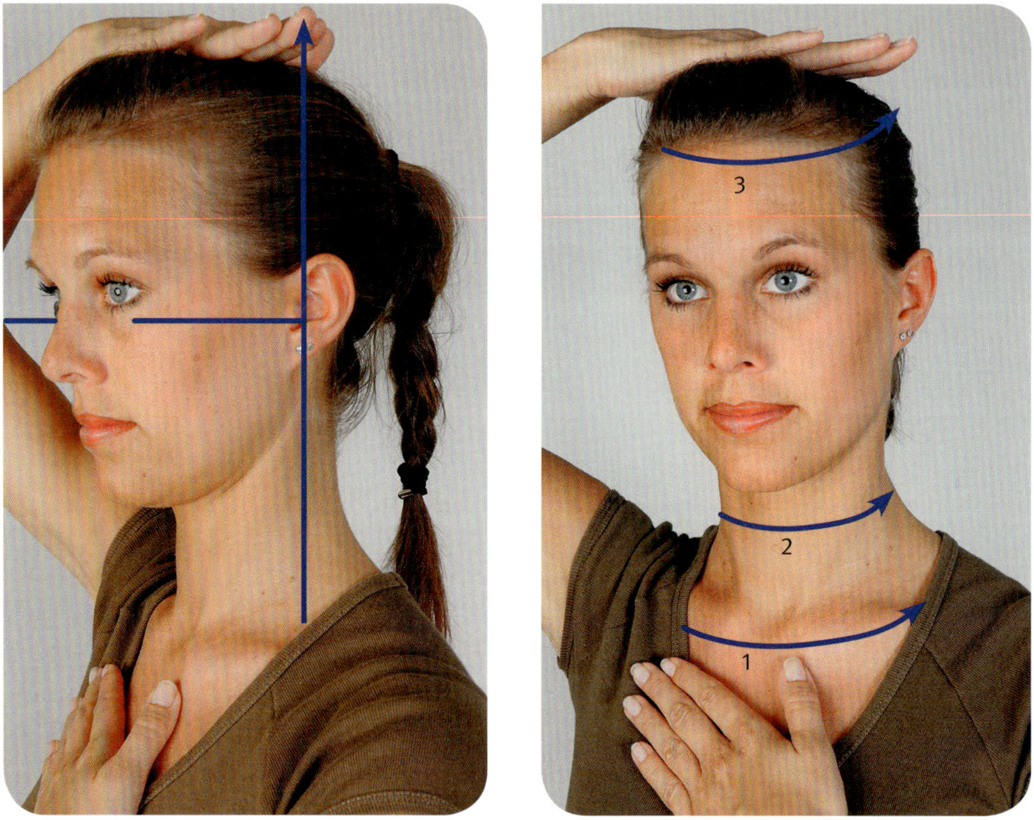

Kontrolliert. Wachsen Sie mit der Schwerkraft nach oben. Die Drehung des Kopfes beginnt in der Brustwirbelsäule auf der Höhe der Hand (1), die Halswirbelsäule dreht leicht mit (2), der Kopf am Schluss (3).

Übung Drehkerzensitz: Der Schwerkraft ein Schnippchen schlagen

Ziel. Automatisieren der Kopfkoordination in Haltung und Drehung. Den Nutzen der Schwerkraft erkennen: Mit ihr aufrichten, nicht gegen sie hochstemmen.

Start. Aufrecht sitzen, ohne sich anzulehnen. Streichen Sie mit beiden Händen Ihren Nacken nach oben in die Länge. Legen Sie eine Hand auf den Kopf, Ihr Blick ist gerade nach vorn gerichtet. Geben Sie mit der Hand leichten Druck auf den Scheitel. Geben Sie mit der Wirbelsäule diesem Druck vorerst etwas nach, werden Sie ein bisschen kleiner.

Aktion. Nun geht's aufwärts: Verlängern Sie als Antwort auf den Druck von oben Ihren Nacken. Aktivieren Sie dazu die tiefen Halsmuskeln. Drehen Sie nun den Kopf abwechselnd mal nach rechts und links. Entscheidend, die Drehung kommt nicht nur aus der Halswirbelsäule. Sie beginnt im Kopfgelenk, fließt in die Halswirbelsäule hinunter und findet dann vor allem in der Brustwirbelsäule statt. Sie drehen sich aus Ihrer und um Ihre Körperachse. Der Widerstand am Scheitel hilft Ihnen, Aufrichtung und Kopfkoordination beizubehalten. Erkennen Sie den Druck von oben als willkommene

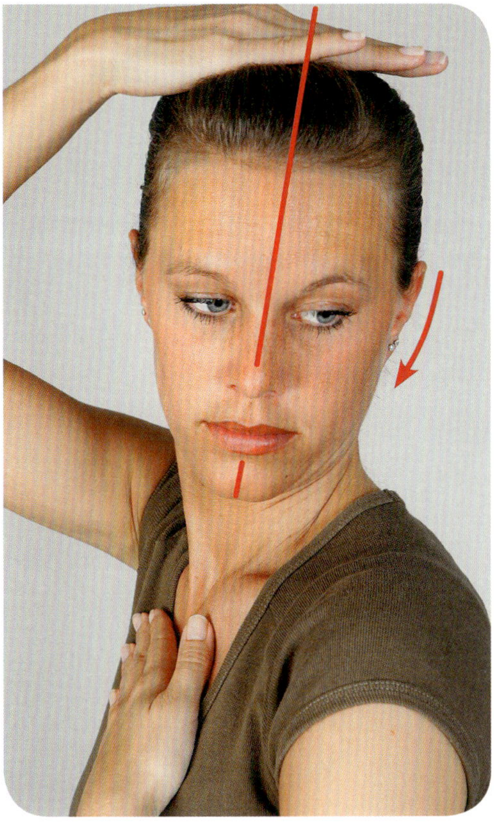

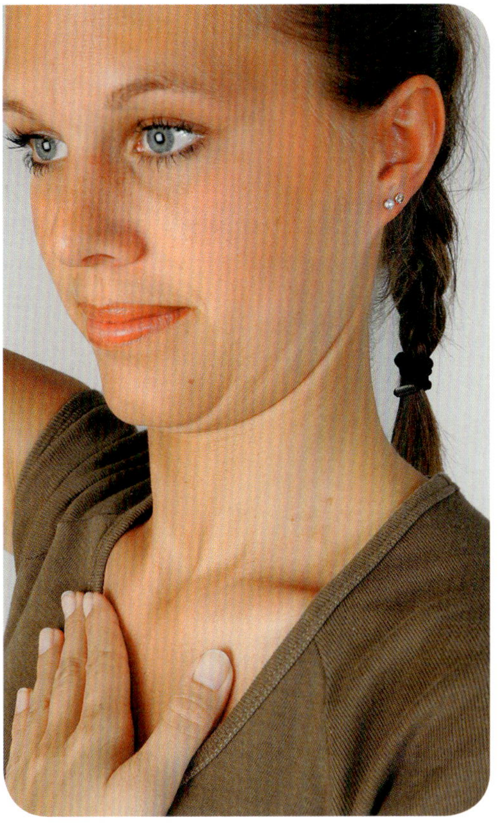

Verdreht. Links: Zu wenig Aufrichtung, Drehung in der Brustwirbelsäule fehlt. Rechts: Zu viel Spannung in den vorderen Halsmuskeln.

Orientierungshilfe, um ihr entgegenzuwachsen. So schlagen Sie der Schwerkraft ein Schnippchen und lernen sie nutzen.

Kontrolle. Kein Wendehals! Die Drehung soll Kopf, Hals- und Brustwirbelsäule erfassen. Letztere darf betont werden. Der Nacken dreht leicht mit und bleibt dabei achsenstabil. Stellen Sie sich vor, Sie hätten einen Scheinwerfer mitten auf dem Brustbein. Leuchten Sie mit ihm nach links und rechts. So drehen Sie in der Brustwirbelsäule, das ist perfekt. Vermeiden Sie, die oberflächlichen Halsmuskeln zu sehr anzuspannen. Atmung und Sprechen leiden darunter. Die koordinierte Kopfposition und -haltung fühlt sich zentriert und entspannt an.

Dosierung. 10-mal täglich auf beiden Seiten.

Variante. Legen Sie einen Stab quer auf Ihren Scheitel, drehen Sie den Kopf, ohne dass der Stab herunterfällt.

Blitzübung. Kerzensitz immer ein paar Sekunden, wenn Sie sich niederlassen: im Büro, in der Straßenbahn, vor der roten Ampel. Möchten Sie nicht mit der Hand auf dem Kopf beobachtet werden, können Sie sich nach einiger Übungszeit den Druck von oben gedanklich vorstellen. Krönen Sie sich virtuell mit Gold und Edelsteinen und denken Sie an Queen Elizabeth II.

Lockerer Kiefer – entspannt und kraftvoll

Neben dem Sprechen und Kauen hat der Kiefer auch Stress zu bewältigen. »Auf die Zähne beißen« und »auf dem Zahnfleisch gehen« sind Bilder für die Blitzableiterfunktion des Kiefers.

Wer kennt nicht solche Sätze wie »beiß die Zähne zusammen«, »Biss haben« oder »jemandem die Zähne zeigen«, »jemandem auf den Zahn fühlen« oder »an einem Problem kauen«? Früher dienten die Zähne sowohl der Nahrungsaufnahme wie auch der Verteidigung. Heute lernt bereits jedes Kleinkind, dass Beißen eine nicht zu tolerierende Aggression ist. Das Aggressionspotenzial der Zähne richtet sich vor allem nach innen. Ein hoher Prozentsatz der Menschen verbringt die Nächte zähneknirschend im Bett. Leidtragend dabei sind neben den Zähnen auch die Kiefergelenke.

Das Kiefergelenk ist dank einer genial komplexen Konstruktion ein wirkungsvolles und sensibles Kau- und Mahlwerk. Auf unnatürliche Belastungen reagiert es sehr anfällig. Wussten Sie, dass sich die oberen und unteren Zähne sozusagen nie berühren? Nur beim Schlucken kommen obere und untere Zahnreihe kurzzeitig in Kontakt. Sonst gibt es für Zähne keinen anatomischen Grund, sich aneinander zu reiben. Deshalb zeitigt das nächtliche Zähneknirschen (Seite 54) oft unrühmliche Auswirkungen. Hier erhalten Sie konkrete Übungen zur Entspannung für »Knirscher« und solche, die es nie werden wollen.

Vorsicht. Bevor Sie mit den Übungen für einen entspannten Kiefer beginnen, sollten Sie bitte klären, ob bei Ihnen mögliche Gegenanzeigen bestehen. Falls Sie sich in diesem Punkt nicht sicher sind, suchen Sie einen Arzt Ihres Vertrauens auf und besprechen mit ihm die Frage. Generell gilt Vorsicht bei: frisch Operierten, Verletzten oder wenn Sie akute Schmerzen haben.

Schmerzen. Bei richtig ausgeführten Dehnübungen macht sich leichter Zugschmerz in der Dehnposition bemerkbar. Bei gutem Gesundheitszustand darf mit dieser Grenze gespielt werden, solange das Ziehen nicht ruckartig zunimmt, sondern langsam gesteigert wird. Muskelkater am nächsten Tag ist in Ordnung. Aber Vorsicht vor zu viel Ehrgeiz. Medaillen gibt es keine zu gewinnen – nur Gesundheit!

Entspannter Kiefer

Kiefer und Mund sind sensible Schwerarbeiter. Umso größere Bedeutung kommt dem wohldosierten Krafteinsatz und der gezielten Entspannung zu.

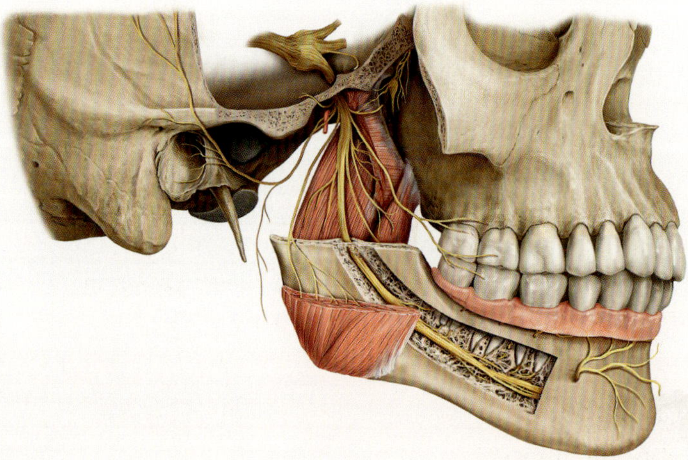

Lockerer Kiefer

Verständnis steht am Anfang der Entspannung. Neben all ihren anderen Aufgaben sollten Kieferschließmuskel auch loslassen können. Sind diese chronisch verspannt, ist eine verminderte Mundöffnung die Folge.

Die Aufgabe des Kiefergelenks ist das Öffnen und Schließen des Mundes. Auf den zweiten Blick eine »Multitask-Aufgabe«: Beißen, Kauen, Sprechen, Schlucken, Atmung und Mimik erfordern eine hoch spezialisierte Gelenkdynamik. Der Kaumuskel ist auf den Muskelquerschnitt bezogen der stärkste Muskel des Menschen. Sensibilität ermöglicht zudem präziseste Kraftdosierung, vom kräftigen Biss über die genüssliche Knabberei bis zur kunstvollen Feinmotorik. Weitere Glanzleistungen erbringt das »Mundwerk« in der Musik: Blasinstrumente erklingen nicht, wenn die perfekte Lippenposition fehlt, Sänger beherrschen Spannung und Entspannung der Kiefer- und Gesichtsmuskulatur bis zur Perfektion.

Weil der Gesichtsausdruck eng mit Gefühlen verbunden ist, kommt es im Kausystem unter psychischer oder physischer Belastungen zu unbewusster Verspannung: Zähne zusammenpressen oder mit den Zähnen knirschen sind die häufigsten Zeichen. Anhaltende Überlastungen der Muskeln bei Verspannungszuständen führen zu Muskelschmerzen. Sie werden oft als Gesichtsschmerz oder beim Schläfenmuskel als Kopfschmerz wahrgenommen – gerade am Morgen.

Anatomie

Schädel: Knochenkugel mit großer Klappe

Wie jedes Gelenk verbindet das Kiefergelenk zwei Knochen. Aber anders als man vermuten könnte, verbindet das Gelenk nicht Ober- und Unterkiefer. Der Oberkiefer ist fest mit dem Schädel verwachsen und daher nicht beweglich. Nur der Unterkiefer ist beweglich und bildet mit dem Schädelknochen, genauer gesagt mit dem Schläfenbein, das Kiefergelenk. Es liegt unmittelbar vor dem äußeren Ohrgang. Der Schädel ist sozusagen eine Kugel mit einer großen Klappe. Diese ist an Muskeln aufgehängt. Legen Sie einen Finger vors Ohr und gähnen Sie: Der Schädel bleibt am Ort, der Unterkiefer dreht und schiebt sich nach vorn. Legen Sie den kleinen Finger in den äußeren Gehörgang und drücken Sie sanft nach vorn. Beim Öffnen und Schließen ist das arbeitende Gelenk gut tastbar.

Kiefermuskeln: Kleine zum Öffnen, große zum Schließen

Der Unterkiefer wird beim Zubeißen durch kräftige Muskeln gegen die Schwerkraft hochgezogen: Einer der maßgeblichsten Schließmuskel ist der Schläfenmuskel. Er entspringt breit an der Schläfe und setzt am vorderen Knochenfortsatz des Unterkiefers, am Kronenfortsatz, an. Der Schläfenmuskel ist bei Verspannungen (Seite 16) eine häufige Ursache von Kopfschmerzen. Der Massetermuskel, ein viereckiges Muskelpaket, verläuft über die gesamte hintere Wangenpartie und endet am unteren Rand des Unterkiefers. Der Flügelmuskel liegt versteckt in der Tiefe des Kiefergelenks. Vergleichbar klein sind die Muskeln für die Mundöffnung. Logisch: Kraft braucht beim Beißen und Kauen die Schließung, nicht die Öffnung.

Kiefergelenk: Schwebende Aufhängung mit Biss

Kiefergelenk und Schädel bilden zusammen das Kiefergelenk. Die Öffnung des Mundes entspricht einer Doppelbewegung. Öffnen und Schließen erfolgen durch eine kombinierte Gleit- und Drehbewegung im Kiefergelenk: Der Flügelmuskel zieht das Kiefergelenkköpfchen nach vorn, die Hals- und Kinnmuskeln ziehen den Kiefer nach unten. Eine Drehbewegung, die den Oberkiefer nach unten bringt, und eine Gleitbewegung, die den Kiefer nach vorn gleiten lässt. Diese Dreh-Gleit-Bewegung ist hoch spezialisiert und bei unsachgemäßem Einsatz auch pannenanfällig. Auffallend ist ein zweiter Knochenfortsatz am Unterkiefer, der unter dem Wangenknochen versteckt ist und Kronenfortsatz genannt wird. Wichtiges Detail: Der Unterkiefer ist durch die Gesamtheit der Schließmuskeln an der Schädelbasis »schwebend« aufgehängt.

Knorpelscheibe: Ein fahrbarer Untersatz für das Gelenkköpfchen

Das Kieferköpfchen bedient sich für die Dreh-Gleit-Bewegung einer interessanten und komfortablen Lösung. Eine kleine Knorpelscheibe, der sogenannte Diskus, transportiert das Gelenkköpfchen wie auf einem bequemen Rutschkissen nach vorn und wird dabei teilweise aus der Pfanne geschoben. Der kleine Diskus luxiert etwas. Schlangen können ihr Kiefergelenk vollständig luxieren, um ein Beutetier verschlingen zu können. Bei Menschen luxiert das Kiefergelenk nur teilweise. Wir schlingen ja nicht, sondern essen: Beim Kauen und Mahlen der Speisen wird der Unterkiefer auf einer Seite etwas mehr, auf der Gegenseite etwas weniger nach vorn geschoben.

Kiefergelenk. Links: Das Gelenk wird durch Unterkiefer (1) und Schädelknochen (2) gebildet. Dabei spielt der Oberkiefer keine Rolle!

Rechts: Der Massetermuskel (3) und der Schläfenmuskel (4) sind für kräftigen Mundschluss beim Beißen und Kauen verantwortlich.

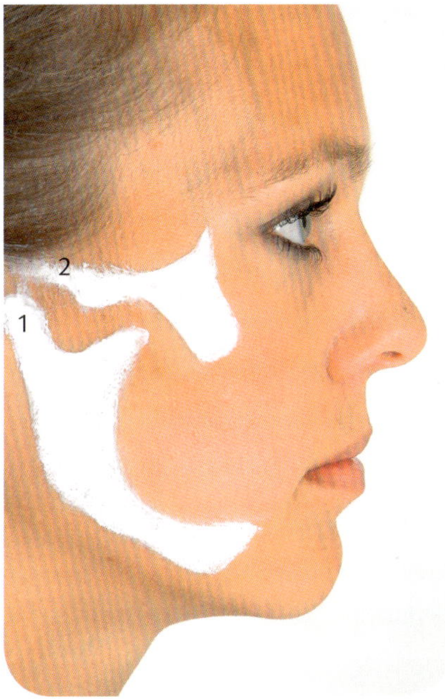

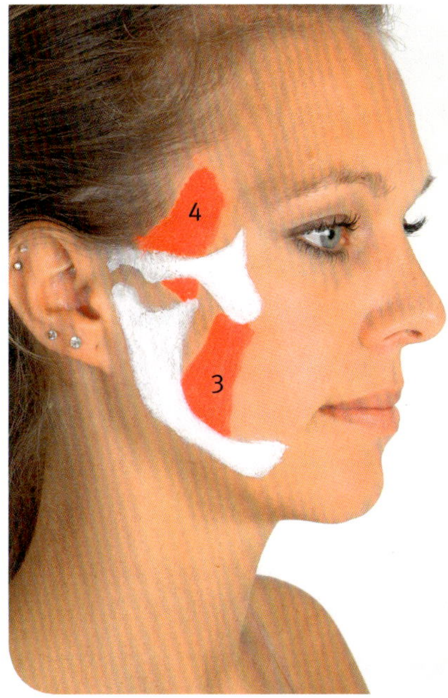

Installation. Links: Die Knorpelscheibe (1) dient als komfortables Unterlagekissen für die Dreh-Gleit-Bewegung des Kieferköpfchens (2).

Rechts: Die Mundöffner (3) sind im Vergleich zu den Schließ- und Kaumuskeln sehr klein.

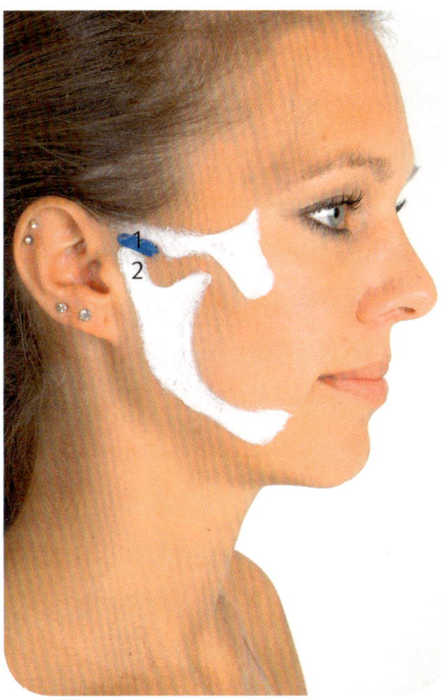

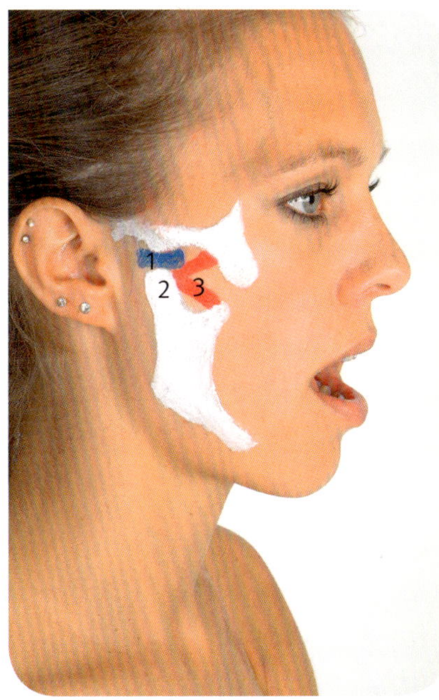

Probleme

Knacken: Etwas »beknackt« darf jeder mal sein

Das Kiefergelenk macht oft durch ein knackendes Geräusch bei Mundöffnung auf sich aufmerksam. Aber keine Angst, das Kiefergelenkknacken ist harmlos und häufig: Studien zeigen, dass jede dritte Person im Verlauf des Lebens für kürzere oder längere Zeit ein hörbares Kieferknacken oder Reibegeräusch hat. Das Geräusch entsteht, wenn sich die Ruhelage der Knorpelscheibe gegenüber dem Kieferköpfchen verändert hat. Das Kieferköpfchen schiebt sich also unter das Kissen nach vorn. So kommt es zur typischen Vorverlagerung der Knorpelscheibe vor das Kieferköpfchen. Wenn dieses nun bei der Mundöffnung nach vorn gleiten soll, muss es das Knorpelhindernis überwinden. Dieser Hüpfer unter den Diskusrand mit anschließendem Einrasten wird als Knacken wahrgenommen. Das Gleiche geschieht auf dem Rückweg. Beim Mundschluss rutscht das Köpfchen wieder nach hinten, der Diskus bleibt vorn – knack! Eine Behandlung dieser Situation ist nicht notwendig, die Knackgeräusche verschwinden meist spontan wieder. Häufigste Ursache für die Diskusvorverlagerung: Durch nächtliches Zähneknirschen wird die Knorpelscheibe zwangsläufig vorverlagert.

Klemme und Sperre: Pannen in der Kiefermechanik

Nicht immer verläuft das Vorrutschen des Diskus so problemlos wie beim Kieferknacken. In Ausnahmefällen versperrt die Knorpelscheibe den Weg und verhindert, dass der Unterkiefer nach vorn gleiten kann. Der Diskus ist nicht einfach nur im Weg, sondern wirkt als unüberwindbare Barrikade. Entsprechend kann der Mund nicht mehr geöffnet werden. Dieses Phänomen nennt man Kieferklemme. Auch andersherum ist's möglich: Bei der Kiefersperre ist der Mund offen und kann nicht mehr geschlossen werden. Typischerweise ist das Gelenkköpfchen aus der Gelenkpfanne nach vorn hinausgesprungen und ganz ausgerenkt, wie vorher bei der Schlange beschrieben. Das kann beim starken Gähnen passieren. Selbsthilfe ist selten möglich. Das Köpfchen findet den Weg nicht mehr zurück. Das Kiefergelenk hat sich sozusagen selbst aus den Angeln gehoben. Beide Probleme bedürfen fachärztlicher Behandlung.

Eine einleuchtende Eselsbrücke hilft, die beiden Begriffe Kieferklemme und Kiefersperre auseinanderhalten zu können. Denken Sie beide Male an eine Tür. Bei der Kieferklemme: Die Türe klemmt und lässt sich nicht mehr öffnen. Bei der Kiefersperre: Die Türe ist und bleibt sperrangelweit offen.

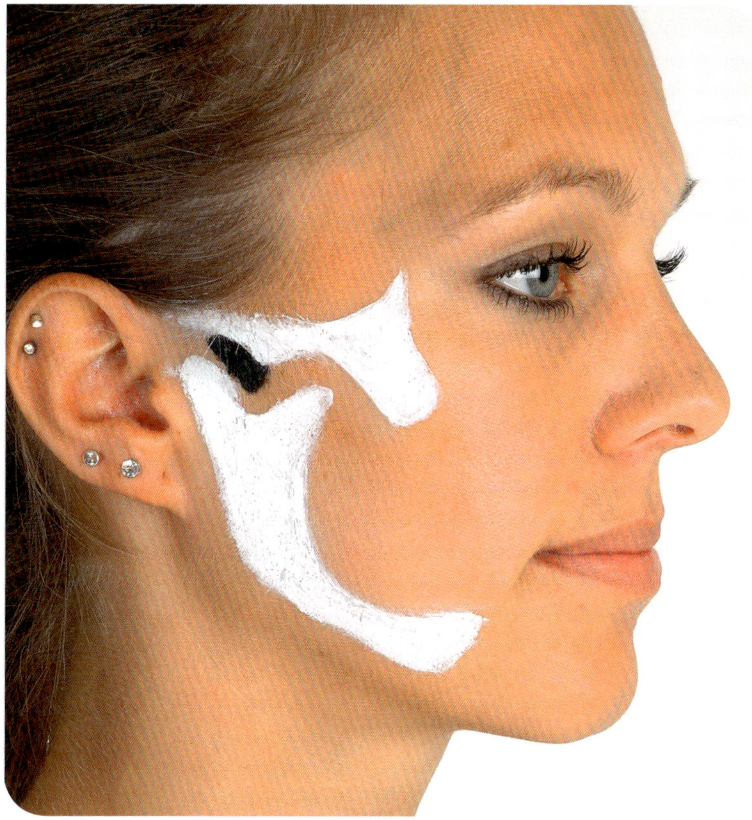

Knackgeräusch. Knacken im Kiefer ist meist auf einen vorverlagerten Diskus (schwarz) zurückzuführen. Das Gelenkköpfchen gleitet nicht mehr auf seinem Kissen, sondern muss darüberspringen. Dieser Hüpfer erzeugt das Knackgeräusch.

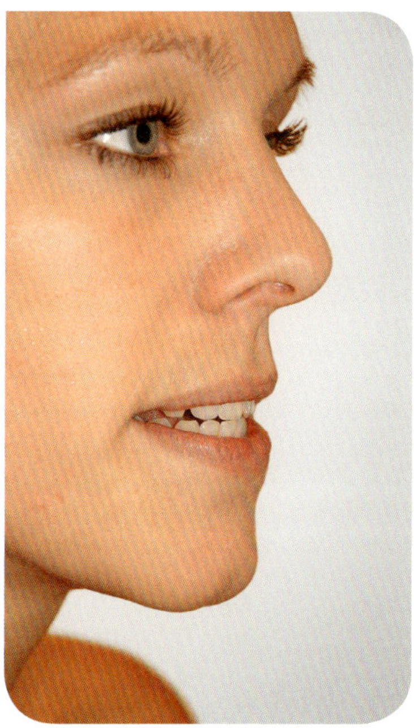

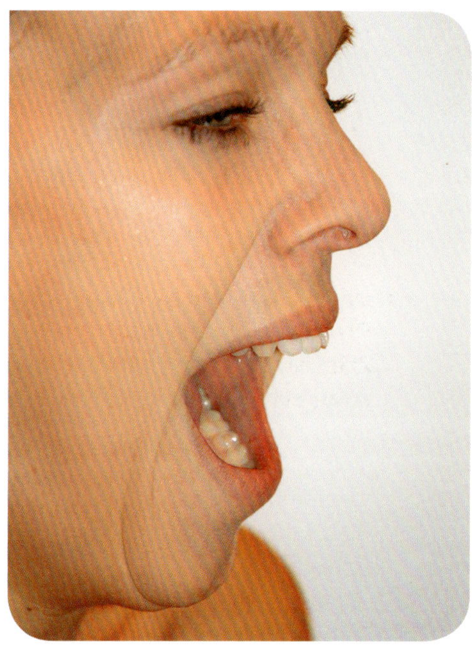

Verklemmt – gesperrt. Links: Der Mund kann nicht geöffnet werden, weil der vorverlagerte Diskus die Bewegung blockiert.

Rechts: Der Mund kann nicht geschlossen werden. Das Gelenkköpfchen rutscht über den Diskus nach vorn, renkt aus und findet den Rückweg nicht mehr.

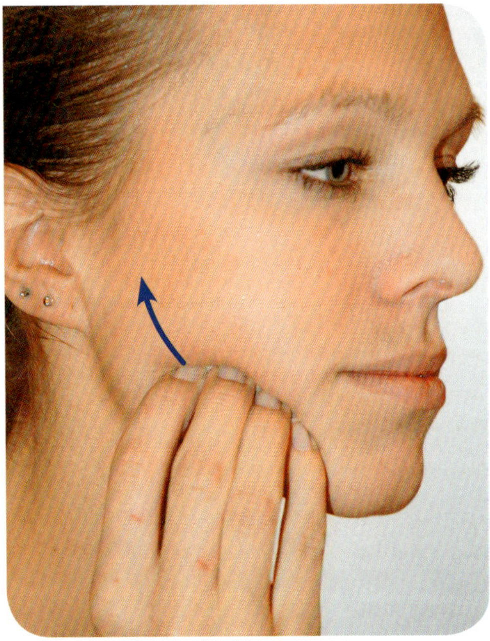

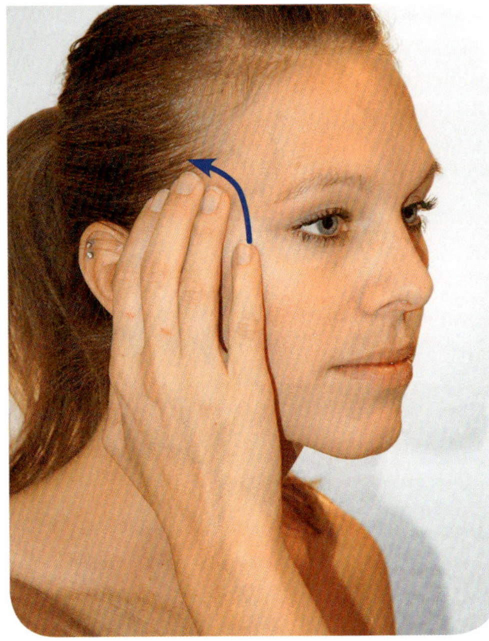

Massage. Links: Der Ansatz des Massetermuskels wird am Unterkieferrand von vorn nach hinten mit mäßigem Druck massiert. Rechts: Gleiches Verfahren mit dem Ursprung des Schläfenmuskels, von den Augen nach hinten in den Haaransatz.

Übung Massage: Entspannung für Schwerarbeiter

Ziel. Wahrnehmung von Spannung und Entspannung in den Kieferschließmuskeln.

Start. Setzen Sie sich mit aufrechter, entspannter Kopfhaltung hin. Der Nacken ist lang, zwischen Hals und Kinn entsteht ein rechter Winkel. Öffnen und schließen Sie den Mund einige Male und ertasten Sie dabei die drei Hauptregionen der Kieferschließmuskeln. Wenn Sie diese Ansätze nicht gleich finden, beißen Sie leicht die Zähne zusammen, alle drei springen vor, dicht und emsig! Erstens: Ansatz des Masseter, hinten am Unterkieferrand, kurz vor dem Übergang zum Hals. Zweitens: Ursprung des Massetermuskels, gleich vor den Ohren und unter dem Jochbein auf Höhe zwischen den Ohrläppchen. Drittens: Ursprung des Schläfenmuskels, gleich an Ihren Schläfen beim Haaransatz.

Aktion. Gehen Sie mit allen drei Muskelansätzen gleich vor: Streichen Sie sie mit sanftem Druck fern der Schmerzgrenze, aber mit gutem Kontakt nach hinten aus. Legen Sie dazu drei Finger direkt auf den Muskel und massieren Sie ihn nach hinten. Der Gedanke, eine fast leere Zahnpastatube sanft auszu-

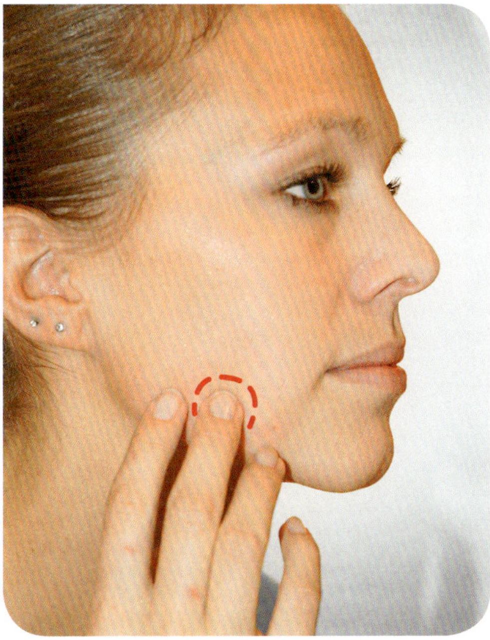

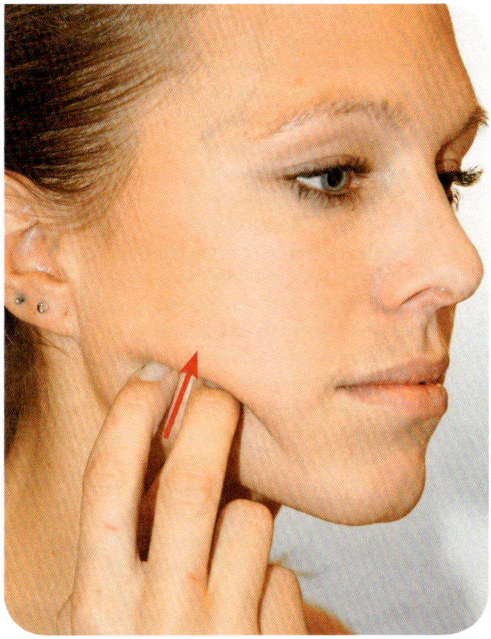

Dosierungsfehler. Links: Zu wenig Druck bewirkt nichts, da nur die Haut ausgestrichen oder bewegt wird. Rechts: Auf zu viel Druck reagiert der Muskel mit Anspannung. Suchen Sie den richtigen Wohlfühlbereich.

drücken, kommt der Bewegung nahe. Vom unteren Masseteransatz gegen den Hals. Vom oberen Ursprung bis hin zu den Ohren und vom oberen Schläfenmuskelursprung nach hinten ins Haar.

Kontrolle. Zwei Fehler gilt es zu vermeiden. Erstens: Drücken Sie keinesfalls in den Schmerz hinein. Überdruck führt in Gelenk und Muskel zu einer natürlichen Abwehrreaktion. Die Muskeln krampfen noch mehr, um das Gelenk und seine Weichteile zu schützen. Respektieren Sie diese Grenze unbedingt. Lassen Sie es sich gut gehen in dieser Wellnessübung, bauen Sie den Druck im Wohlfühlbereich auf. Zweitens: Massieren Sie nicht die Haut an der Oberfläche, sondern den Muskel in der Tiefe. Ihre Fingerbeeren gleiten »durch« die Haut in die Tiefe und nehmen den Muskel wahr. Dieser bleibt entspannt, während er durch die gleitenden Fingerbeeren massiert wird. Es ist etwas Übungssache, den richtigen Druck zu finden. Geben Sie sich und den Muskeln Zeit, sich an die neue Fürsorge zu gewöhnen.

Dosierung. 3-mal 3 Minuten täglich.

Blitzübung. Alle Formen von Pausen und Wartezeiten laden ein, um den stressbeladenen Muskeln eine erquickende Massage zu schenken.

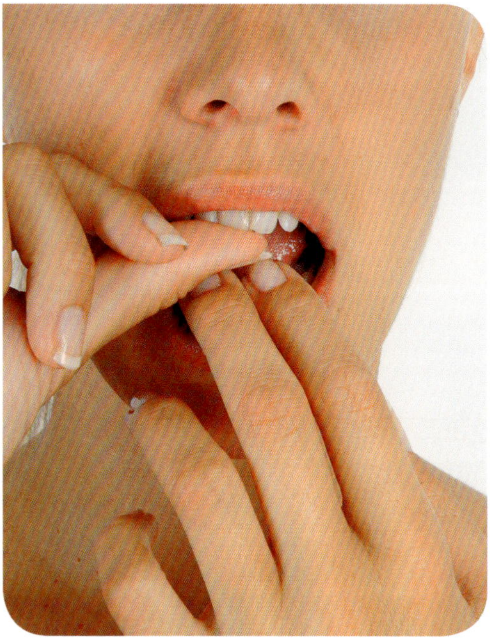

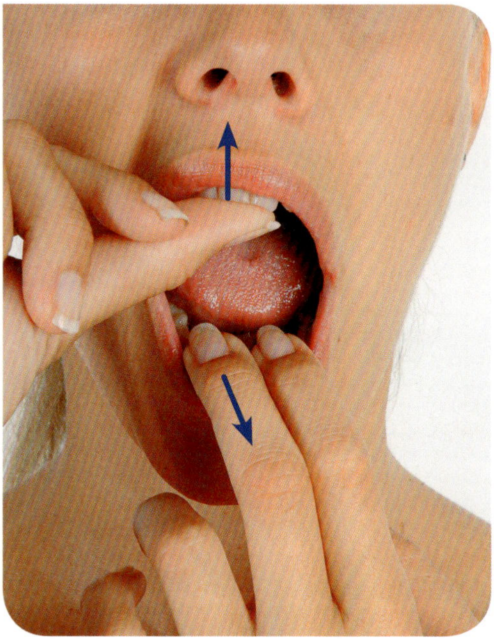

Stretching. Links: Ausgangsposition. Rechts: Maximale Öffnung im Wohlfühlbereich.

Übung Kieferstretch: Entwöhnen Sie den Workaholic

Ziel. Gezielte Entspannung der Kiefergelenk-Schließmuskulatur durch passives Stretching.

Start. Setzen Sie sich mit aufrechter, entspannter Kopfhaltung hin. Der Nacken ist lang, zwischen Hals und Kinn entsteht ein rechter Winkel.

Aktion. Halten Sie mit dem Daumen der rechten Hand den Oberkiefer stabil nach oben. Mit der linken Hand greifen Sie den Unterkiefer an den Zähnen. Jetzt sanft den Oberkiefer nach oben schieben und den Unterkiefer nach unten ziehen. Bleiben Sie bewusst entspannt und passiv in Kiefergelenk und Kiefermuskeln. Aktiv sind nur die Hände. Das ist beim genauen Hinfühlen unerwartet knifflig: Die übereifrige Kaumuskulatur will hilfsbereit eingreifen. Die Kieferschließmuskeln werden so während ungefähr 30 Sekunden gedehnt. Auf keinen Fall die Muskeln überdehnen, die Stretchübung soll sich immer angenehm anfühlen.

Kontrolle. Achten Sie darauf, dass sich der Unterkiefer gerade und in die Entspannung nach unten öffnet und nicht zur einen

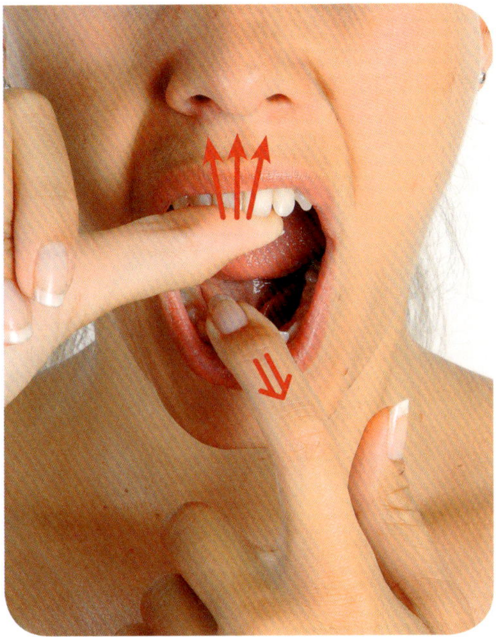

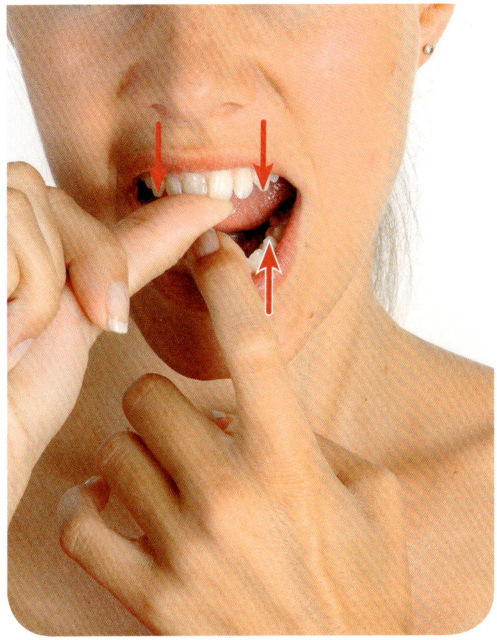

Zuviel. Links: Zu viel Kraftanwendung bewirkt Schmerz durch Überdehnung. Unbedingt vermeiden! Rechts: Zu viel Spannung in den Schließmuskeln, zu wenig Öffnung als Quittung. Stretching bedeutet, gezielt loszulassen.

oder anderen Seite hin abweicht. Die Kraft kommt nicht aus den Kiefermuskeln. Im Gegenteil: Für Kiefer- und Gesichtsmuskeln ist Entspannung angesagt – stretchen, nicht stressen. Die Arbeit übernehmen die Finger. Nicht zu heftig, nicht zu sanft. Kiefergelenk und Muskeln sollen gefördert und gefordert, aber nicht überfordert werden. Das richtige Maß ist wie immer Gefühlssache. Lassen Sie in der maximalen Mundöffnung noch einmal bewusst die Muskulatur los – das echte Schlangengefühl. Fragen Sie bei Unsicherheiten eine Fachperson.

Dosierung. 2–4 Minuten täglich.

Variante. Sie können den Kieferstretch in verschiedenen Kopfpositionen ausprobieren. Dabei können Sie Folgendes feststellen: Senkt sich das Kinn gegen die Brust, nimmt die maximale Mundöffnung ab. Orientieren sich Kopf und Kinn nach oben, nimmt die Mundöffnung zu.

Blitzübung. Vor dem Abbeißen: Entspannen Sie den Mund bewusst, dann locker, ohne Hast und gerade öffnen.

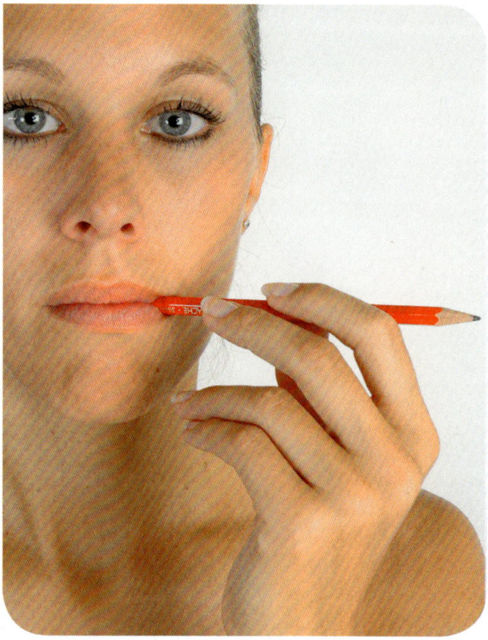

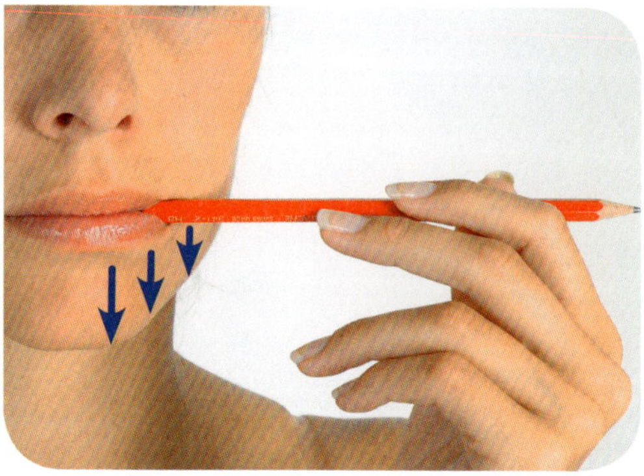

Idealposition. Links: Die Lippen schließen sich, obere und untere Zähne bleiben ohne Kontakt, ein Bleistift hat zwischen den Zähnen Platz. Rechts: Die Schwebelage des Unterkiefers gewährt maximale Entspannung für gestresste Kiefermuskulatur.

Übung Schwebelage: Yoga für gestresste Dauerkauer

Ziel. Erleben Sie die Schwebelage des Unterkiefers und die Entspannung der Kieferschließmuskulatur bewusst. Experimentieren Sie mit den Möglichkeiten, durch Veränderung der Körperhaltung auf die Schwebelage des Unterkiefers einzuwirken.

Start. Machen Sie die Übung idealerweise nach den beiden letzten Übungen Massage und Kieferstretch. Setzen Sie sich entspannt hin.

Aktion. Richten Sie sich jetzt bewusst auf, aufrechte Kopfhaltung, Nacken verlängern, Lippen schließen, Zunge sanft gegen den Gaumen, Zähne oben und unten ohne Kontakt. Merken Sie sich die Stellung, es ist die angestrebte Schwebelage: Lippen haben Kontakt, Zähne nicht. So ist oder wäre es richtig. Zwischen den Zahnreihen hat ein Bleistift Platz.

Kontrolle. Häufigste Fehler: Statt Schwebelage werden die Zahnreihen aufeinandergepresst. Meist geschieht das unbewusst. Es ist nicht leicht, Unbewusstes im Alltag wahrzunehmen. Ein paar Mal bei geschlossenen Lippen die Zähne schließen, dann den

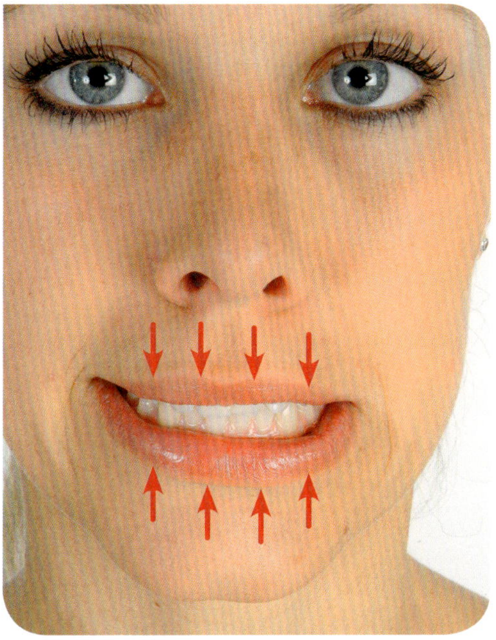

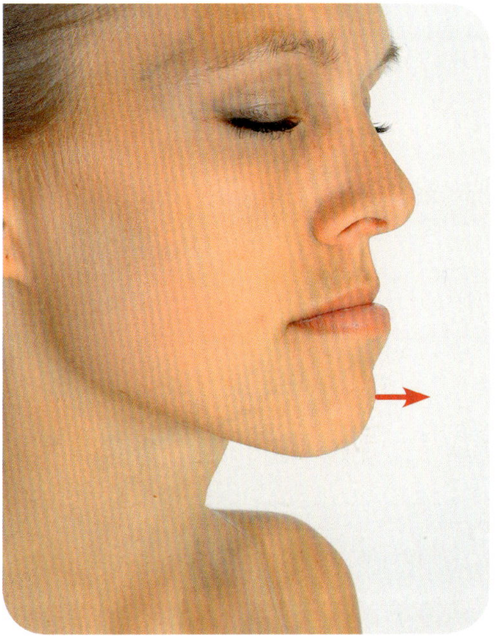

Stressmerkmale. Links: Beim Zahnpressen, auch in vermeintlich entspannter Position, sind die Zähne unter Dauerdruck. Rechts: Das Kinn wird durch Verkrampfung nach vorn geschoben.

Zahnkontakt bewusst lösen. So nehmen Sie den Unterschied bewusst wahr und können ihn verinnerlichen. Zweiter häufiger Fehler: Schieben Sie das Kinn nicht nach vorn. Übertriebenes und andauerndes Vorschieben des Kinns führt zu großen Problemen für Zähne und Kiefergelenke. Ob willkürlich oder unwillkürlich, meist wird das Kinn vorgeschoben, um einen energischen Eindruck zu erwecken.

Dosierung. 3–5 Minuten täglich die entspannte Schwebelage des Unterkiefers bewusst ausloten, um sie unbewusst als natürliche Haltung zu verinnerlichen.

Variante. Noch einmal aufgerichtete Haltung, obere und untere Zahnreihe auseinander, Lippen geschlossen. Jetzt ändern Sie die Körperhaltung, machen einen Rundrücken und schieben den Kopf nach vorn. Der Hinterkopf ist in den Nacken gezogen. In dieser Stellung geht die Schwebelage oft verloren, die Zahnreihen bekommen Kontakt. Fehlhaltung begünstigt Fehlkontakt. Jetzt die Zahnreihen wieder öffnen. Auch im Kiefergelenk macht sich die Haltungsänderung bemerkbar: Beim Rundrücken-Hohlnacken rutscht der »hängende« Unterkiefer tendenziell nach hinten, bei aufrechter Haltung dorthin, wo er hingehört.

Blitzübung. Schwebelage immer wieder zwischendurch erstellen, beispielsweise beim Zuhören am Telefon.

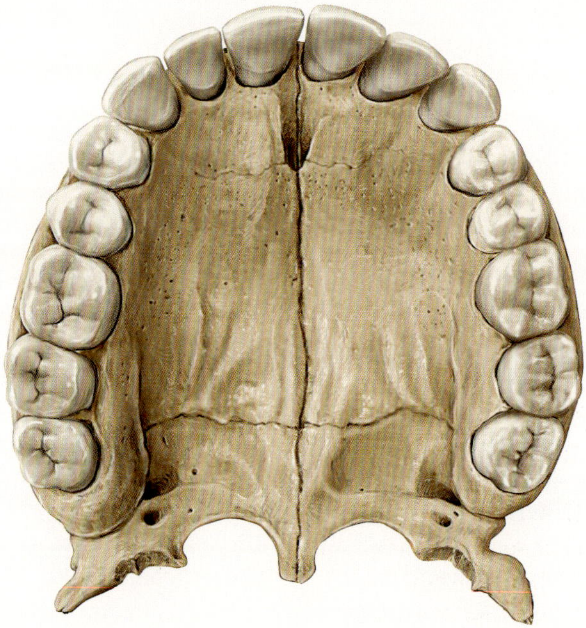

Das Gebiss

Das Einmaleins schafft Übersicht. Gepflegte Zähne waren schon immer ein Zeichen von Schönheit und Gesundheit. Die Gesundheit ist meist eine Frage der Pflege – das blendende Weiß eher Glückssache.

Rotkäppchen lernte das Fürchten beim Anblick des bösen Wolfs, ein strahlendes Lächeln hingegen kann uns bezaubern. Bereits im Kindesalter verbinden wir tiefe Gefühle mit den Zähnen. Kinder legen ihren ersten ausgefallenen Milchzahn in Erwartung der Zahnfee unter das Kopfkissen. So weit die philosophische Betrachtung. Die Kehrseite der ausdrucksstarken Zähne: Sie können höllisch wehtun. Zahnschmerzen sind Alarmzeichen und gehören zum Zahnarzt, den wir mitunter fürchten wie Rotkäppchen den bösen Wolf.

Ein weiterer Aspekt ist die Ästhetik. Es ist belegt, dass in vergangenen Jahren und Jahrzehnten in unseren Breitengraden eher zu viele als zu wenige Zahnkorrekturen vorgenommen wurden. Man befürchtete auch schon bei geringen Fehlstellungen eine negative Beeinflussung des ganzen Kiefers. Dem ist nach heutigen wissenschaftlichen Erkenntnissen nicht so: Das militärische Strammstehen der Zähne mag eine ästhetische Idealform sein. Abweichungen sind normal, mitunter durchaus charmant und fast immer ohne negative Konsequenzen. Zahn- und Stellungskorrekturen haben neben dem medizinischen auch einen sehr persönlichen kosmetischen Faktor. Ein klärendes Gespräch mit dem Zahnspezialisten berücksichtigt beide Aspekte.

Anatomie

Zahnentwicklung: Von der Milch zur Weisheit – oder auch nicht

Wir unterscheiden zwischen dem kindlichen Milchzahngebiss mit 20 Zähnen und dem Erwachsenengebiss mit 32 Zähnen. Weil Zähne während des Stillens unpraktisch und bei forschen kleinen Trinkern schmerzhaft für die Mutter sein könnten, kommt der erste Milchzahn erst mit etwa sechs Monaten zum Vorschein. Weil die Kiefer aber weiterwachsen, braucht es größere und auch mehr Zähne. Wie Tulpenzwiebeln entwickeln sich die bleibenden Zähne im Kiefer an der Wurzel der Milchzähne. Wenn die bleibenden Zähne durchbrechen, stoßen sie die Milchzähne heraus, ein Prozess, der mit rund sechs Jahren beginnt. Der Zeitpunkt des Zahnwechsels ist sehr individuell. Der hinterste Backenzahn bricht erst um das 18. Lebensjahr herum durch und heißt darum Weisheitszahn. Bei manchen Leuten bleibt dieser ein Leben lang im Kiefer stecken – ob es Einfluss auf die Weisheit hat, darf bezweifelt werden!

Zahnreihen: Schachbrettartige Einteilung schafft Übersicht

Um sich im menschlichen Gebiss zurechtzufinden, wurde es ähnlich einer Landkarte aufgeteilt. Im Gebiss der Erwachsenen finden wir Schneidezähne (Inzisiven), Eckzähne (Canine), Vorbackenzähne (Prämolaren) und Backenzähne (Molaren). Das Gebiss wird in vier sogenannte Quadranten aufgeteilt. In Ihrem Mund oben rechts ist der erste Quadrant, oben links der zweite, unten links der dritte und unten rechts der vierte. In jedem Quadranten werden die Zähne von 1 (erster Schneidezahn) bis 8 (Weisheitszahn) durchnummeriert und der Quadrantenzahl hinten angefügt. Die Zahl 1-1 bezeichnet den ersten Schneidezahn im rechten Oberkiefer. Der rechte obere Eckzahn trägt die Nummer 1-3 und der linke obere Eckzahn die Zahl 2-3.

Zahnkontakt: Kontaktmangel für einmal erwünscht

Wer hätte gedacht, dass die Zähne nur ganz ausnahmsweise oben und unten direkten Kontakt haben sollen? Bei näherer Betrachtung der Zahnfunktion leuchtet es ein: Beim Essen wird kräftig gekaut, die Zähne kommen aber nicht in Kontakt, weil die Nahrung dazwischen ist. Bei der Übung Schwebelage (Seite 48) haben wir gesehen, dass man zwar den Mund, aber nicht die Zähne halten soll: Der Mund schließt, obere und untere Zahnreihe bleiben wenige Millimeter getrennt. Fehlt dieser Sicherheitsabstand, kommt es zu Verkrampfungen der Schließmuskeln, sie arbeiten zu stark. Die Zähne beginnen sinnlos aufeinander zu mahlen. Zahnabrieb, Zahnlockerung und noch mehr Muskelspannung sind vorprogrammiert.

Zahnabrieb: Dem Zahn der Zeit keinen Vorschub leisten

Die Oberflächenbeschaffenheit der hinteren Zähne zeichnet sich durch Höcker und Fugen aus, gemacht zum Zermahlen der Nahrung. Vorn sind sie schmal und scharfkantig zum kräftigen Abbeißen. Durch die Mahlbewegung kommt es durch Jahre und Jahrzehnte zu Zahnabrieb, die Zähne verlieren etwas an Höhe. Ein normaler Alterungsvorgang. Oft kommt es zu einem verfrühten Altersgebiss – fast immer ist verstärkter Zahnabrieb auf zu starken Zahnkontakt, übermäßiges Zahnpressen und nächtliches Knirschen zurückzuführen.

Zähne.
Zur Orientierung sind die Zähne in vier Quadranten eingeteilt, jeweils durchnummeriert von 1 bis 8. Die Zähne im rechten Oberkiefer sind Quadrant 1, Oberkiefer links 2, unten links 3, unten rechts 4. Die Nummerierung der Zähne verläuft von der Mitte – am Beispiel des rechten Unterkiefers vom ersten Schneidezahn (41) nach hinten bis zum Weisheitszahn (48).

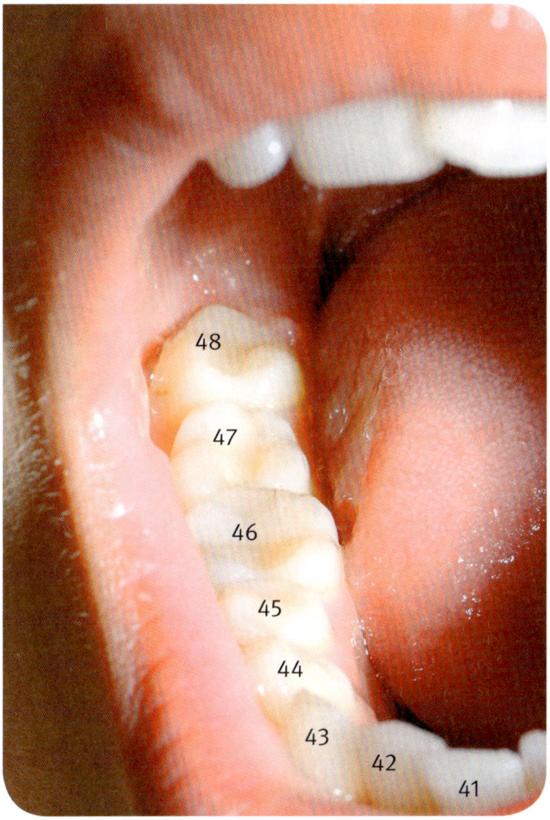

Individuell.
Vergleichbar mit dem Fingerabdruck ist das Gebiss jedes Menschen einzigartig. Abweichungen sind normal, wobei es auf die Funktion ankommt. Die Schneidezähne (oben) sind zum Abbeißen, die Backenzähne (unten) zum Mahlen.

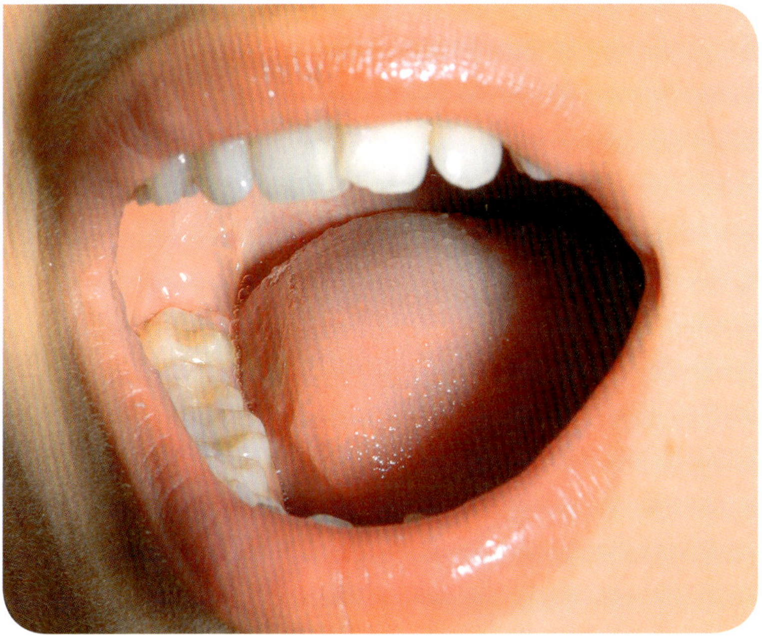

Probleme

Zähneknirschen: Der unbewusste Stressabbau im Mund

Sie wissen jetzt bereits das Wichtigste: Obere und untere Zähne berühren sich normalerweise so gut wie nie, weil die Schwerkraft den Unterkiefer nach unten zieht. Selbst beim Kauen haben die Zähne kaum Kontakt zueinander. Würden sich die Zähne beim Essen gegenseitig abreiben, wären die Zahnkronen rasch zerstört. Genau dies passiert beim nächtlichen Zähneknirschen: Die Zähne mahlen unnatürlich gegeneinander. Dafür sind sie nicht gebaut. Es kann zu Zahnlockerungen und deutlichen Schäden an den Zahnkronen führen. Aber damit nicht genug: Auch die Kaumuskeln und Kiefergelenke werden überlastet, was oft zu Kopf- und Gesichtsschmerzen führt. Nächtliches Zähneknirschen ist Ausdruck innerer und muskulärer Verspannung aufgrund von Stress. Das kann hohe Belastung am Arbeitsplatz sein, familiäre Probleme – Kummer und Sorgen des Alltags eben. Nachts bauen sich diese Spannungen über den Kiefer ab. Die Probleme geben zu kauen und zu beißen. Doch Entspannung kann man lernen. Wichtig ist es, sich der Probleme bewusst zu werden. Zu lange dürfen starke Knirscher nicht zögern. Zahnärzte und Kieferspezialisten können gezielt helfen. Beispielsweise mit hufeisenförmigen Schienen, die nachts wie eine Spange getragen werden und die Zähne voreinander schützen. Eine Maßnahme, die das Problem, aber nicht dessen Ursache löst. Entspannungsübungen und eine ausgeglichene Lebensform mit genügend Erholungszeit, befriedigender Arbeit und erfüllenden Beziehungen sind Schritte zu weniger Zerknirschung im Mund.

Fehlbiss: Nur allzu viel ist ungesund

In der Kindheit muss sich das Gebiss einer enormen Wachstumsdynamik anpassen. Am Übergang vom Kleinkindes- zum Kindesalter beginnt der Zahnwechsel, die Milchzähne werden durch die definitiven Zähne ersetzt. In der Pubertät folgt der Durchbruch der Weisheitszähne. Dabei kann es zu komplexen Fehlstellungen der Zähne sowie des Kieferknochens kommen. Am häufigsten sind Biss-Asymmetrie, eine Verschiebung des Unterkiefers nach links oder rechts, nach vorn (Unterbiss) oder nach hinten (Überbiss). Die starke Vorverlegung des Unterkiefers kann zu Problemen vor allem beim Abbeißen führen. Die Rückverlagerung bringt vermehrte Abnutzung mit sich. Schwer wiegende Missbildungen wie unvollständige Ausbildung der Kieferknochen oder Spaltbildungen von Oberlippe, Oberkiefer und Gaumendach sind selten und gehören in die Hände erfahrener Zahnärzte und Kieferchirurgen.

Idealerweise werden Kinder im Alter von rund acht Jahren, wenn der Zahnwechsel begonnen hat und die vorderen Zähne gut ausgebildet sind, durch einen Zahnarzt begutachtet. Über Korrekturen durch Zahnspangen, Head-Gears und Monoblocks kann dann diskutiert werden. Zu viel Korrektur ist nicht angesagt; solche Abweichungen haben keinen Einfluss auf das Kiefergelenk. Drei sehr sinnvolle Empfehlungen sind: regelmäßige Kontrollen beim Zahnarzt, tägliche gründliche Reinigung des Gebisses und bei Kindern Entwöhnung von Schnuller und Daumenlutschen spätestens vor dem einsetzenden Zahnwechsel.

Zähneknirschen. Die Zähne werden zusammengepresst und beginnen – vor allem im Schlaf als Stressabbau – gegeneinanderzumahlen. Verstärktes Knirschen nutzt die Zähne übermäßig ab. Im Bild ein abgeschliffener Eckzahn im rechten Oberkiefer.

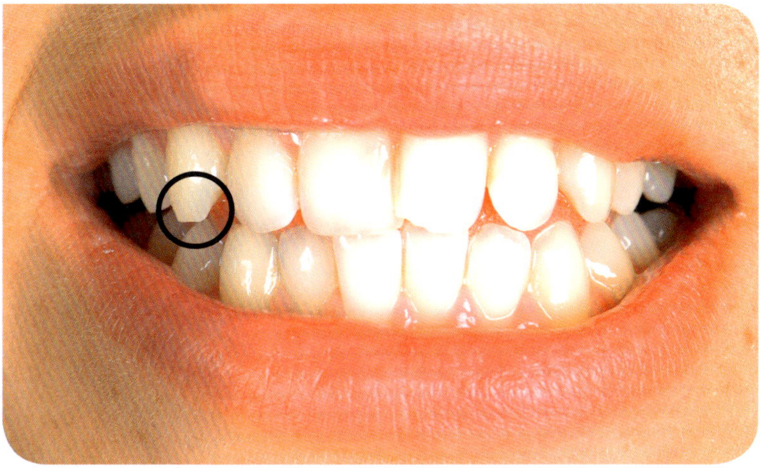

Asymmetrien. Die Entwicklung des Gebisses verläuft sehr dynamisch. Asymmetrien sind die Regel und funktionell kein Problem (Bild). Nur schwere Fehlstellungen sind korrekturbedürftig.

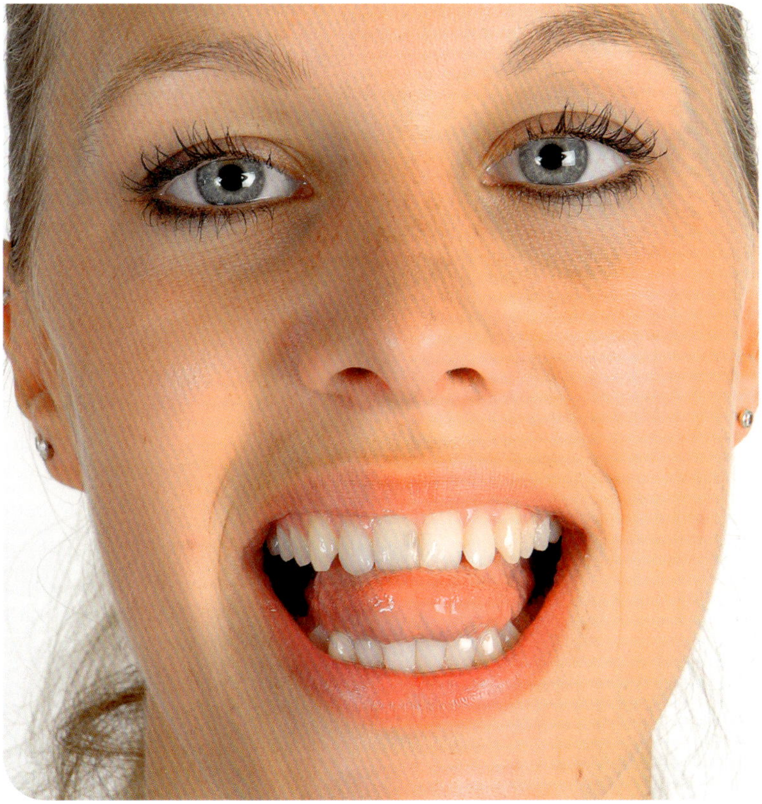

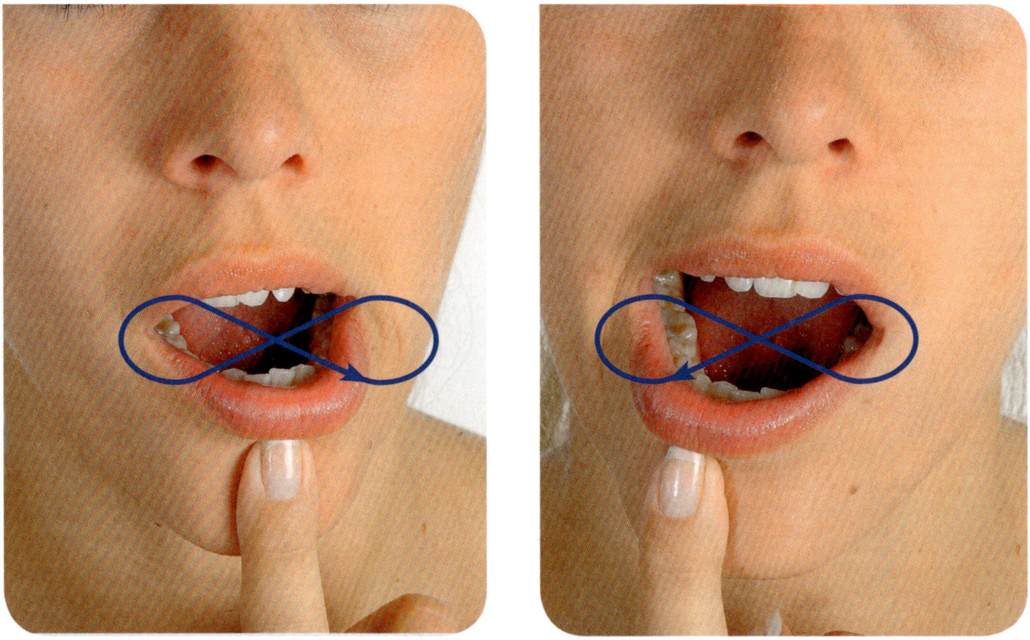

Kieferachter. Die typische Mahlbewegung während des Kauens bewusst und auf beide Seiten hin trainiert. Links: Mahlbewegung nach unten-links. Rechts: Mahlbewegung nach unten-rechts.

Übung Kieferachter: Das neue dreidimensionale Gefühl

Ziel. Mobilisierung der Kiefergelenke, Ausgleich zwischen Arbeits- und Balance-Position der Kaumuskulatur.

Start. Setzen Sie sich aufrecht und entspannt hin, die Lippen sind geschlossen, die Zunge berührt das Gaumendach, der Kiefer ist locker, obere und untere Zahnreihe sind ohne Kontakt. Öffnen und schließen Sie den Mund einige Male ohne Zahnkontakt bis zum Lippenschluss.

Aktion. Öffnen Sie den Mund und schieben Sie den Kiefer gleichzeitig etwas nach links. Zum Schließen führen Sie die Bewegung wieder zur Mitte zurück. Beim nächsten Öffnen nach links schieben Sie nicht mehr den Rückwärtsgang ein, sondern führen die Schlaufe nach oben weiter bis zum Mundschluss. Nun zur rechten Seite: Öffnen nach rechts unten und über eine Schlaufe nach oben zurück zum Mundschluss. Ihr Kiefer bewegt sich dabei in der Form einer liegenden Acht – und wenn Sie das jetzt irgendwie an einen Wiederkäuer erinnert, liegen Sie ganz richtig: Die Natur hat sich für die Kaubewegung einen dreidimensionalen, intelligenten Bewegungsablauf erdacht, der

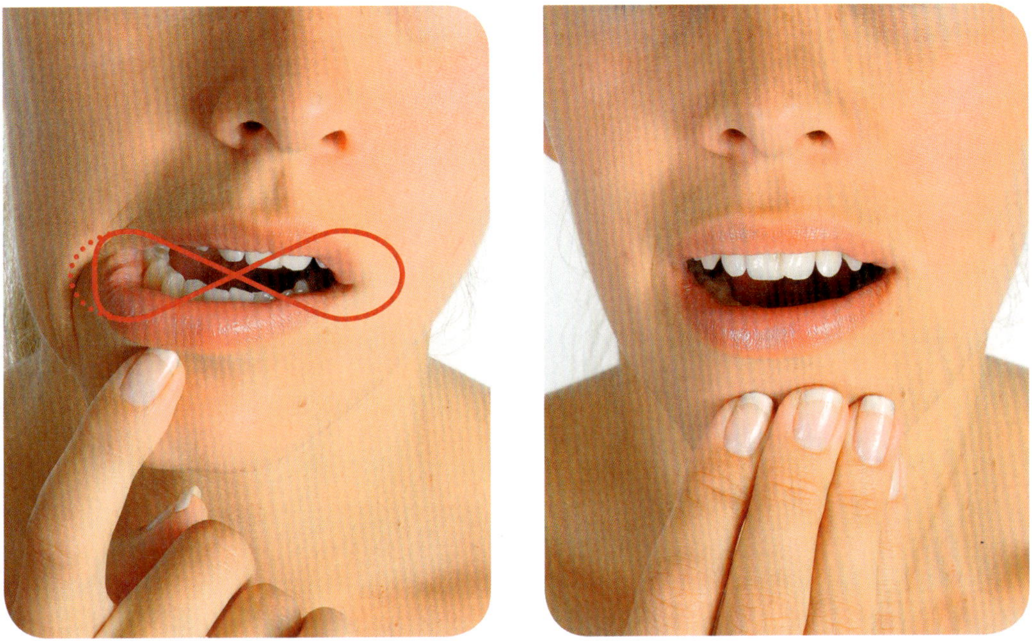

Vermeiden. Links: Kein asymmetrisches »Kurvenschneiden«. Rechts: Zu viel Spannung in der Muskulatur. Beweglichkeit durch Entspannung ist angesagt. Der Unterkiefer kann mit der Hand hin und her bewegt und so gelockert werden.

effizient und mit möglichst wenig Abnutzung funktioniert. Das geht nicht nur beim Menschen prima. Führen Sie die Achterbewegung zuerst groß aus, bis sie fließend läuft, dann immer kleiner.

Kontrolle. Sie werden beim Ausführen der Achterbewegung feststellen, dass eine Seite besser geht als die andere. Auf einer Seite gleiten die Kauflächen in »eingeschliffenen Bahnen« perfekt aneinander vorbei. Dies ist Ihre gewohnte Kau- oder Arbeitsseite. Bei der Achterschlaufe zur anderen Seite gleiten die Zahnflächenhöcker ungehobelt und holprig aneinander vorbei und scheinen sich zu verkanten. Auf dieser Seite kauen Sie seltener. Führen Sie die Achterschlaufen auf beide Seiten gleich groß aus, »Kurvenschneiden« ist nicht erwünscht. Die Zähne gleiten locker aneinander vorbei. Kein Pressen. Bleibt die Kiefergelenkmuskulatur verspannt, versuchen Sie Folgendes: Lassen Sie vor Übungsbeginn bewusst los, entspannen Sie. Allenfalls den Kieferstretch (Seite 46) ausführen. Erst dann mit der Achterbewegung beginnen.

Dosierung. 3–5 Minuten täglich.

Blitzübung. Achterschlaufe beim Kauen wahrnehmen. Versuchen Sie die Speisen mal links, mal rechts zu mahlen. Der Kaugummi ersetzt das elastische Trainingsband und wird zum Trainingsgerät.

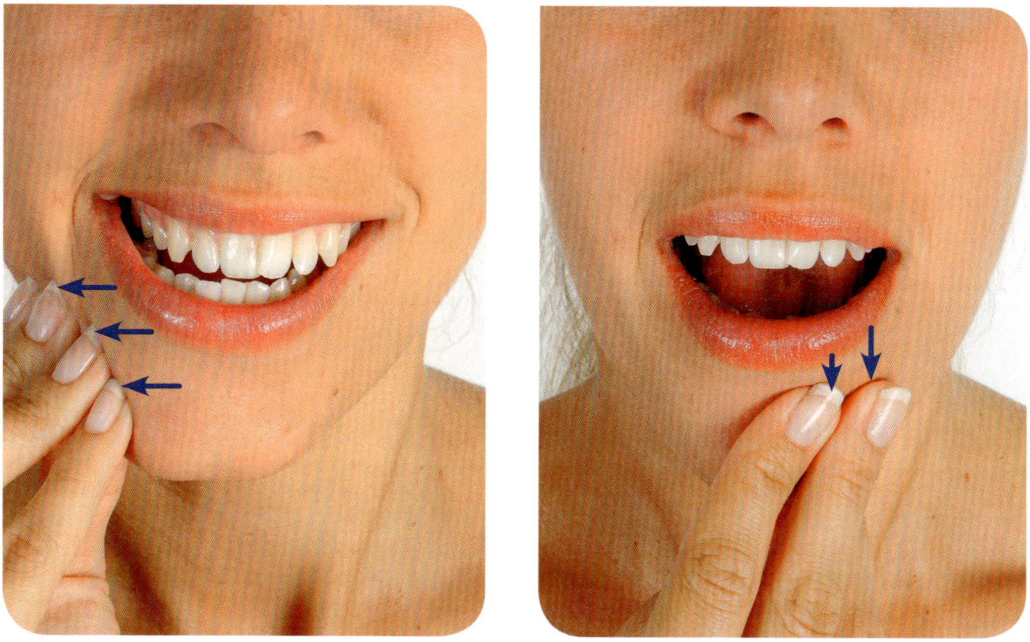

Kiefertrainer. Isometrisch üben bedeutet Training gegen Widerstand. Links: Bei der Seitwärtsbewegung gibt die Hand seitlich Widerstand. Rechts: In der Abwärtsbewegung drückt die Hand sanft nach oben gegen das Kinn.

Übung Kiefertrainer: Flexibel und stark bleiben

Ziel. Isometrisches – gegen Widerstand ausgeführtes Training – und dynamische Kräftigungsübungen für die Kiefergelenkmuskulatur: der Kieferöffner wohlverstanden. Die Schließmuskeln, die in aller Regel ohnehin zu fleißig sind, werden bewusst nur gedehnt, aber nicht gekräftigt.

Start. Sitzen Sie aufrecht und entspannt, mit allen Fingern einer Hand halten Sie das Kinn fest. Nun wird die Achterbewegung der vorangegangenen Übung in ihre Einzelteile zerlegt und gegen Widerstand als Kräftigungsübung ausgeführt.

Aktion. Drücken Sie nun das Kinn gegen den Widerstand der Hand nach unten, indem Sie den Mund öffnen und den Kiefer ganz leicht vorschieben. Der Unterkiefer schiebt die Hand nach unten, die Kieferöffnermuskulatur arbeitet, die Hand am Kinn gibt den Widerstand. Dosieren Sie diesen so, dass die Kieferöffner aktiviert werden, aber nicht krampfhaft und ruckartig arbeiten müssen. Nun dasselbe mit Seitwärtsbewegung. Die Finger der rechten Hand an den Kiefer legen, etwas unterhalb der Mundwinkel, sodass Sie den Knochen des Unterkiefers als Widerstand fühlen können. Das Kinn schiebt nach

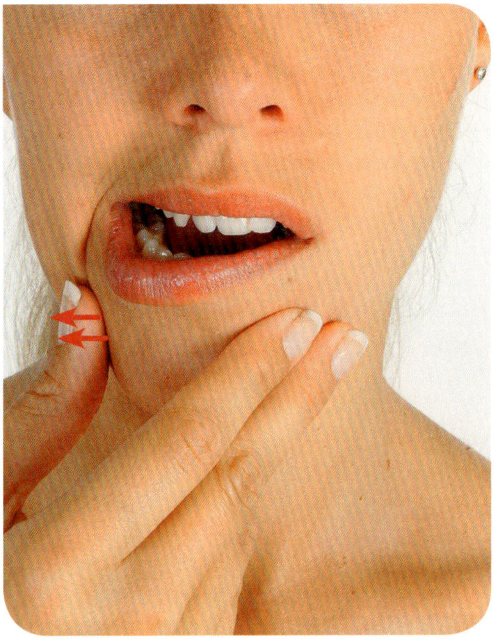

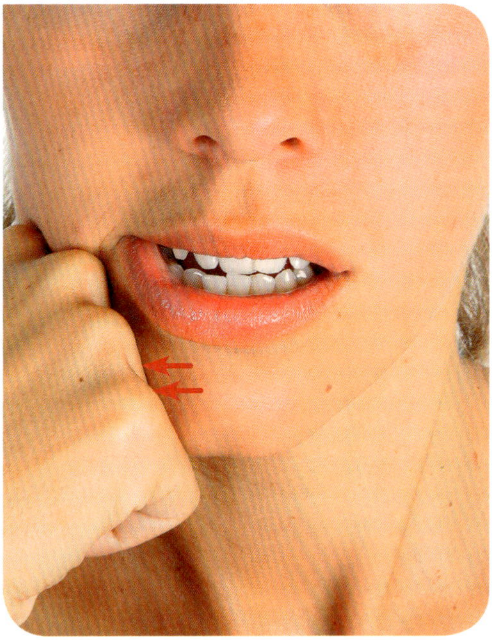

Doppelfehler. Links: Achten Sie darauf, dass nicht die Hand die Bewegung führt, sondern die Kiefermuskulatur. Die Hand gibt lediglich Widerstand. Rechts: Zu viel Widerstand mit der Hand stresst das Gelenk, besonders den Diskus im Kiefergelenk.

rechts, die Hand gibt dosierten Widerstand. Danach dasselbe nach links. Versuchen Sie nun, die Bewegung gegen »wandernden Widerstand« in Achterschlaufen nach rechts und links zu führen. Sie brauchen dazu beide Hände, die abwechslungsweise Widerstand geben.

Kontrolle. Die Kiefermuskulatur arbeitet und führt die Bewegung, die Hand bremst lediglich und gibt dosierten Widerstand – jedoch ohne die Führung zu übernehmen. Wie immer können Sie übertreiben: keine Maximalkraft! Die Kiefergelenkmuskeln haben durch das Kauen und das häufige Zähneknirschen (Seite 54) ohnehin schon viel bis zu viel Training. Bei dieser Kräftigungsübung geht es mehr um Bewegungsvielfalt und lockere Kraft. Knacken im Kiefer ist das untrügliche Signal, dass zu viel Kraft im Spiel ist. Das stresst vor allem den Diskus, die Unterlagscheibe zwischen Schädel und Kiefergelenkköpfchen. Gehen Sie die Übung mit wenig Widerstand an und steigern Sie sanft – wie immer bei gesundem Trainingsaufbau.

Dosierung. 3–5 Minuten täglich.

Blitzübung. Immer zwischendurch, so beim Nachdenken.

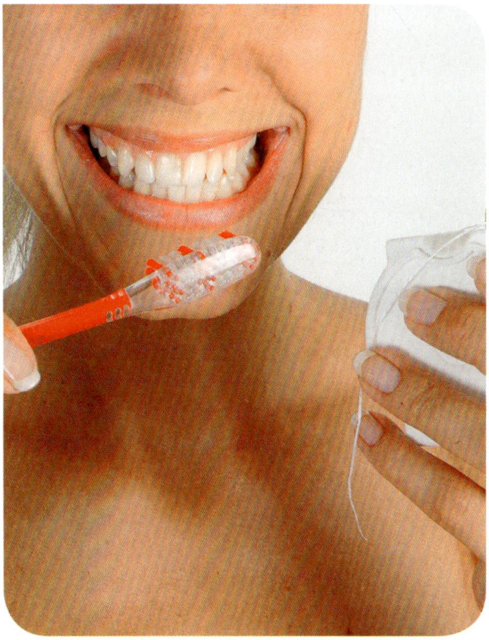

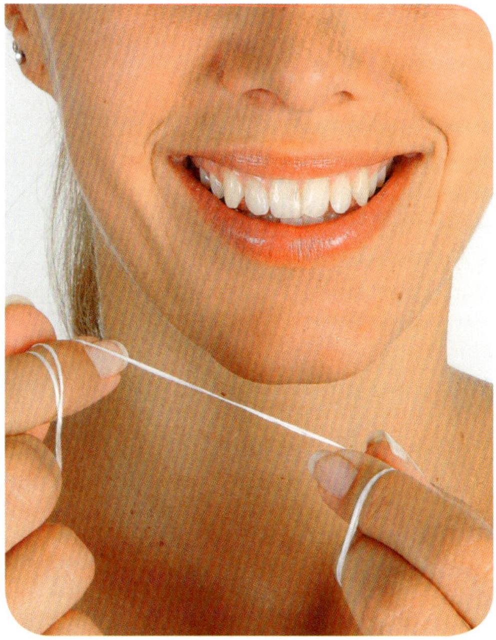

Zahnpflege. Zahnbürste, Zahnseide und die richtige Technik sind das Dream-Team für den Inbegriff von Körperhygiene und ein gepflegtes Gebiss.

Übung Zahnpflege: Diese Visitenkarte sollten Sie sich leisten

Ziel. Hygiene sichert die Gesundheit, auch und speziell die Mundgesundheit. Zahnpflege beginnt deshalb schon im Babyalter. Sind bei Ihrem Kleinsten noch keine Zähne vorhanden, säubern Sie das Zahnfleisch nach der Mahlzeit mit einem Wattestäbchen oder einem sauberen Stofftuch. Wechseln Sie beim Erscheinen der ersten Zähne auf eine weiche Kinderzahnbürste.

Start. Stellen Sie sich mit einer Zahnbürste vor den Spiegel. Verzichten Sie für diese »Trockenübung« auf Zahncreme und achten auf Ihre Putztechnik.

Aktion. Beginnen Sie mit den oberen Schneidezähnen und bürsten Sie die Zähne immer »von Rot nach Weiß«, vom Zahnfleisch her nach unten. Eine leichte Kreisbewegung optimiert das Resultat. Die Kauoberfläche der Zähne wird optimal mit einer Hin- und-Her-Bewegung gereinigt. Auch bei den Außen- und Innenflächen wird der Schmutz vom Zahnfleisch weg gegen die Kaufläche weggebürstet. Damit sind drei von fünf Zahnflächen gereinigt: Kaufläche, Innenseite und Außenseite. Vordere und hintere Zahnseiten, die Zwischenräume, harren noch der Reinigung. Da kommt die Zahnbürste

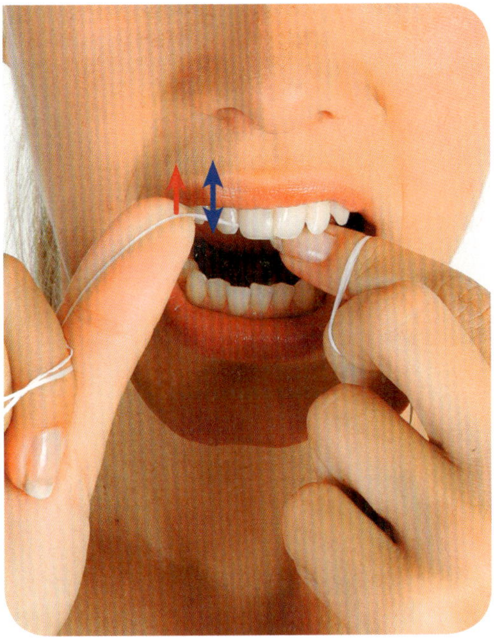
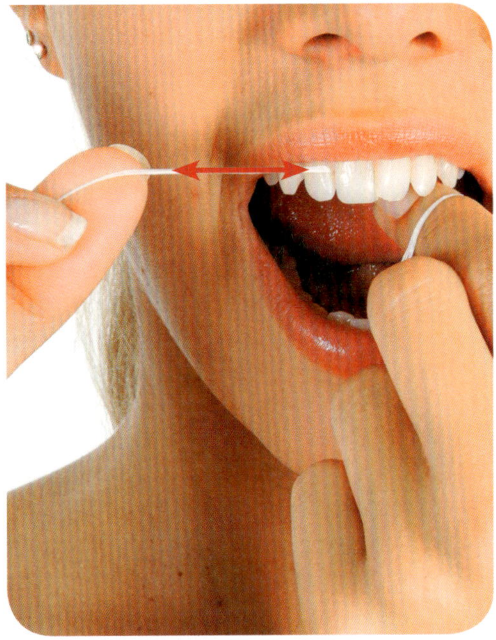

Seidentechnik. Links: Nur »durchklicken« reinigt die Zwischenräume zu wenig. Mehrmals auf- und abwärts reinigen ist richtig. Diese Technik entfernt wirkungsvoll Speisereste am Zahnhals. Rechts: Hin und her ist streng verboten! Das gibt Rillen zwischen den Zähnen.

nicht hin. Der Griff zur Zahnseide löst das Problem: Sie wird mit Daumen und Zeigefinger beider Hände gespannt und mit einer leichten Sägebewegung zwischen die Zähne geführt. Sanfte Auf- und Abbewegung löst verkeilte Speisereste.

Kontrolle. Häufigster Fehler beim Zähneputzen ist das Vergessen der Zahnseide. Die Zahnseide zwischen den Zähnen bringt aber noch nicht viel: Einfach durchdrücken und rausziehen entfernt Speisereste ungenügend oder verkeilt sie sogar zwischen Zahnhals und Zahnfleisch. Erst das Entlanggleiten mit der Zahnseide seitlich am Zahn bringt Wirkung. Kinder haben die nötige Fingerfertigkeit ab rund zehn Jahren. Die Zahnseide wird auf und ab bewegt. Nie vor und zurück oder hin und her. Zweithäufigster Fehler ist der »rasende Rubbler«, die Zahnbürste wird im Feuereifer unter Druck hin und her gerissen. Das schadet dem überstrapazierten Zahnfleisch, die Zahnhälse werden nicht gereinigt, geschweige denn die Zwischenräume. Nehmen Sie Druck und Tempo weg, führen Sie die Bewegung präzise und mit leichten Drehbewegungen aus. Ob Hand- oder Elektrozahnbürste hängt von der Kieferform, der Geschicklichkeit und vor allem Ihrer persönlichen Vorliebe ab. Lassen Sie sich beraten. Eine Zahncreme mit Fluor kann helfen, Ihre Zähne zu schützen.

Dosierung. Sie wissen schon: täglich mehrmals – das ganze Leben!

Leichtbauweise in Perfektion

Lernen Sie die vielfältigen Bewegungsmöglichkeiten von Schulter und Schultergürtel kennen. Deren Leichtbauweise verleiht Kraft und Präzision – ganz ohne Verspannungen und Schmerzen.

Klavier spielen, einen Ball werfen, sich am Geländer abstützen, einen Handschlag führen, Dinge konstruieren oder zu Papier bringen, Kunsthandwerk und Kunstturnen, Feinarbeit oder Kraftakt: In allen Fällen bedarf es der Beweglichkeit und der Stabilität im Schultergelenk (Seite 77). Die Natur löst diese Herausforderung mit einem Kugelgelenk, einer Konstruktion mit 1000 Möglichkeiten. Infolge der hohen Spezialisierung und Bewegungsvielfalt schleichen sich gern Fehlbewegungen ein, die zu einseitigen, »eindimensionalen« Bewegungsmustern führen. Verspannungen (Seite 16) und Schmerzen sind die Folge. Viele Probleme können gelindert oder gelöst werden, wenn wir dreidimensionale Bewegung als Elixier für die Schultern erkennen und anwenden lernen. Das Einmaleins der Bewegungskoordination im Schultergelenk verschafft Klarheit über Möglichkeiten und Bedürfnisse dieses Gelenks. Die Anwendung dieses Wissens nimmt Ihnen garantiert viel Last von den Schultern!

Vorsicht. Bevor Sie mit den Übungen im Einzelnen beginnen, sollten Sie bitte klären, ob bei Ihnen mögliche Gegenanzeigen bestehen. Falls Sie sich in diesem Punkt nicht sicher sind, suchen Sie einen Arzt Ihres Vertrauens auf und besprechen mit ihm die Frage. Generell gilt Vorsicht bei: Schulterinstabilität, akuten Verletzungen oder Schmerzen.

Schmerzen. Auch hier gilt: Im Zweifelsfall den Arzt fragen. Bei richtig ausgeführten Dehnübungen macht sich leichter Zugschmerz in der Dehnposition bemerkbar. Bei gutem Gesundheitszustand darf mit dieser Grenze gespielt werden, solange das Ziehen nicht ruckartig zunimmt, sondern langsam gesteigert wird. Muskelkater am nächsten Tag ist in Ordnung. Aber Vorsicht vor zu viel Ehrgeiz. Medaillen gibt es keine zu gewinnen – nur Gesundheit!

Starke Schultern

Jeder kennt die Last, die Schultern tragen. Starke Schultern schaffen das und noch viel mehr spielend und locker. Der intelligente Gebrauch führt zu Entspannung und Kräftigung.

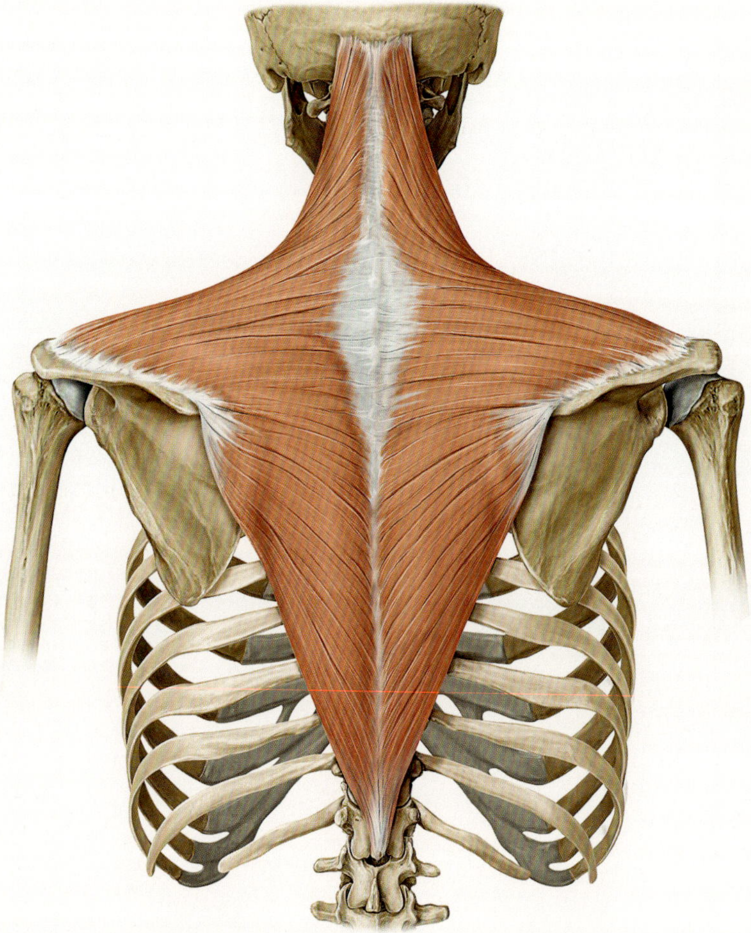

Der Schultergürtel

Starke Schultern – Kraft ohne Anstrengung. Der Schultergürtel verbindet die Arme mit dem Rumpf und ist somit von zentraler Bedeutung für den menschlichen Körper. Ein fitter Schultergürtel trägt zum allgemeinen Wohlbefinden bei.

Der Schultergürtel bezeichnet eine ganze Körperregion. Er steht für die »Beziehung« zwischen der Schulter und dem gesamten Oberkörper. Um diese geht es in Teil eins. In Teil zwei steht das Schultergelenk (Seite 77) im Zentrum – im wahrsten Sinne des Wortes, denn seine Zentrierung ist das A und das O. Der Schultergürtel spielt dabei wieder eine entscheidende Rolle. Er ist verantwortlich für die Kraftübertragung Rumpf–Arm und für die Positionierung des Schultergelenks. Die Leichtbauweise des Schultergelenks ist dabei Fluch und Segen zugleich: Handlungsvielfalt, Beweglichkeit und Stabilität sind die Vorteile; Fehlbelastung, Verspannungen und Verletzungsgefahr die Probleme.

Ein Blick in die Bauweise schafft Übersicht. Eine knöcherne Kugel am Oberarm bildet den Gelenkkopf, genau gleich wie im Übergang vom Oberschenkel in die Beckenschaufel. Doch anstelle der voluminösen Gelenkpfanne des Beckenknochens mündet der Gelenkkopf des Oberarms in eine Manschette, die nur teilweise knöchern ist: Bänder, Muskeln und Knorpelmasse bilden gemeinsam die Gelenkpfanne. Der knöcherne Anteil ist gering. In seiner Pfanne hat der Gelenkkopf viel Bewegungsfreiheit.

Anatomie

Schulterblatt: Die interessante Dreiecksbeziehung

Das Schulterblatt ist eine flache dreieckige Knochenplatte. Die Oberkante des Dreiecks verläuft wie ein Kanal, dessen beide Wände in Richtung Arm mit zwei markanten Abschlüssen enden: Hinten ist es das Schultereck oder auch Schulterdach genannt, die abschließende kantige Überdachung des Schultergelenks (Seite 77). Vorn ist es der markante Rabenschnabelfortsatz. Dazwischen liegt die eigentliche Gelenkfläche, ähnlich dem Hüftgelenk, nur viel kleiner. Diese drei Teile zusammen bilden mit den Muskeln eine kugelförmige Halbschale. Das Schulterblatt steht normalerweise senkrecht, der innere Rand verläuft parallel zur Wirbelsäule, der obere Rand waagerecht. Das Schulterblatt liegt flach auf den Rippen auf dem hinteren Teil des Brustkorbes.

Schlüsselbein: Schlüsselfunktion für Bewegungsfreiheit

Das Schlüsselbein ist ein länglicher, S-förmiger Knochen und hat an seinen beiden Enden je eine kugelgelenkige Verbindung zum Schulterblatt und zum Brustbein. Die Gelenke werden nach den Initialen der beteiligten Knochen benannt: Das sogenannte SC-Gelenk zwischen Brustbein (Sternum) und Schlüsselbein (Clavicula) ist die einzige gelenkige Verbindung des Armes zum Rumpf. Alles andere erfolgt über Muskelverbindungen. Am anderen Ende steht die gelenkige Verbindung zum Schultereck (Acromion) – das AC-Gelenk. Das Schlüsselbein bewegt sich zum Schultergelenk wie ein Zirkel und hat so eine erstaunlich große Bewegungsfreiheit.

Brustmuskel: Das Duo auf der Vorderseite

Der große Brustmuskel zieht vom Brustbein zum Oberarm. Er ist für sehr viele Bewegungen im Schultergelenk (Seite 77) verantwortlich und bewegt vor allem den Oberarm. Der kleine Brustmuskel führt vom Brustbein zum Rabenschnabelfortsatz des Schulterblatts (Seite 65). Letzterer heißt so, weil er genauso aussieht: ein stabiler, knöcherner Haken, an dem gleich mehrere Muskeln befestigt sind. Der kleine Brustmuskel bewegt im Gegensatz zu seinem großen Bruder das Schulterblatt, nicht den Oberarm. Um es an dieser Stelle schon vorwegzunehmen: Der kleine Brustmuskel verursacht viele Schulterprobleme. Ist er verkürzt, zieht und dreht er das Schulterblatt unweigerlich aus seiner angestammten Position nach vorn.

Schultermuskeln: Das Quartett auf der Rückseite

Der große Rückenmuskel (Latissimus dorsi) gehört zu den imposantesten Muskeln des menschlichen Körpers. Er zieht vom Beckenkamm über die gesamte Länge des unteren und mittleren Rückens über das Schulterblatt (Seite 65) zur Innenseite des Oberarmknochens. Der Trapezmuskel (Trapezius) kommt vom Nacken und von der Brustwirbelsäule zum Schulterblatt. Der Schulterhebemuskel (Levator scapulae) führt vom Schulterblatt zum Schädel. Er ist zusammen mit dem Trapezmuskel bekannt für den legendären verspannten Nacken oder Schultergürtel. Der Vierte im Bunde ist der Sägemuskel (Serratus). Er liegt unter der Schulter seitlich am Brustkorb. Er verläuft von den Rippen ans Schulterblatt. Sägemuskel und Trapezmuskel spielen perfekt zusammen: Der eine von vorn außen, der andere von hinten innen drehen und stabilisieren das Schulterblatt. Logische Folge: Ist das Gleichgewicht gestört, kommt es oft zu Verkürzungen des Sägemuskels – das Schulterblatt verschiebt sich.

Leichtbauweise. Links: Das Schulterblatt (1) von hinten.

Rechts: Von vorn mit Gelenkpfanne (2), Gelenkkugel (3), Rabenschnabelfortsatz (4), Schultereck (5), Schlüsselbein (6).

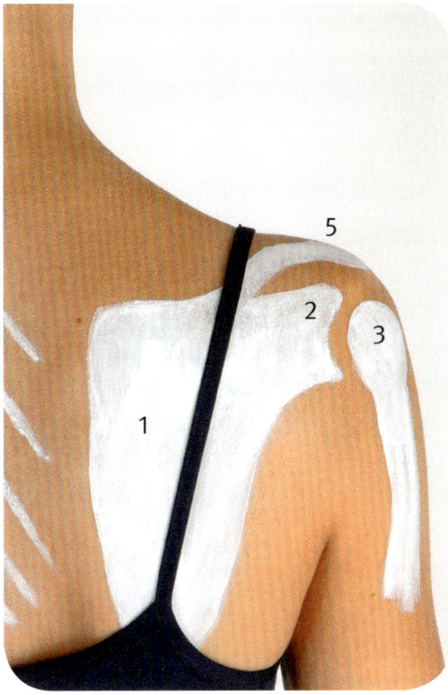

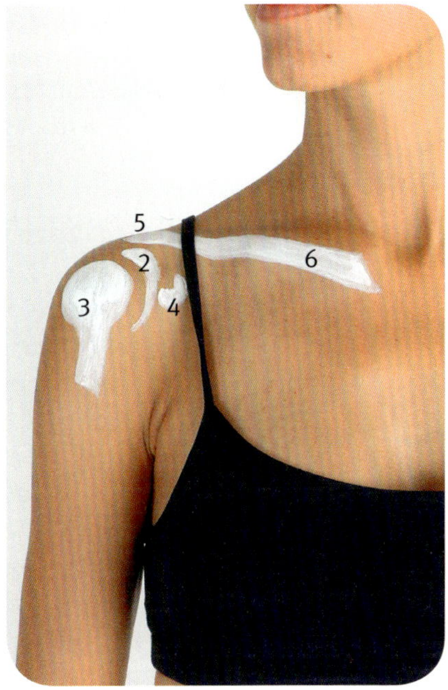

Verstrebung. Links: Der kleine Brustmuskel (1) kommt von den Rippen und setzt am Rabenschnabelfortsatz (2) an.

Rechts: Der dreieckige Trapezmuskel (3) und der Sägemuskel (4) stabilisieren das Schulterblatt von hinten. Der breite Rückenmuskel zieht großflächig vom Rücken zum Oberarmkopf (5).

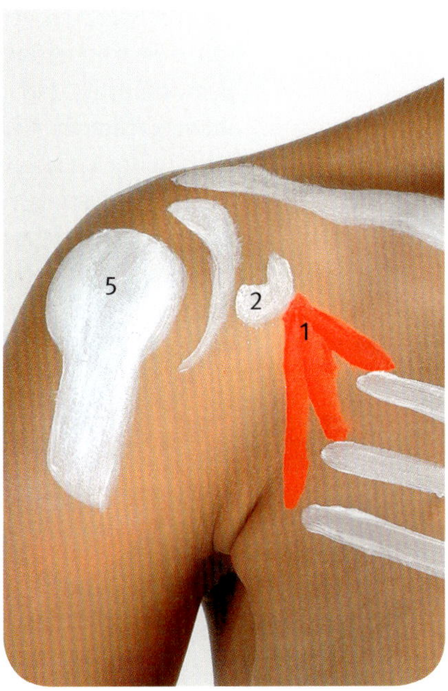

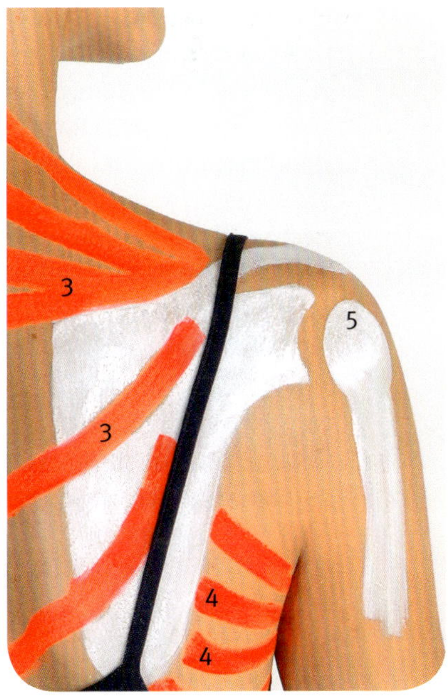

Probleme

Verspannungen: Muskeln mit zu großem Ehrgeiz

Verspannungen im Schultergürtel sind eine wahre Volksplage. Sie sind häufig und lästig, zudem begleiten sie Menschen oft über Jahre. Gründe sind mangelnde Beanspruchung und chronische einseitige Belastung am Arbeitsplatz, im Auto oder zu Hause. Kopf und Schulterposition sind oft nach vorn verlagert. Statisch bedeutet das Schwerstarbeit für den Trapezmuskel. Stellen Sie sich den Kopf als Kugel auf einem elastischen Stab vor. So gerade sollte der Kopf auf der Wirbelsäule ruhen. Wird er nach vorn gezogen, muss der Trapezmuskel dauernd Haltearbeit leisten. Das bedeutet Dauerstress hinten und Verkürzung vorn: Der kleine Brustmuskel (Seite 66) hat keinen Bewegungsraum mehr. Er verkürzt sich und wird selbst zum Hartspanner mit unbändigem Drang, ständig zu ziehen. Verkürzungen und Verspannung ziehen einen ganzen Rattenschwanz von Unbill nach sich: Der Rabenschnabelfortsatz am vorderen Ende des Schulterblattes wird nach vorn gezogen, der gesamte rückwärtige Schultergürtelbereich inklusive Schulterblatt wird mitgeschleppt und überdehnt. Die Muskeln unter dem Schulterblatt ziehen vergeblich zurück und krampfen schmerzhaft vor sich hin. Die Balance ist aus den Fugen. Und nicht genug damit: Vorverlagerte Schultern ziehen automatisch den Kopf in den Nacken. Folgen sind Kopfschmerz, Rundrücken und Abnutzungen. Im ungünstigsten Fall folgen Bandscheibenprobleme in der Halswirbelsäule. Höchste Zeit, mit Verstand und neuen Bewegungsmustern Gegensteuer zu geben und die Schultern wieder auf Kurs zu bringen!

Kontaktmangel: Für einmal besser unbeflügelt

Das Schulterblatt (Seite 65) soll gut am Brustkorb aufliegen, eine gute Kontaktstabilität haben. Fehlt diese oder ist sie mangelhaft, bedeutet das Instabilität. Das Schulterblatt wird zum Schulterflügel und steht mit seinem Innenrand ab, es »flügelt«. Die darunter liegende Muskulatur steht durch zu viel Zug und zu viel Spannung unter Dauerstress. Die stabilisierende und positionierende Wirkung des Schulterblattes für das Schultergelenk geht verloren. Bei geringer Belastung, wie sie der moderne, technisierte Alltag oft bietet, halten sich die Probleme im Rahmen, einmal abgesehen von den genannten Verspannungen, die die Fehlhaltung nach sich ziehen. Unter Belastung, bei sportlichen Betätigungen oder bei Berufen mit körperlicher Belastung führt ein falsch positioniertes und »instabiles« Schulterblatt unweigerlich zu Problemen, die »Flügelei« wird in der Belastung verstärkt: Sobald Druck abgefangen werden muss, kann das Schulterblatt nicht mehr auf seiner stabilen Position gehalten werden, es wandert nach vorn oder nach oben, es kippt weg oder verkantet sich. Die Kraftübertragung nimmt ab, die Strukturen werden massiv überdehnt, die Schulter wird instabil. Langzeitfolgen sind Wellblech-Rücken, Schmerzen im Schultergürtel und sehr oft Probleme mit den Sehnen am Übergang von der Schulter zum Oberarm. Mehr zu diesem häufigen Problem in Teil zwei des Buches.

Verspannungen. Links: Der verkürzte Trapezmuskel (schwarz) zieht die Schulter hoch.

Rechts: Der verkürzte kleine Brustmuskel (schwarz) zieht am Rabenschnabelfortsatz. Durch diese Verkürzung zieht er das Schulterblatt aus seiner idealen Position nach vorn.

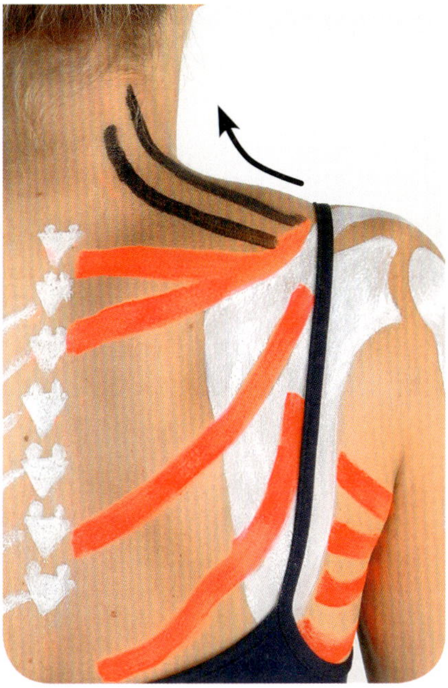

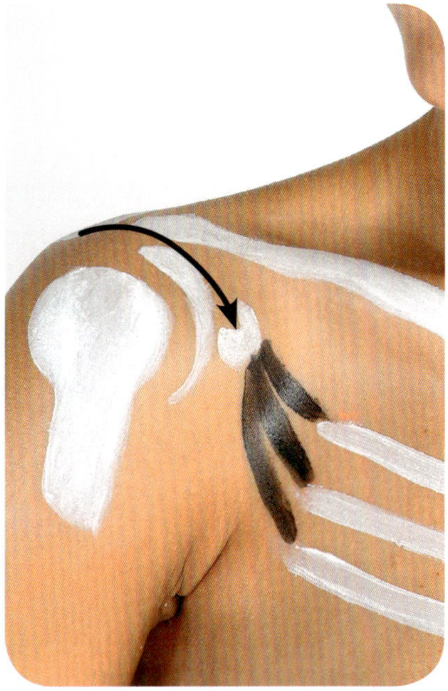

Wellblech. Oben: Das rechte Schulterblatt steht ab und ist im Vergleich zur Wirbelsäule nach hinten verlagert (Pfeil). Deutlich zu erkennen am waagerechten Verlauf des Bikini-Rückenteils, das schräg zwischen den Schulterblättern spannt.

Unten: Nach hinten zusammengezogene Schultern.

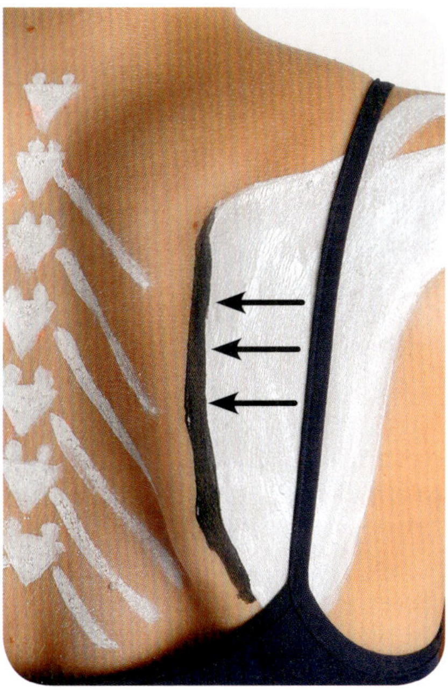

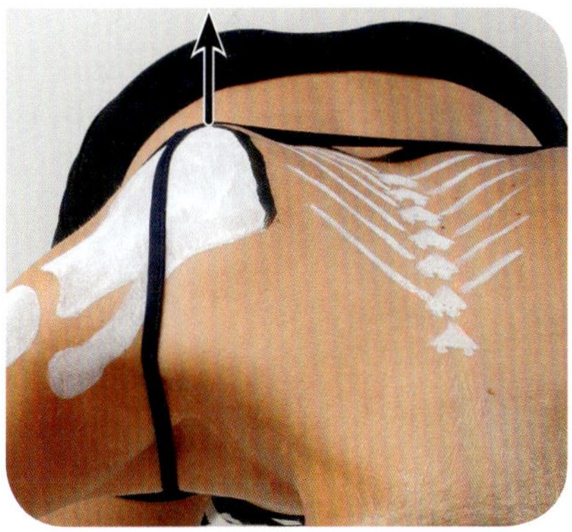

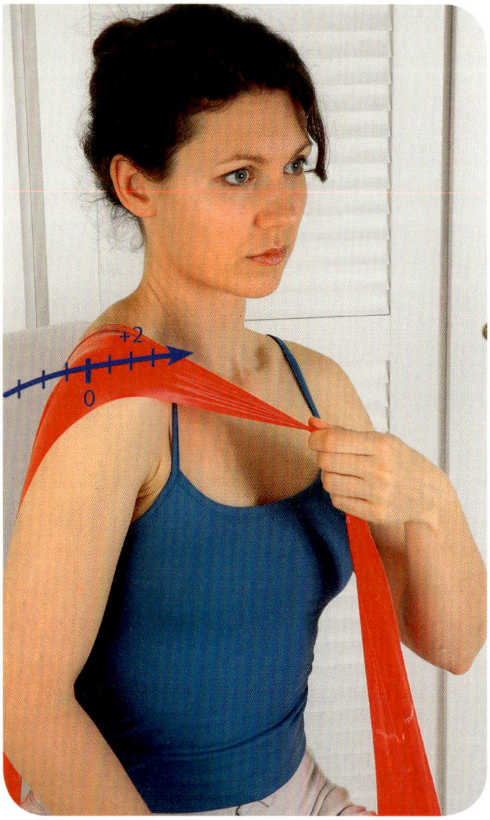

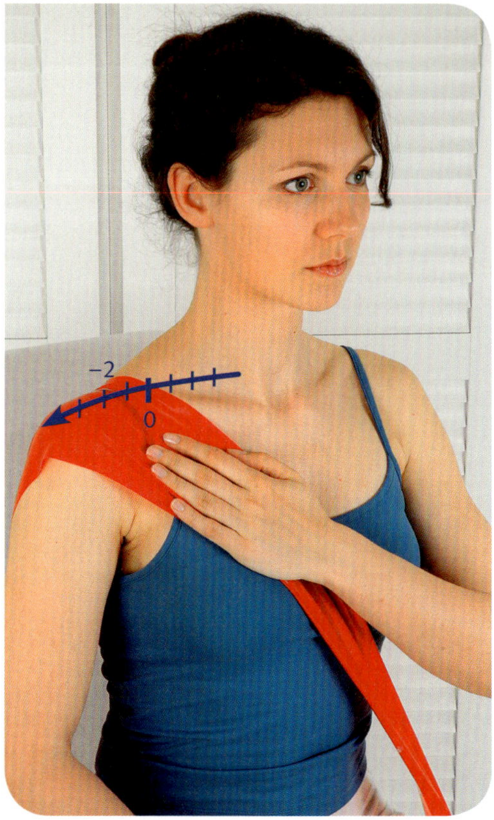

Spiralbewegung. Links: Ausgangsposition vorn-oben-innen in Position + 1. Rechts: Zielposition Entspannung nach hinten-unten-außen auf – 3 der Spiralbahn und (Ent-)Spannungsskala.

Übung Wendeltreppe: Perfekte Technik wiederentdeckt

Ziel. Entspannung des kleinen Brustmuskels, Platzierung der Schulter, Wahrnehmung dreidimensionaler Bewegungsmöglichkeiten von Schulterblatt (Seite 65) und Schlüsselbein (Seite 66).

Start. Setzen Sie sich auf einen Hocker, die Hände locker auf den Oberschenkeln.

Aktion. Stellen Sie sich vor, Ihre beiden Schultern befinden sich je auf einer Wendeltreppe, die auf einer Spiralbahn nach vorn-oben-innen in Richtung Nase und nach hinten-unten-außen zum breitesten Punkt des Beckens führt. Bei Übungsbeginn stehen die Schulterblätter auf »Stufe Null«. Heben Sie nun beide Schultern ein wenig nach vorn-oben-innen Richtung Nase auf die Stufe + 1, dann zwei Stufen abwärts auf – 1, lassen Sie dabei Ihre Schultern tiefer als gewohnt und in die Breite sinken. Jetzt wieder nach oben, Stufe für Stufe auf + 2. Von da wieder runter auf – 2, rauf auf + 3, runter auf – 3. Sie bewegen Ihre Schultern auf Spiralbahnen nach vorn-oben-innen und nach hinten-unten-außen, jedes Mal ein bisschen tiefer und breiter, bis Sie beide Schultern in die Breite entspannen können. Verinnerlichen Sie das

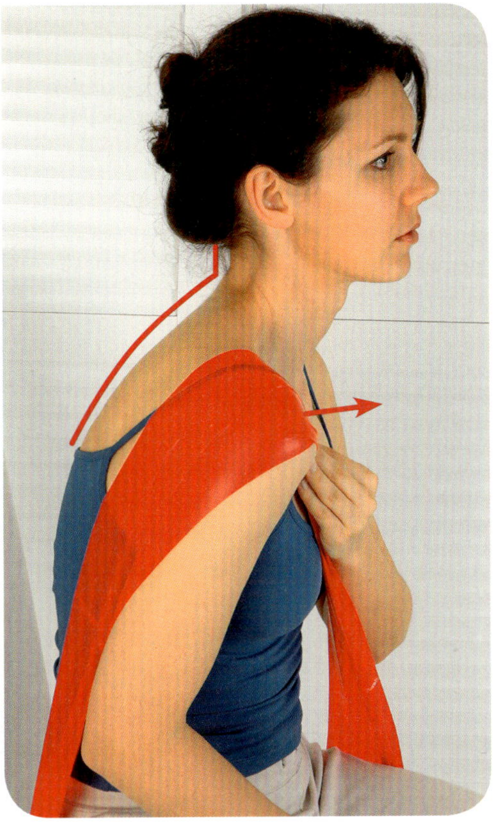

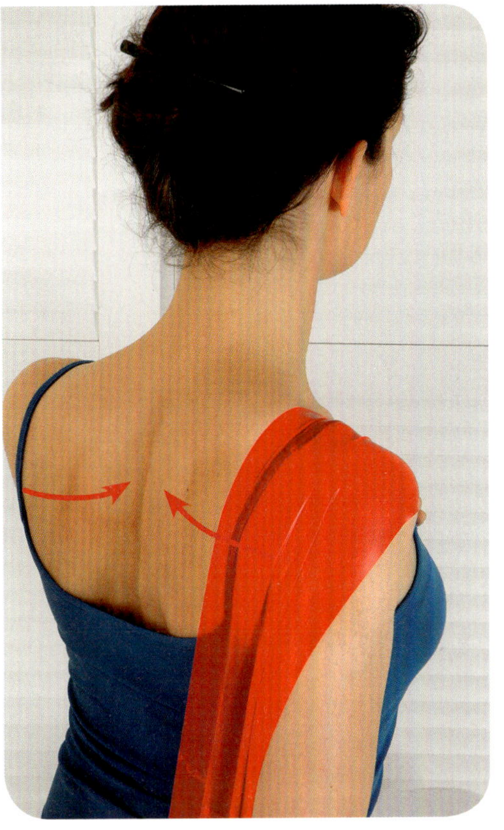

Doppelfehler. Links: Die Brustwirbelsäule macht mit, der Rundrücken nimmt zu, die Schultern werden nach vorn gezogen. Rechts: Zu viel Spannung nach hinten. Die Rückenmuskulatur verkrampft sich und zieht die Schulterblätter gegeneinander.

subtile Loslassen der Schulterblätter nach hinten-unten-außen. Wir nennen diese Bewegung die Außenspirale des Schulterblattes. In dieser Position liegt das Schulterblatt genau richtig, mit bestmöglichem Kontakt, der kleine Brustmuskel besitzt die optimale Länge und Entspannung.

Kontrolle. Achten Sie darauf, dass Schultern und Schulterblätter arbeiten, nicht Ihre Brustwirbelsäule: Sonst gibt es einen Rundrücken, und das Schulterblatt rutscht automatisch nach vorn oben. Die Brustwirbelsäule bleibt schön aufgerichtet und ruhig! Die Bewegung kommt nur aus der Schulter. Zweiter Fehler: Ziehen Sie auf der – 3-Stufe nicht die Schulterblätter zusammen, das wäre hinten-unten-innen und ganz unerwünscht. Position – 3 ist bestmögliche Entspannung nach hinten in die Breite, die ersehnte Außenspirale des Schulterblattes als Gegenstück zur Innenspirale nach vorn-oben-innen auf Position + 3. Führen Sie die Spiralbewegung gleichmäßig aus.

Dosierung. 5–10 Minuten täglich.

Variante. Habe Sie sich erst einmal an die Bewegungsabläufe gewöhnt, beginnen Sie mehr und mehr, gleitende Bewegungen zu machen. Von der Wendeltreppe zur Wendelrutsche. Bis es läuft wie geschmiert!

Blitzübung. Entspannen Sie mehrmals am Tag Ihre Schultern nach hinten-unten-außen – im Büro, im Bus, im Auto, beim Kochen.

Übung Serratusstütze: Verschraubte Stabilität

Ziel. Kräftigung der Schultergürtelmuskulatur. Exakt gesagt des Quartetts Brustmuskel, (Seite 66) Trapezius, Serratus und Latissimus dorsi. Diese Kraft ist unentbehrlich für die Stabilisierung des Schulterblattes auf der Außenspirale.

Start. Seit-Liegesitz auf einer Matte. Setzen Sie sich auf die rechte Gesäßhälfte, halb zur Seite liegend, halb sitzend. Das rechte Bein ist lang ausgestreckt, das linke in Hüfte und Knie gebeugt, der linke Fuß steht vor dem rechten Knie. Die Wirbelsäule ist lang und gerade, der rechte Arm stützt auf dem Boden auf. Der Oberarm ist dabei leicht nach außen gedreht.

Aktion. Stützen Sie sich auf dem gestreckten rechten Arm ab und heben Sie dabei die rechte Hüfte kräftig vom Boden ab, bis rechtes Bein und Rumpf eine perfekte Gerade bilden – von der Ferse bis zum Scheitel. Geben Sie Ihrem Schultergürtel maximale Breite. Verlängern Sie die Distanz zwischen Schulter und Ohr. Die Schulter soll breit bleiben und tief stehen. Strecken Sie nun zusätzlich den linken Arm zur Decke und den rechten Arm stabil »in den Boden«. So werden speziell die sägezahnartig gezackten Rückenmuskeln des Serratus aktiviert und gekräftigt.

Kontrolle. Die Wirbelsäule bleibt lang und gerade, Ihr Rumpf so ruhig wie möglich, die oberen Rippen nach vorn oben, die hinteren nach hinten unten, mit größtmöglicher Ausdehnung des Brustkorbes. Vorsicht: Ihre Schulter darf nicht nach vorn oben Richtung Ohr rutschen, wahrscheinlich möchte sie das. Achten Sie darauf, dass die Schultern tief und breit bleiben. Zweiter häufiger Fehler: Der Rumpf hängt nach unten durch, die Hüfte sinkt ab. Sie hängen wie ein schlaffer Bogen durch. Gewünscht ist eher die pfeilgerade Position. Versuchen Sie, im ganzen Körper ganz gerade nach vorn orientiert zu bleiben. Bleiben Sie zudem noch ruhig: Etwas viel verlangt, aber mit der kräftigenden Wirkung der Übung werden Sie das bald schaffen!

Dosierung. Position 5–10 Sekunden halten, 5 Wiederholungen pro Schulterseite.

Variante. Sollte die Übung zu anstrengend sein und die Position zu wackelig, beginnen Sie Ihr Training mit der einfacheren Position: Ausgangsstellung mit Abstützung auf Unterarm und Ellenbogen. Das braucht weniger Kraft und ist stabiler.

Blitzübung. Beim Abstützen am Geländer, Wegschieben eines schweren Gegenstandes oder beim entspannten Halten des Lenkrades im Auto integrieren Sie das Gefühl gesenkter, breiter und stabiler Schultern.

Stütze.
Oben: Ausgangsposition im seitlichen Liegesitz.

Unten: Zielposition mit aktiver, verschraubter Stützfunktion in der Schulter und ganz parallel durchgezogener Ganzkörperposition.

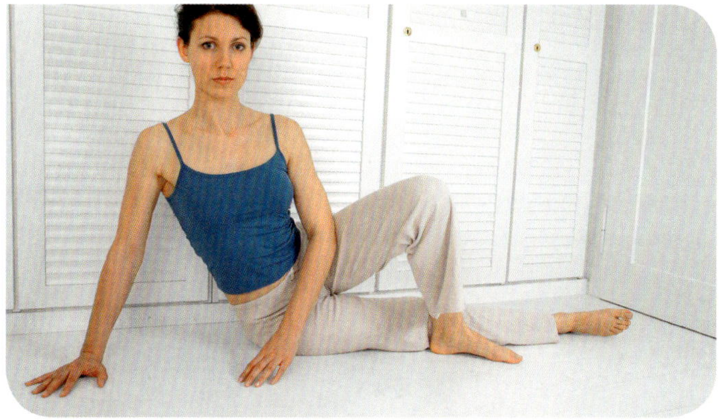

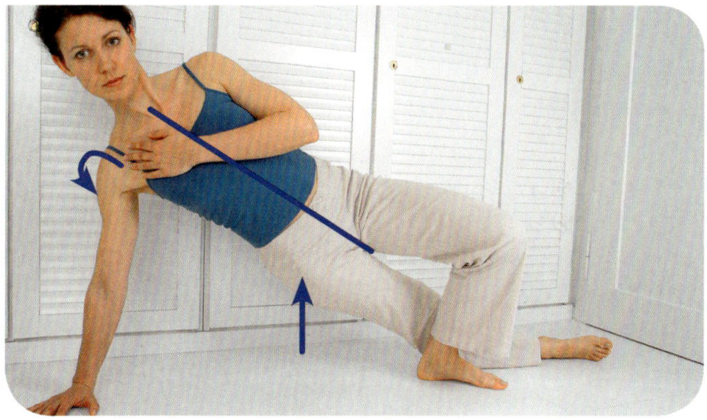

Kraftlos.
Oben: Die Schulter rutscht hoch. Mehr Krafteinsatz nach unten löst das Problem.

Unten: Beim Durchhänger gibt es keine diagonale Streckung im Körper, die Hüfte sinkt ab. Wenn die Kraft mangelt, weichen Sie wieder auf die Unterarm-Ellenbogen-Stütze aus.

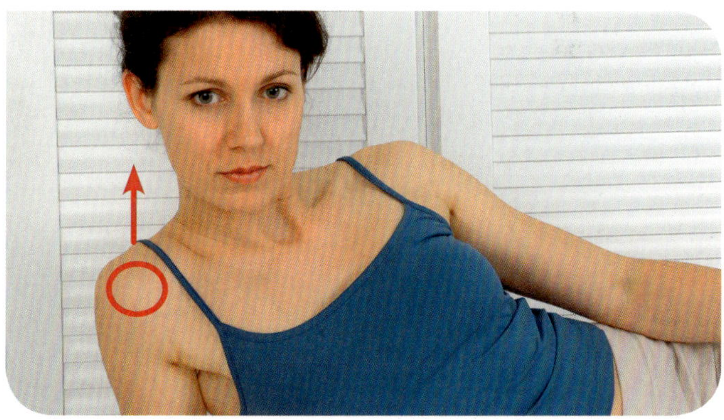

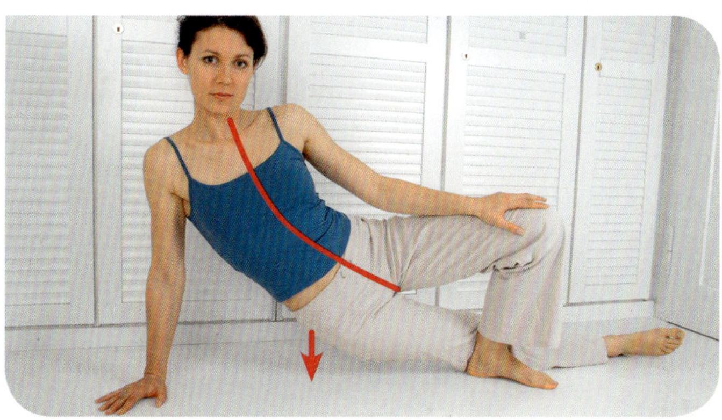

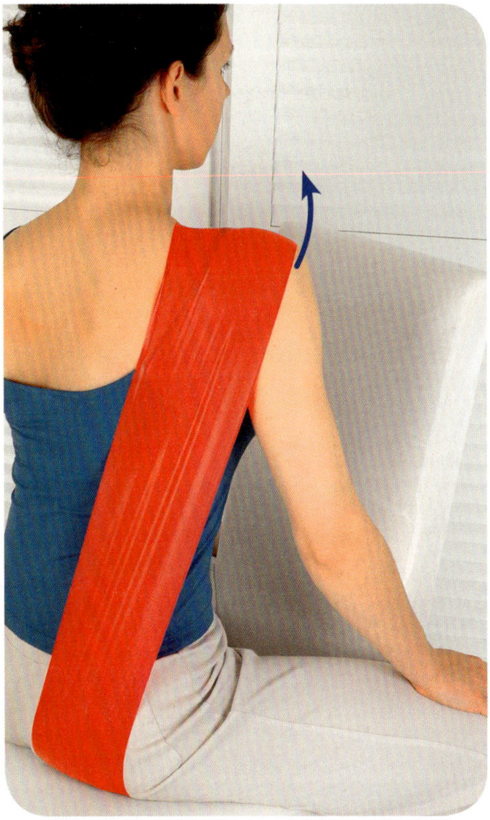
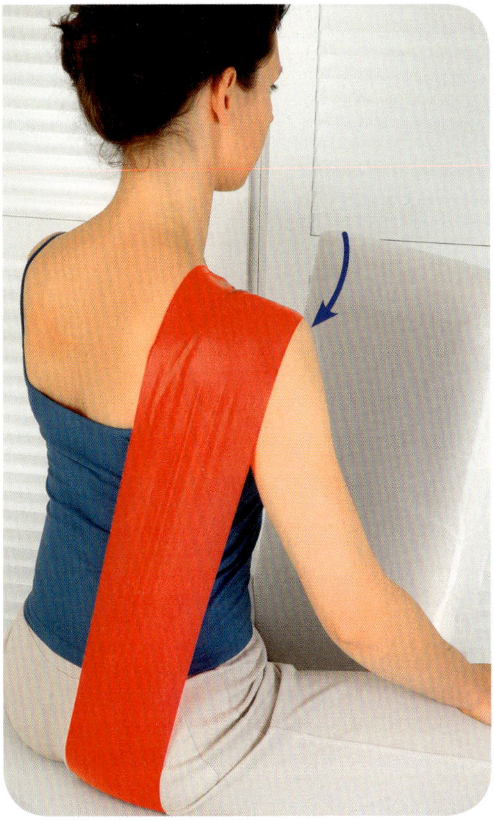

Atemrhythmus. Links: Ausgangsposition beim Einatmen – Schultern etwas hochgezogen und vorverlagert. Rechts: Zielposition nach dem Ausatmen – das Schulter-V.

Übung Schulter-V: In Zeitlupe zum Ziel

Ziel. Entspannung der Schultern in die natürliche Breite; bewusstes, bremsendes Loslassen.

Start. Setzen Sie sich auf einen Hocker und schlingen Sie das Theraband wie abgebildet: linke Gesäßhälfte auf dem leicht zusammengerollten Band. Ziehen Sie das freie Ende diagonal über Bauch und Brustkorb nach oben über die rechte Schulter wie einen Sicherheitsgurt. Danach über die Schulter und gerade nach unten unter der rechten Gesäßhälfte fixieren. Das Band sollte gleichmäßig straff gespannt sein und den Schulter-Oberarm-Übergang förmlich einpacken.

Aktion. Stellen Sie sich die Spiralbewegung aus der Übung »Wendeltreppe« (Seite 70) vor. Heben Sie jetzt das Schulterblatt gegen den Zug des Bandes nach vorn-oben-innen Richtung Nase. Lassen Sie das Schulterblatt ganz langsam, bremsend und nachgebend nach hinten-unten-außen sinken. Der Zug des Bandes gibt Ihnen die Richtung an, geben Sie langsam im Zeitlupentempo nach. Durch diese Außenspiralbewegung

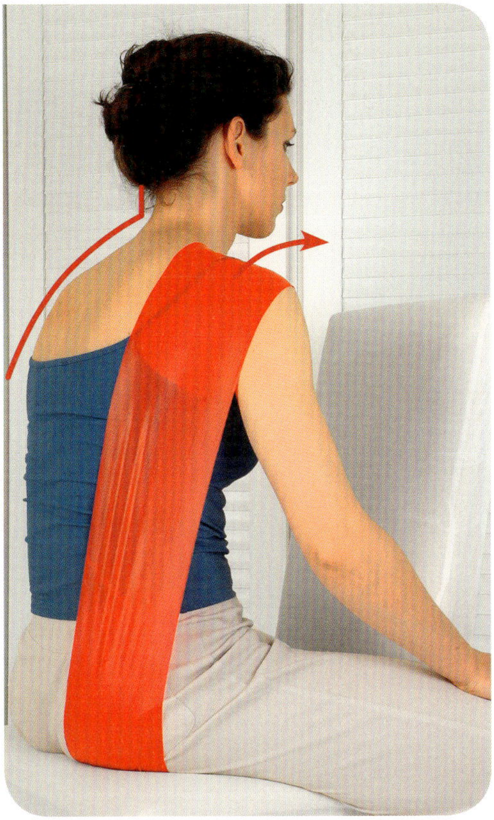

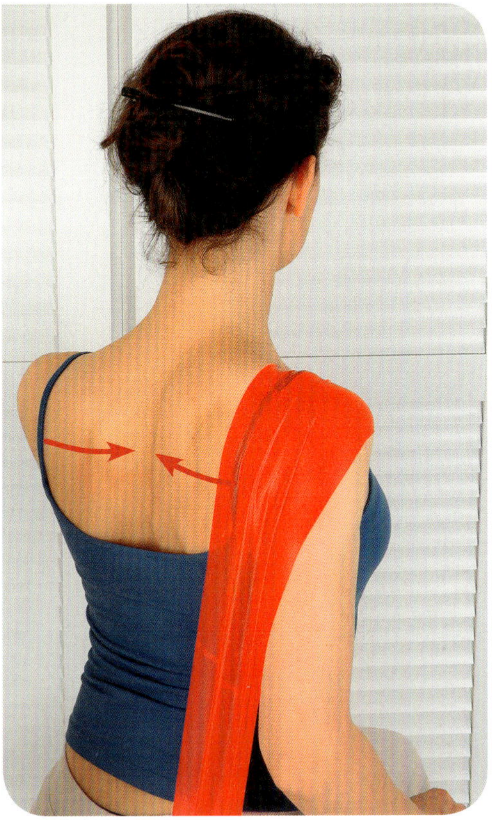

Ausweichmanöver. Links: Kein Rundrücken. Rechts: Achtung, hinfühlen, nicht mit der Rückenmuskulatur krampfen, sondern die Schulter frei in die Breite arbeiten lassen. Sie kann's!

des Schulterblattes lernen Sie, den kleinen Brustmuskel (Seite 66) loszulassen und die Schultern in kraftvoller Breite zu entspannen.

Kontrolle. Lassen Sie auch hier Ihre Schultern arbeiten, nicht Ihre Brustwirbelsäule. Der Brustkorb bleibt ruhig und stabil aufgerichtet. Kein Rundrücken. Das Loslassen sollte mit der Zeit nicht mehr ruckartig erfolgen, sondern langsam gleitend, bewusst und gleichmäßig. Wie bei der Wendeltreppe: Nicht die Schultern zusammenziehen. Das können Sie in der Regel nur allzu gut! Entspannen nach außen unten ist angesagt. Lassen Sie alle Bewegung aus dem Schultergelenk fließen, und genießen Sie die maximale Weite Ihrer Schultern.

Dosierung. 5 Minuten täglich pro Seite.

Blitzübung. Beim Händeschütteln, Autofahren, Brotschneiden, Türaufschließen usw. Schultern vorerst nach hinten-unten-außen in die Weite entspannen und so aus der Stabilität handeln. Kraft ohne Anstrengung!

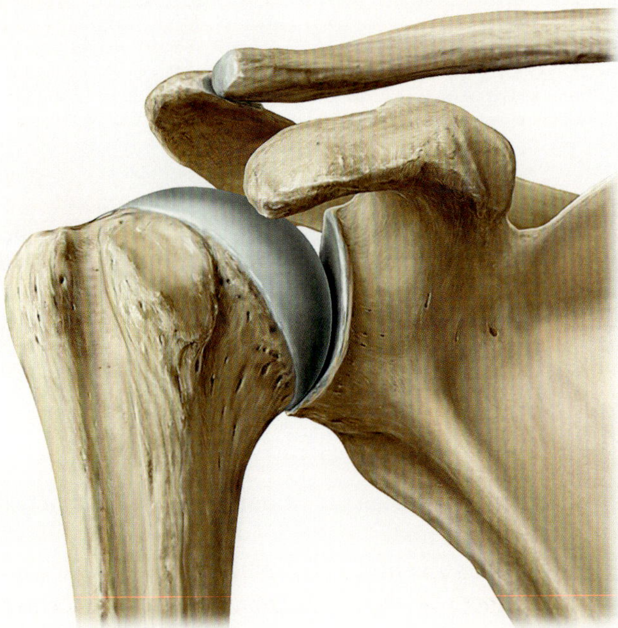

Das Schultergelenk

Kugelgelenk – Lassen Sie es rund laufen. Das Schultergelenk ist eine anatomische Meisterleistung und überaus beweglich. Es gibt aber auch einige Risiken und unangenehme Nebenwirkungen.

Das Schultergelenk ist ein dreidimensionales Kugelgelenk. Seine Bewegungsvielfalt ist seine Stärke und seine Schwäche zugleich. Es ist anfällig für ungünstige Abläufe: Viele Menschen bewegen nicht das Schultergelenk, sondern gleich die ganze Schulter. Das bedeutet, zu wenig Bewegung im Gelenk selbst – und was rastet, rostet bekanntlich.

Ein weiterer Knackpunkt der Schulter ist die Gelenkzentrierung. Fehlt die Zentrierung des Gelenkkopfs in seiner Gelenkpfanne, läuft es nicht mehr rund, die Bewegung beginnt zu eiern, Abnutzungen sind programmiert und die Kraftübertragung wird ineffizient. Für das Schultergelenk gilt dasselbe wie für ein Wagenrad. Die Achse muss mitten durch das Rad laufen, genau durchs Zentrum. Sämtliche Bänder, Sehnen und Muskeln, die mit dem Kugelgelenk der Schulter in Verbindung stehen, bekommen dies zu spüren. Dem kleinen Brustmuskel sind wir in Teil eins zur Genüge zu Leibe gerückt. In Teil zwei rücken andere Muskeln ins Zentrum. Aufmerksamkeit, Wissen und Geduld verhelfen den Schultergelenken zu reibungslosen und runden Bewegungsabläufen. Sie sind der Dirigent, der Körper ist Ihr Orchester.

Anatomie

Gelenkpfanne: Klein, fein und etwas anfällig für Engpässe

Im Gegensatz zum Hüftgelenk mit massiver, voll ausgebildeter knöcherner Pfanne ist bei der Schulter die knöcherne Gelenkpfanne nur andeutungsweise vorhanden. Das Schultergelenk ist ein klassisches muskelgesichertes Gelenk in Leichtbauweise. Das ermöglicht Leichtigkeit und Vielfalt in der Bewegung. Die Spezialisierung hat ihren Preis: Das Schultergelenk ist anfällig für Verletzungen, Muskel-Dysbalance und chronische Fehlbelastung. Oben am Pfannenrand liegt der Ursprung des Bizepsmuskels.

Gelenkkugel: Das ausgeklügelte Verkehrsleitsystem

Der Gelenkpartner der Pfanne ist der Kopf des Oberarmknochens. Er wird in der Folge Humeruskopf genannt, Humerus heißt Oberarm. Er besteht aus Schaft, Hals und Kugelkopf. Der Kugelkopf ist – entscheidend und meist unbekannt – nach hinten orientiert. Direkt neben dem Kugelkopf finden sich ein größerer und ein kleinerer Höcker in Form und Größe einer Aprikose mit Längsfurche. Diese Furche zwischen den beiden Höckern ist Leitkanal für die Bizepssehne. Der Bizepsmuskel ist entscheidend für fast alle Handlungen des Menschen. Er ist verantwortlich für alle Beugebewegungen im Ellenbogen. Klettern, Autofahren oder Violine spielen – ohne den Bizeps (Seite 78) geht gar nichts. Die vielleicht archaischste Armbewegung des Menschen geht ebenfalls auf sein Konto: von der Hand in den Mund.

Bizeps: Aktivieren Sie seine Stärke und Klugheit

Der Bizeps verläuft vom Oberrand der Schultergelenkpfanne über den Gelenkkopf durch die »Aprikosen-Fuge« hindurch zum Ellbogen und setzt an der Speiche, dem dünneren der beiden Unterarmknochen, an. Dabei umschlingt der Muskel den Knochen spiralig. Die archaische Bewegung der Hand zum Mund ist keine einfache Scharnierbewegung »auf-ab«, wie sie nur allzu oft trainiert wird. Vielmehr entspricht sie einer komplexen dreidimensionalen Dreh-Beuge-Bewegung. Durch den Verlauf der Bizepssehne durch ihre Führungsrinne am Gelenkkopf des Oberarms koordiniert sich die Bewegung »Hand-zum-Mund« wie von selbst. Der Gelenkkopf wird nach hinten-unten-außen in die Gelenkpfanne geschraubt. Genial, denn so bleibt das Gelenk zentriert! Nachteil: Durch Fehlhaltung wirkt das System dezentriert. Die Gelenkkugel rollt während der Bewegung nach vorn oben und klemmt die Sehnen zwischen Gelenkkopf und Schulterhöhe ein: ein schmerzhafter Beschwerdeklassiker.

Rotatoren: Ein Netzwerk für Kraft und Sicherheit

Die Rotatorenmanschette besteht aus Sehnen und Muskeln. Sie dient der Sicherung des Schultergelenks, das sie kräftig umhüllt. Die Muskelmanschette hält und sichert den Oberarmkopf in der Gelenkpfanne. Gleichzeitig dient die Rotatorenmanschette der Kraftübertragung von Rumpf zu Arm. Drei Hauptmuskeln übernehmen die Regie: Oben der Supraspinatus, er senkt den Gelenkkopf zusammen mit der Bizepssehne. Vorn der Subscapularis und hinten der Infraspinatus. Lassen Sie sich durch all den »Spinat« nicht verwirren: Der Name kommt von Spina, dem Stachel, und bezeichnet den langen schmalen Knochengrat zwischen den Muskeln.

Schultergelenk. Das Kugelgelenk besteht aus Pfanne (1) und Kugelkopf (2); es funktioniert physio-logisch: Steigt der Arm vorn hoch (rechts), senkt sich der Gelenkkopf nach hinten-unten. Das Leichtbausystem ist auf korrekte Platzierung besonders angewiesen.

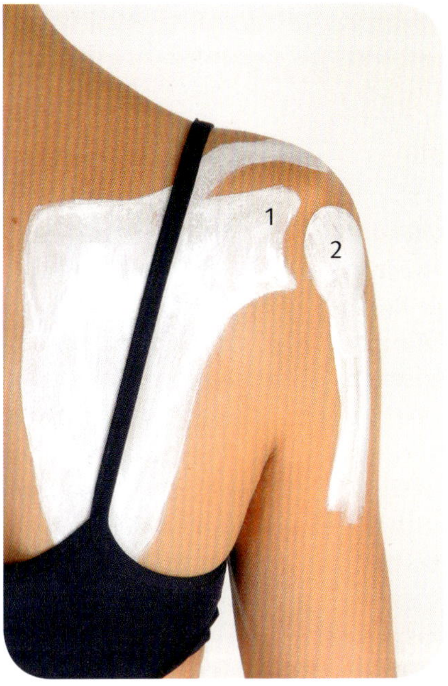

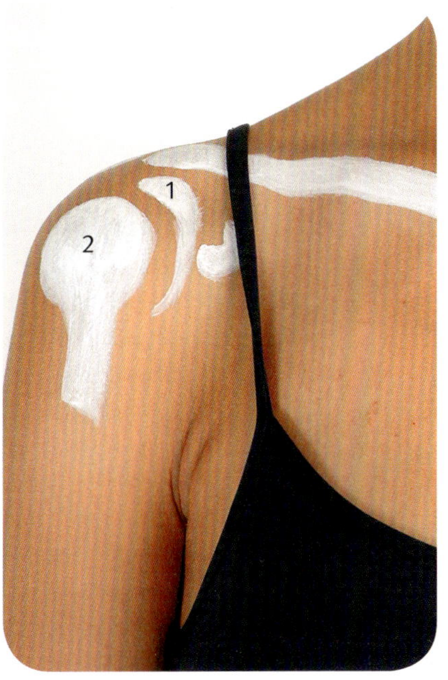

Krafthülle. Die Rotatorenmanschette umhüllt das Schultergelenk für die Kraftübertragung von Rumpf zu Arm und Hand.

Links: Der Bizeps (1) mit seinen zwei markanten Ansätzen am Schulterblatt.

Rechts: Auf der Rückseite sind Supraspinatus (2) und Infraspinatus (3).

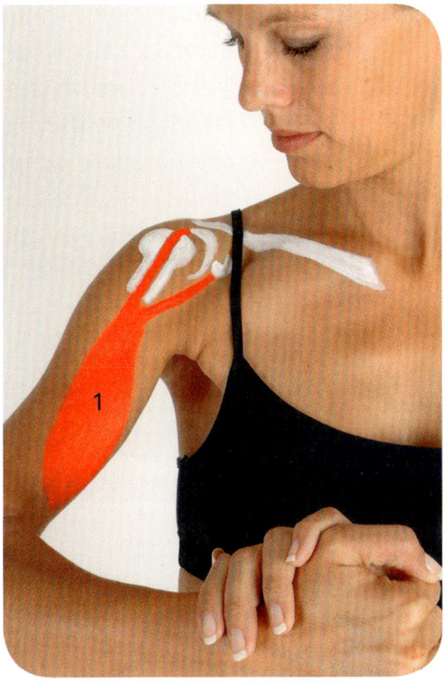

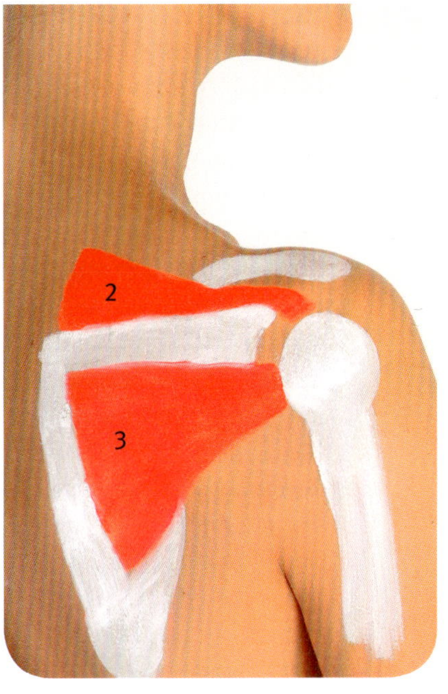

Probleme

Fehlstellungen: Von der Angewohnheit zu Spätfolgen

Das chronisch halb nach vorn ausgekugelte Gelenk bleibt vorerst ohne Beschwerden. Doch die Fehlstellung schränkt die Beweglichkeit langsam, aber sicher ein. Die Gelenkkapsel passt sich der chronischen Fehlhaltung an und wird strukturell fixiert, bis es nicht mehr möglich ist, die Schulter nach hinten-unten-außen zu führen. Die Gelenkkugel kann nicht mehr zentriert werden. Bei jeder Armbewegung kugelt das Gelenk zwangsläufig nach vorn oben aus. Die Bewegung wird mit der Schulter geführt, nicht im Gelenk. Die ungenutzte, geschrumpfte Gelenkkapsel beginnt auf der hinteren Seite weiter zu schrumpfen und wird vorn noch mehr überdehnt. Es entsteht ein Teufelskreis: Die Dezentrierung verstärkt die Fehlbelastung und umgekehrt. Die nächste Station heißt meist Sehneneinklemmung beim Hochheben des Armes. Die chronisch mechanische Irritation – das sogenannte Impingement der Schulter – führt mit der Zeit zu Verkalkungen der Sehnen. Reißt die derart zermürbte Sehne, spricht man von der Rotatorenmanschetten-Ruptur. Schließlich ist beim halb ausgekugelten Schultergelenk bei plötzlicher Krafteinwirkung die Verletzungsgefahr erheblich höher. Das Schultergelenk kann seine Schutzfunktion nicht mehr optimal wahrnehmen, die muskuläre Stabilisierung ist unvollständig und einseitig. Eine Korrektur der Fehlbelastung ist meistens möglich! Sogar abgelagerter Kalk kann sich wieder zurückbilden, wenn die Ursache behoben wird und neue, intelligente Bewegung die schädlichen Bewegungsmuster ersetzt.

Schultersteife: Die »gefrorene« Schulter klingt so übel, wie sie schmerzt

Bewegungsmangel ist eine »Gesellschaftskrankheit« und auch in Zusammenhang mit der Schulter ein Problem: Ewiges Sitzen, wenig Belastung der Arme und wenig Armbewegungen über dem Kopf lassen die ursprüngliche Bewegungsvielfalt verarmen. Beweglichkeit wird vorerst vergessen. So geht sie langsam, aber sicher verloren und mit ihr die Körperintelligenz. Dies gilt für das gesamte Bewegungssystem. Die Schulter ist dabei besonders anfällig. Der Sonderfall Frozen Shoulder gehört zu den einschneidenden Problemen der Schulter. Bei dieser Schultersteife handelt es sich um eine akute Entzündung des Schultergelenks. Die genaue Ursache ist immer noch unbekannt. Zuerst stehen starke Schmerzen im Vordergrund, dann die Unbeweglichkeit. Das Ganze dauert Monate, heilt in der Regel jedoch vollständig aus. Trotz Schmerzen wird sanftes, aktivierendes Bewegen des Schultergelenks empfohlen. Bewegen – aber bitte richtig: Inzwischen sind Sie ein halber Experte in Sachen Schultertheorie geworden. Die Übungen für die Zentrierung des Schultergelenks machen Sie folgend zum Praktiker!

Ungleichgewicht. Links: Nach vorn gezogene Schultern durch verkürzte Brustmuskeln. Gleichzeitig ist der Gelenkkopf nach vorn halb ausgekugelt, die Gelenkkapsel überdehnt.

Rechts: Das Impingement (schwarz) entsteht durch Engpass und mechanische Irritationen. Die Sehne (1) wird zwischen Schultereck (2) und Humeruskopf (3) eingeklemmt und kann reißen.

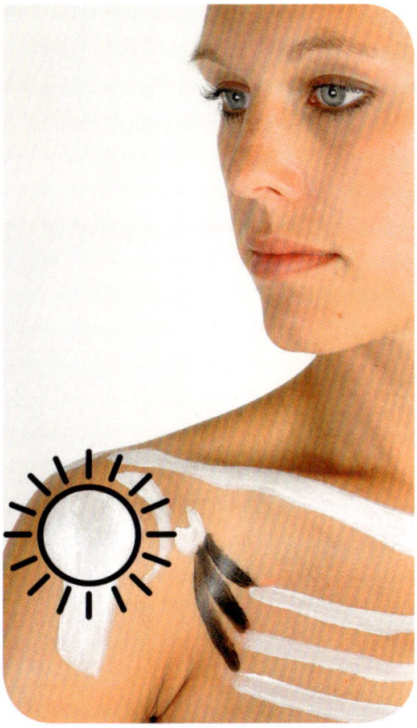

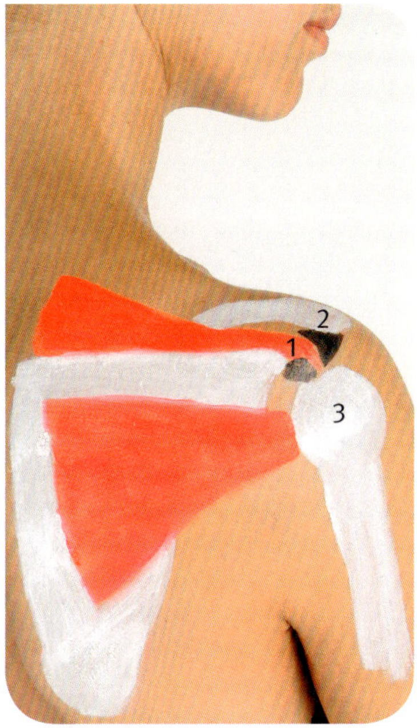

Frozen Shoulder. Akute Schmerzen und minimale Beweglichkeit kennzeichnen die Schultersteife, Frozen Shoulder genannt. Einziger Trost: Es dauert zwar oft Monate, die Schmerzen gehen aber vorbei, und die Beweglichkeit kehrt zurück.

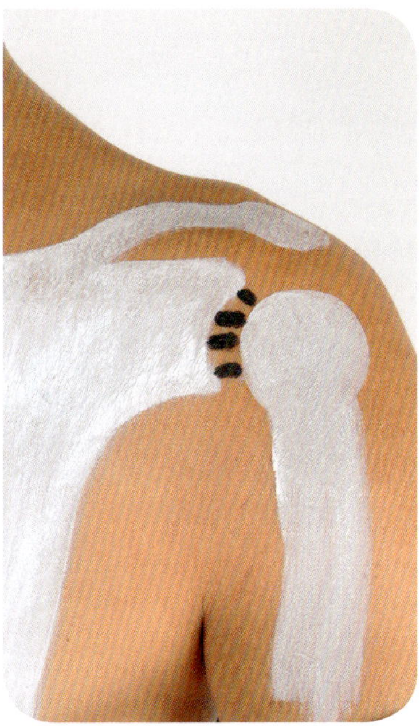

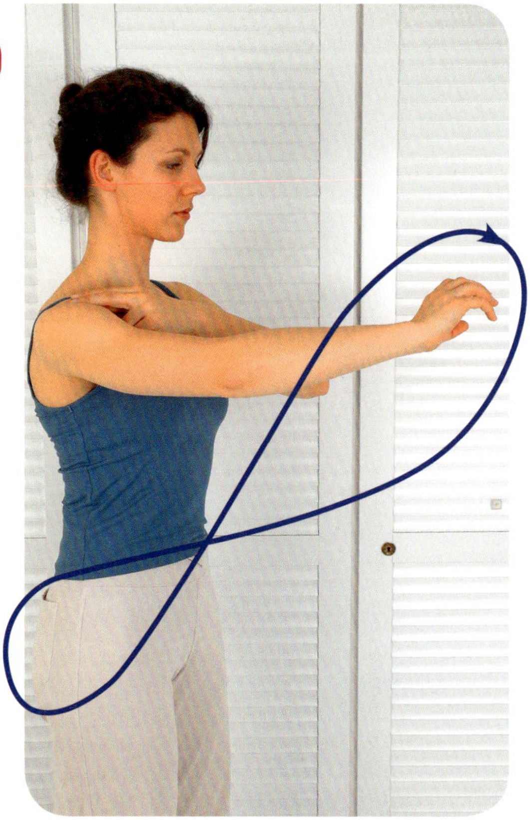

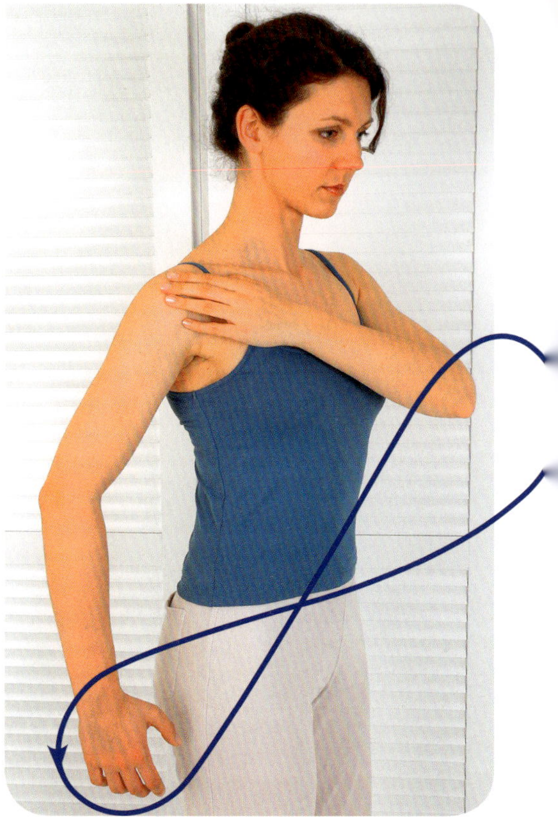

Dreidimensional. Bei der Achterbewegung in der Schulter bleibt das Schulterblatt ortsstabil, nur der Arm bewegt sich. Links: Vorderer Wendepunkt vorn-oben-innen. Rechts: Hinterer Wendepunkt hinten-unten-außen auf stabiler Position.

Übung Schulterachter: Entdecken Sie die Weite!

Ziel. Erlernen der Achterbewegung als gezielte Beweglichkeitsförderung im Schultergelenk. Die volle Mobilisation des Gelenks.

Start. Stellen Sie sich bequem hin mit entspannt hängendem rechtem Arm und aufrechter Wirbelsäule. Die linke Hand fasst von vorn oben an das rechte Schulterblatteck und stabilisiert dieses sanft nach hinten-unten-außen: Die folgende Bewegung soll isoliert im Schultergelenk stattfinden können. Im Klartext: Der rechte Arm bewegt sich, das Schulterblatt unter Ihren Fingerspitzen bleibt ruhig an Ort und Stelle.

Aktion. Stellen Sie sich einen Pinsel in Verlängerung Ihres rechten Armes vor, malen Sie in Gedanken eine längliche Achterschlaufe rechts neben sich über den Boden, wannenförmig, also vorn und hinten etwas höher als in der Mitte, wo sich die Achterschlaufen kreuzen. Beginnen Sie nach vorn innen, der Handrücken führt den Arm nach vorn. Drehen Sie am Wendepunkt den Arm ganz nach außen, die Handfläche weist jetzt nach vorn oben. Den Bogen weiterziehend, geht die Bewegung nun langsam nach hinten innen. Der ganze Arm dreht am Wendepunkt zurück nach innen. Dadurch entsteht eine kleine Gegenschlaufe. Der Achter wäre somit fertig »gemalt«. Die Achterbewegung beginnt von Neuem mit einer großen

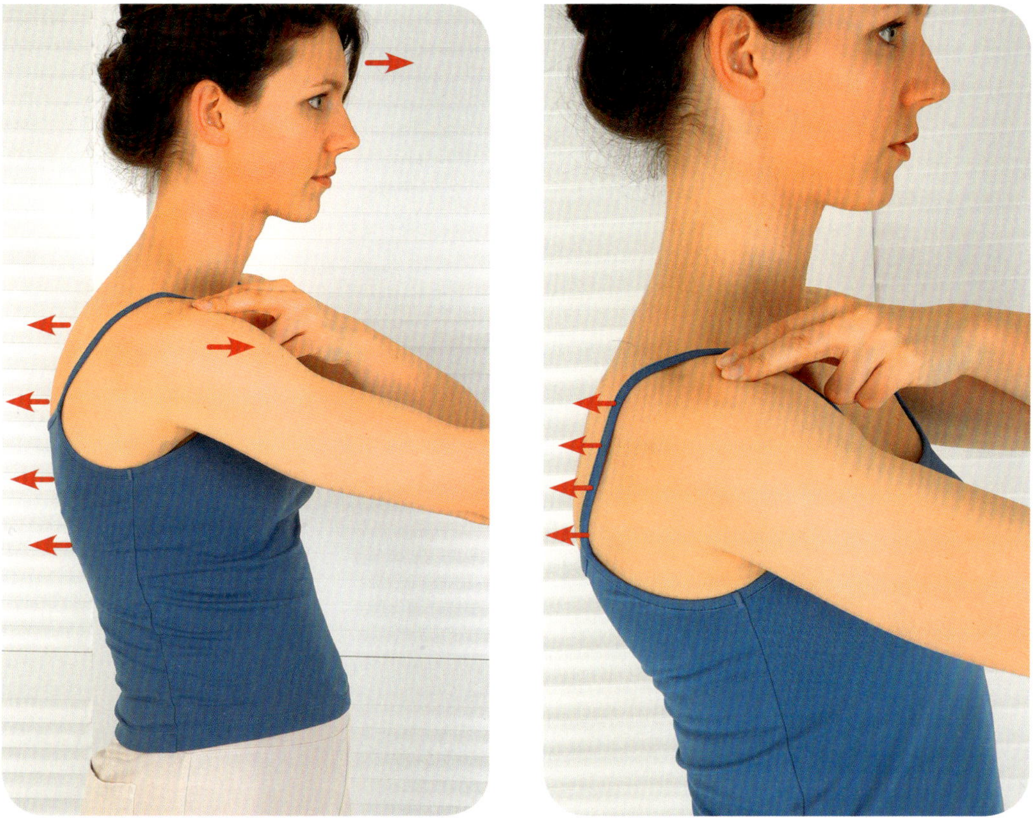

Vermeiden. Links: Die Schulter ist nach vorn und hochgezogen, ein Rundrücken entsteht. Rechts: Verspannung statt Entspannung nach hinten-unten-außen, das Schulterblatt wird durch Muskelzug wie ein Flügel vom Rücken abgespreizt.

Schlaufe, zuerst nach vorn innen übergehend nach vorn außen, dann kleine Gegenschlaufe nach hinten innen, übergehend nach hinten außen und so weiter.

Kontrolle. Achten Sie darauf, die Bewegung gezielt im Schultergelenk zu lokalisieren. Hier bewegt sich nur der Oberarmkopf in seiner Pfanne. Wahrscheinlich ist die Vorstellung ungewohnt: Meist bewegt sich der ganze Schultergürtel mit. Diesmal nicht: Er bleibt ruhig und ortsstabil. Schöne kugelig runde Schlaufen sind das Ziel. Achten Sie auf fließende Bewegung, anfangs nicht zu groß; später können Sie aus dem Vollen schöpfen: Denken Sie an einen Opernsänger, der mit der Hand nach vorn außen seine Arie untermalt. Die Schlaufe nach hinten ist kleiner, damit die Bewegung fließend bleibt und Sie die Schulter stabil halten können, ohne sie nach vorn ziehen zu müssen. Das Schulterblatt bleibt während der ganzen Bewegung hinten-unten-außen.

Dosierung. 3 Minuten täglich pro Seite.

Blitzübung. Finden Sie Ausschnitte dieser Bewegung in Ihrem Alltag: beim Aufräumen, Staubwischen, Wäscheaufhängen, Fensterputzen, Geschirrwegräumen. Verankern Sie Ihr Schulterblatt ganz bewusst hinten-unten-außen, sobald Sie nach vorn greifen. Beim Ausatmen setzen Sie die Schultern mit dem Gefühl von Selbstsicherheit und Stärke nach hinten-unten-außen, der Arm selbst bleibt dreidimensional beweglich.

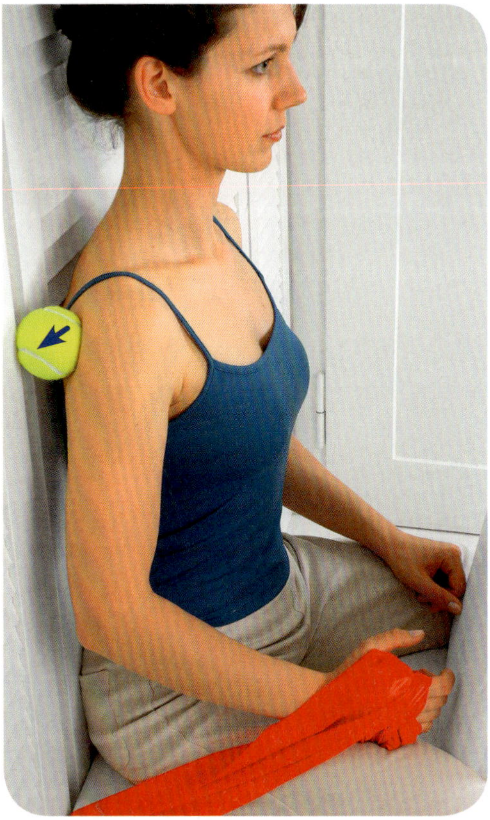

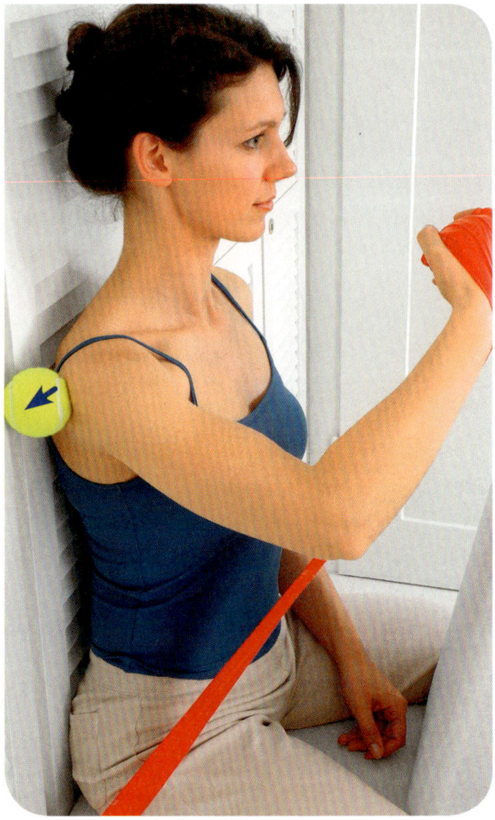

Superstabil. Links: Startposition mit Theraband. Die Schulter drückt den Ball an die Wand mit dem Gefühl von hinten-unten-außen. Rechts: Das Theraband kräftig nach vorn ziehen, ohne die Schulter mitzunehmen. Sie bleibt stabil an Ort und Stelle und mit ihr der Ball.

Übung Kugel-rein: Kraftvoll in neue Bewegungsmuster

Ziel. Kräftigung der gelenkzentrierenden Schultermuskeln (Seite 66). Hinweis: Nicht geeignet für den seltenen Fall der Schulterinstabilität nach hinten!

Start. Setzen Sie sich mit dem Rücken zur Wand auf einen Hocker und befestigen Sie ein Theraband am rechten hinteren Stuhlbein. Nehmen Sie das freie Ende unter leichtem Zug in die rechte Hand und legen Sie diese auf den rechten Oberschenkel. Platzieren Sie einen Tennisball zwischen Wand und Schulter, direkt hinter dem Gelenkkopf, wie abgebildet. Verinnerlichen Sie sich das Bild Ihres Schulterblatts, wie es gerade und ohne zu »flügeln« am Körper aufliegt, die Schulter ist und bleibt auf der Stellung hinten-unten-außen.

Aktion. Drücken Sie den Ball mit dem Schultergelenkkopf sanft gegen die Wand, massieren Sie die Rückseite der Schulter gegen den Ball und entspannen Sie die Muskulatur. Ziehen Sie jetzt das Band mit der rechten Hand nach vorn hoch bis vor das Gesicht, die Handfläche wird dabei zum Gesicht gedreht. Der Oberarmkopf schraubt sich während dieser Bewegung nach hinten

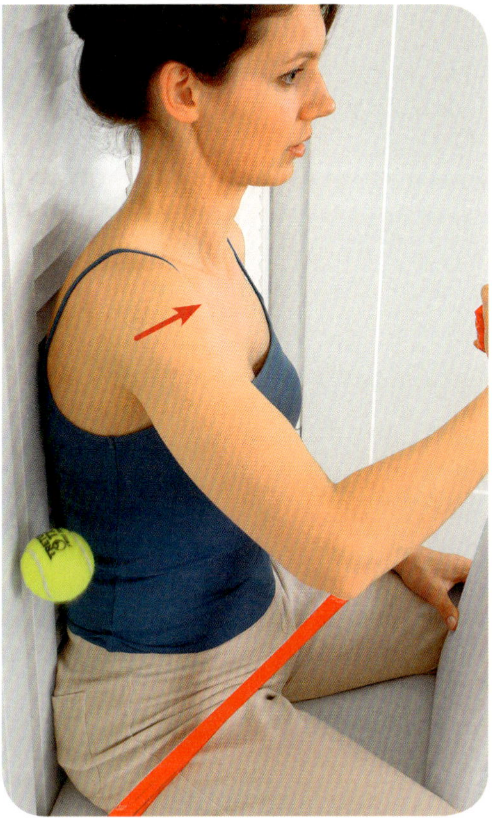

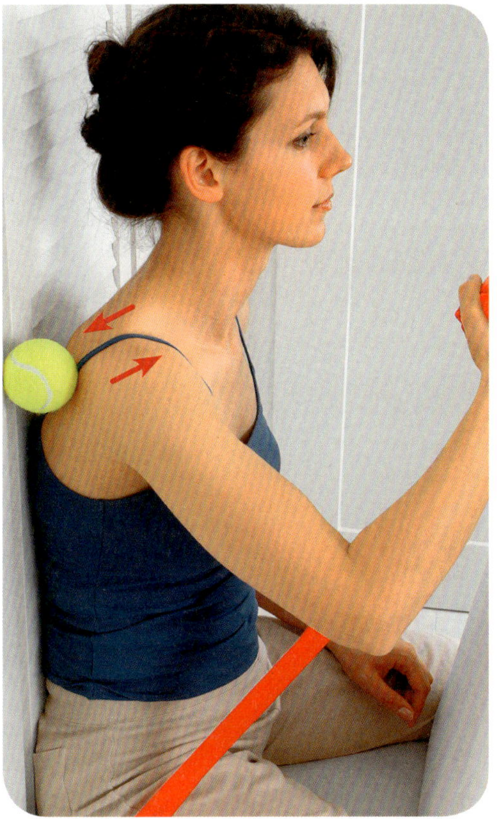

Ballverlust. Links: Die Bewegung nach vorn zieht die Schulter mit. Es gelingt (noch) nicht, Arm nach vorn und Gelenkkopf nach hinten zu führen. Rechts: Schummeln mit nach hinten gedrücktem Rundrücken.

gegen den Ball und gegen die Wand. Lassen Sie anschließend den Arm wieder langsam absinken, zurück in die Ausgangsstellung, bis die Handfläche auf dem Oberschenkel ruht. Der Tennisball darf nicht fallen – oder nur bei den ersten Versuchen.

Kontrolle. Der Ball ist Ihre persönliche Kontrolle für die Gegenbewegung im Schultergelenk. Die Schulter darf während der Bewegung nicht nach vorn oben rutschen, wie es bei vielen Alltagsbewegungen so oft der Fall ist. Der Tennisball darf nicht runterfallen! Auf Tennis-Deutsch – die Schulter bleibt an der Grundlinie, der Arm geht nach vorn ans Netz! Die Wirbelsäule zeigt Stärke und bleibt bei der Übung lang, gerade und aufgerichtet. Versierte Schummler lehnen sich nach hinten und drücken den Ball mit dem verlagerten Körpergewicht an die Wand – die Schulter zieht mit nach vorn. Versuchen Sie, die Bewegung ausschließlich im Gelenk zu bewerkstelligen.

Dosierung. 10 Wiederholungen pro Seite zum Anfang, langsam steigern. Ab 30–40 Wiederholungen ohne Ballverlust haben Sie schon fast Wimbledon-Reife!

Blitzübung. Üben Sie diese zentrierende Gegenbewegung im Schultergelenk ohne Ball und Band im Alltag. Wenn Sie jemandem die Hand zum Gruß hinstrecken – Zentrierung des Humeruskopfes nach hinten-unten-außen.

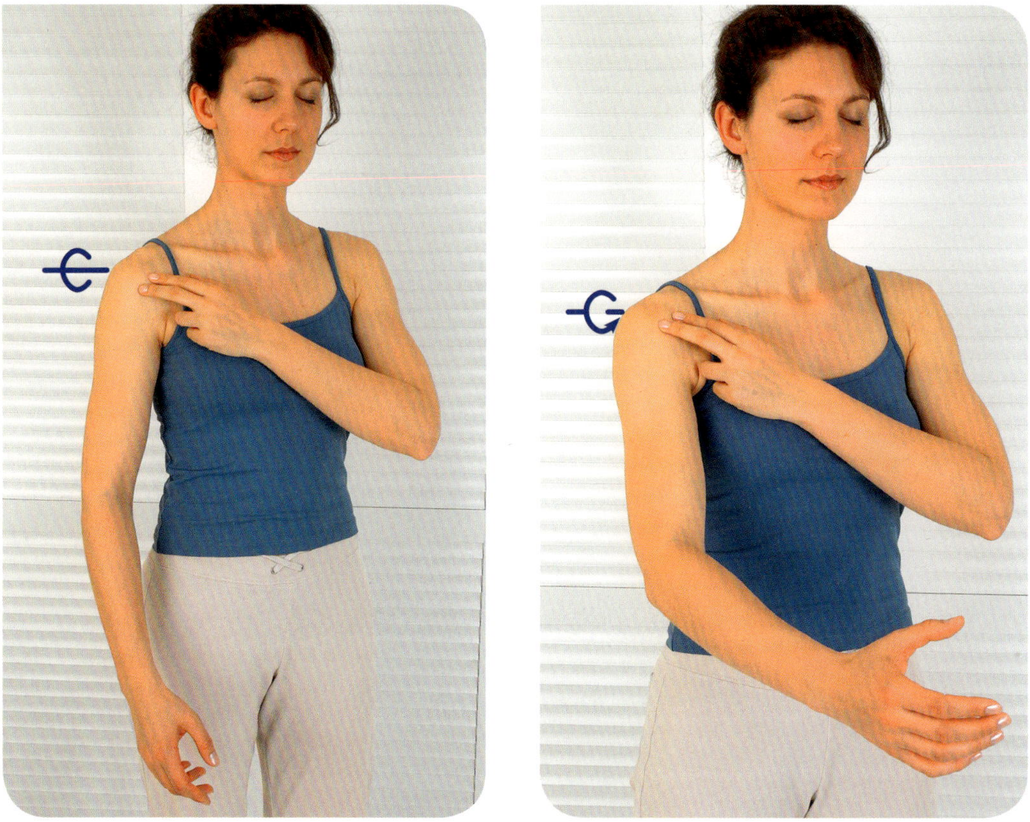

Handreichung. Links: Ausgangsposition mit innerer Wahrnehmung der Drehachse. Sie führt genau durch das Kugelgelenk der Schulter. Rechts: Der Arm hebt sich, die Hand streckt sich nach vorn, die Schulter bleibt stabil verankert.

Übung Marionette: Reichen Sie die Hand, nicht den ganzen Arm!

Ziel. Verankern und Automatisieren der Bewegungskombination Arm nach vorn oben – Schulter nach hinten unten.

Start. Stellen Sie sich hin oder setzen Sie sich auf einen Stuhl ohne Lehne. Denken Sie an eine Marionette: Ihr hölzerner Arm ist mit einem Gewinde seitlich in den Körper geschraubt. Zieht die Marionettenspielerin am Faden, hebt sich vorn der Arm, hinter der Verschraubung dreht der hölzerne Oberarm wie ein Rad nach unten. Lässt der Zug nach, senkt sich der Marionettenarm vorn ab, der hintere Teil dreht zurück in die Ausgangsstellung. Beachten Sie die Drehachse wie im rechten Bild »Handreichung« eingezeichnet.

Aktion. Heben Sie einen Arm ein wenig nach vorn hoch, als möchten Sie jemandem die Hand reichen. Die Schulter sinkt dagegen entspannt nach unten und in die Breite. Der Humeruskopf dreht sich in die Gelenkpfanne, ebenfalls nach hinten unten. Lassen Sie den Arm langsam sinken. Wiederholen Sie die Bewegung mehrmals, jedes Mal ein bisschen höher, bis der Arm in die Horizontale gestreckt ist. Schulter jedes Mal bewusst dagegen nach hinten-unten-außen

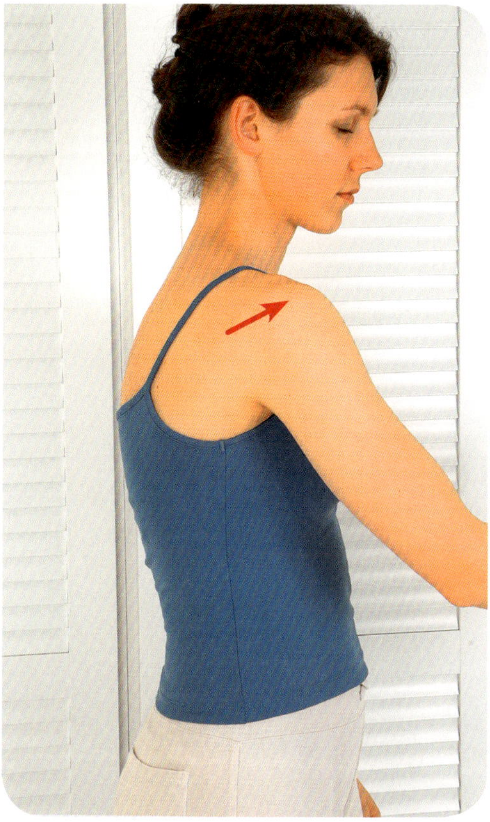

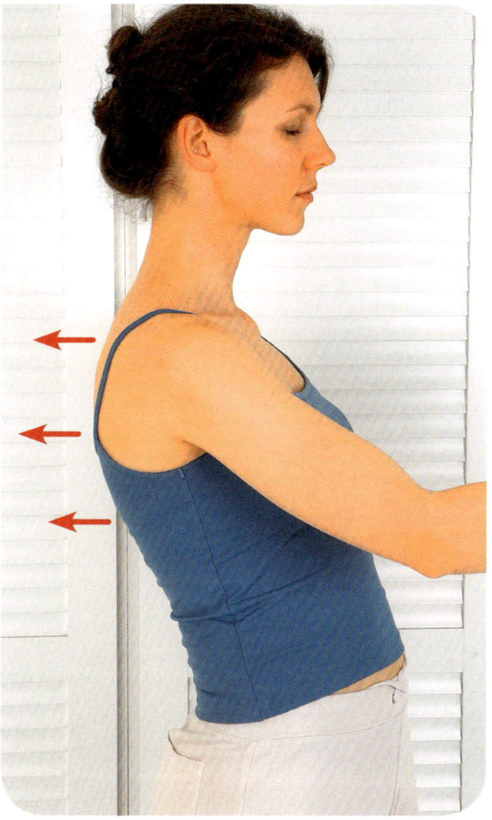

Armreichung. Links: Die Schulter wird mitgezogen. Sie soll zentriert hinten bleiben. Rechts: Ganz falsch gedreht, da die Hebebewegung des Arms mit einer »Hauruck-Bewegung« im Rücken ausgeführt wird, die Rumpfstabilität fehlt.

stabilisieren. So bleibt das Schultergelenk zentriert.

Kontrolle. Drei Punkte gilt es zu berücksichtigen. Erstens: Der Schultergürtel wandert nicht mit nach vorn oben, sondern bewusst in die Gegenrichtung nach hinten unten. Zweitens: Das Schultergelenk bleibt zentriert! Der Oberarmkopf darf im Schultergelenk nicht mit nach vorn oben rutschen. Drittens: Brustkorb und Rumpf bleiben aufgerichtet, beim Anheben der Arme nicht in Rücklage geraten oder mit Rundrücken ausweichen.

Dosierung. 5 Minuten täglich jeden Arm einzeln oder zusammen – synchron oder abwechslungsweise.

Blitzübung. Jedes Mal, wenn Sie jemandem die Hand geben, üben Sie diese Verankerung von Schulter und Arm. Geben Sie bewusst die Hand, nicht den Arm und die ganze Schulter dazu!

Flexibler Brustkorb – Beweglichkeit befreit den Atem

Alltäglicher Bewegungsmangel setzt dem Brustkorb und der Wirbelsäule zu. Entdecken Sie neue Freiheit in der Aufrichtung. Entfalten Sie neue Energie.

Der Brustkorb ist Sitz von Lunge und Herz, zwei lebenswichtigen Organen. Im Gegensatz zum ebenso wichtigen Hirn, das im massiven Schädel geschützt ist, werden Herz und Lunge in Leichtbauweise umhüllt. Der Begriff »Brustkasten« ist völlig verkehrt: Der Brustkorb ist ein biegsames Hightech-Geflecht aus Knochen, Knorpel, Gelenken und verwobenen Muskelschichten. Die Wiederentdeckung seiner elastischen Dynamik steigert das Wohlbefinden, fördert Atem- und Bewegungsfreiheit und löst manches hartnäckige Schmerzproblem in Nacken, Schulter oder im unteren Rückenbereich. Aufrichtung heißt das Zauberwort. Wichtig für Sie: Bleiben Sie sich immer bewusst, dass die Atmung unzertrennlich mit dem Brustkorb verbunden ist. Beim Üben kann es vorkommen, dass Sie aus lauter Sich-Mühe-Geben die Atmung vergessen oder gar anhalten. Mit zunehmender Routine können Sie sich speziell auf die Atmung konzentrieren. Man lernt eine Menge über sich selbst. Wo stockt mir der Atem, wann bleibt mir die Luft weg? Also: Tief durchatmen, und los geht's auf dem Weg zu einem flexiblen, harmonischen Brustkorb!

Vorsicht. Bevor Sie mit den Übungen im Einzelnen beginnen, sollten Sie bitte klären, ob bei Ihnen mögliche Gegenanzeigen bestehen. Falls Sie sich in diesem Punkt nicht sicher sind, suchen Sie einen Arzt Ihres Vertrauens auf und besprechen mit ihm die Frage.Generell gilt Vorsicht bei: Atemnot, Unwohlsein oder Schmerzen sowie bei rheumatischen Entzündungen der Brustwirbelsäule oder des Brustbeins. Die dreidimensionalen Mobilisationen können Grenzstrang-Ganglien übermäßig reizen.

Schmerzen. Auch hier gilt: Im Zweifelsfall den Arzt fragen. Bei richtig ausgeführten Dehnübungen macht sich leichter Zugschmerz in der Dehnposition bemerkbar. Bei gutem Gesundheitszustand darf mit dieser Grenze gespielt werden, solange das Ziehen nicht ruckartig zunimmt, sondern langsam gesteigert wird. Muskelkater am nächsten Tag ist in Ordnung. Aber Vorsicht vor zu viel Ehrgeiz. Medaillen gibt es keine zu gewinnen – nur Gesundheit!

Beweglicher Brustkorb

Der Brustkorb ist eine wahre Schatzkammer. Herz und Lunge sind im Dienste des Lebens ständig in Bewegung. Ein flexibler Korb macht da viel mehr Sinn als ein starrer Kasten.

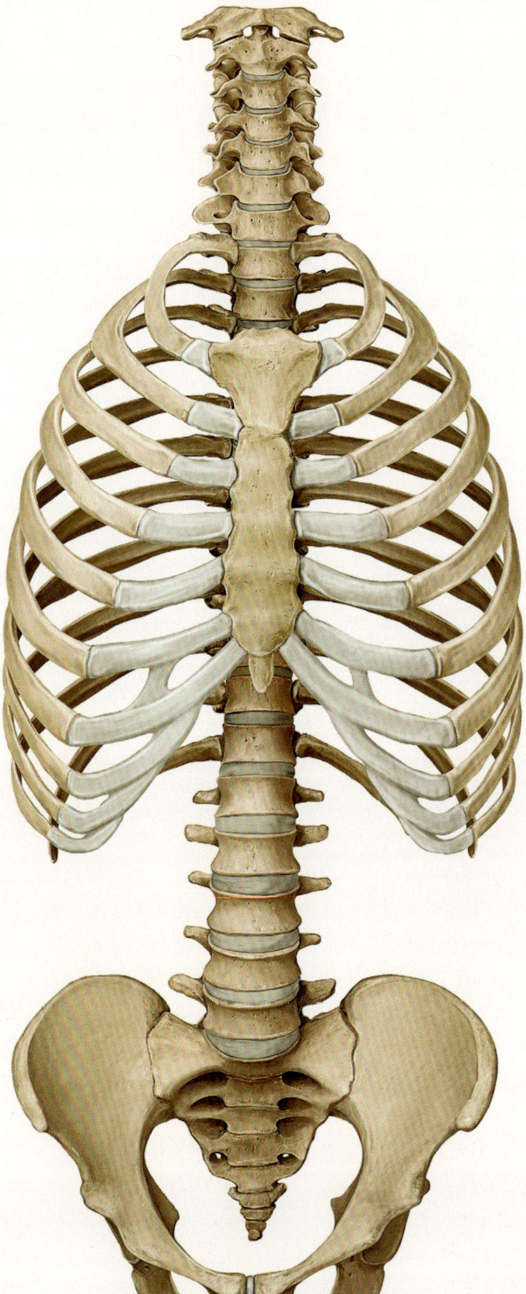

Aufrichtung

Neues Körpergefühl statt alter Zöpfe. Der »normale« Rücken hat eine leichte Doppel-S-Form. Doch Rundrücken und Hohlkreuz gehören heute zu den häufigsten Fehlhaltungen. Wie ist es um Ihre Aufrichtung bestellt?

Das moderne Leben hat nicht mehr viel mit der ursprünglichen »Konstruktionsvorlage Mensch« zu tun. Die Evolution entwickelte einen Nomaden. Täglich 50 Kilometer auf den Beinen, aufgerichtet und unter Anstrengung bedeutete tiefes Atmen und viel Bewegung. Im Gegensatz zum Menschenaffen, dem Passgänger, entwickelte sich der Homo sapiens zum Kreuzgänger. Während der Links-rechts-Bewegung des Beckens beim Gehen schraubt sich der Oberkörper dagegen. Diese Verschraubung ist entscheidend und erfordert drehfreudige Dynamik in der Wirbelsäule, vor allem im Brustbereich.

Vor 6000 Jahren wurden die Menschen zu Sesshaften, durch die rasant technische Entwicklung der letzten 100 Jahre sogar zu »Sesselhaftenden«. Weniger Bewegung, weniger Anstrengung, weniger tiefe Atmung, weniger Muskulatur, auch in den Bereichen Brustkorb und Brustwirbelsäule. Der Rundrücken (Seite 94) ist unter diesen Voraussetzungen schon fast programmiert – wenn nicht gezielt Abhilfe geschaffen wird.

Aufrichtung lautet das Thema: Alle wissen, dass man es tun soll, die wenigsten wissen, wie sie es tun können. Ein Blick auf die Anatomie ist ein echter Augenöffner: Lernen Sie sich selbst kennen!

Anatomie

Brustwirbel: Zum Drehen geschaffen

Die Wirbelsäule besteht aus 24 Wirbeln. Bei genauerem Hinsehen sind sie sehr unterschiedlich: 7 grazile, längliche Halswirbel, 12 Brustwirbel, die wie ein hoher Turm aufeinander passen, und 5 massive, fast dosenförmige Lendenwirbel. Die lange Brustwirbelsäule ist wie geschaffen zum Drehen und Wenden! Vergessen Sie das Bild der schonungsbedürftigen Wirbelsäule. Gewusst wo und wie ist gefragt. Und hier in der Brustwirbelsäule darf gedreht werden. Dafür stehen die Gelenkflächen vertikal, in der Stirnebene, wie die Achse einer Wendeltreppe (Seite 70). Die einzelnen Wirbelkörper können perfekt gegeneinanderdrehen. Zum Vergleich die Lendenwirbelsäule (Seite 143): Die Gelenkflächen stehen in der Pfeilebene. Sie wirken blockierend in der Drehung und schützen das System. Ihre Spezialgebiete sind Beuge- und Streckbewegungen.

Dehnspannung: Zeigen Sie wahre Größe!

Die Aufrichtung der Brustwirbelsäule kann und soll nur in Zusammenhang mit der gesamten Aufrichtung erfolgen. Schließlich bügeln Sie das ganze Hemd, nicht nur einen Teil davon: Die »globale Aufrichtung« der Wirbelsäule funktioniert über die beiden Pole Kopf und Becken. Weg von Hohlkreuz (Seite 146) und Hohlnacken zur geraden Selbstverlängerung der gesamten Wirbelsäule. Mehr zu diesem grundlegenden Thema finden Sie in den Kapiteln »Aufrechter Nacken« (Seite 11) und »Stabiles Kreuz« (Seite 141).

Rippen: Schutzschild für die Lebenspumpe

Die Rippen sind unterschiedlich lange, grazile Bogenknochen, die an der Wirbelsäule in kleine mobile Kugelgelenke münden. Volle Beweglichkeit, die oft verloren geht. Wie viel Luft bei einem tiefen Atemzug eingesaugt werden kann, macht deutlich, wie flexibel der knöcherne Brustkorb sein muss, um den »Lungenballon« mal groß, mal klein zu stabilisieren und zu schützen, ohne einzuengen.

Neben der Atmung kommt alltägliche, verspielte oder sportliche Bewegung dazu. Purzelbaum, Hechtrolle, gestreckter Salto oder tänzerischer Ausdruck: optimale Bewegungsfreiheit, ganz ausgedehnt oder klein zusammengepresst, dazu Luftversorgung nach Maß auch bei Höchstleistung. Da steckt Hightech drin!

Zwerchfell: Das zuverlässige Hintergrundprogramm

Bauch und Brustregion werden durch das Zwerchfell, eine große kuppelförmige Muskelplatte, voneinander getrennt. Im Obergeschoss Herz und Lunge, im Untergeschoss die Verdauungsorgane. Beim Einatmen zieht sich das Zwerchfell zusammen und bewegt sich nach unten. Die Lunge wird mit nach unten gezogen, das Vakuum lässt Luft automatisch einströmen. Beim Ausatmen entspannt sich das Zwerchfell langsam und dosiert. Die hochelastische Lunge zieht sich von selbst zusammen, fast wie bei einem Luftballon mit offenem Verschluss. Aber nur fast: Das starke Zwerchfell dient als »Luft-Bremse« für kontrolliertes Ausatmen, je nach Bedarf schnell oder langsam.

Drehmomente.
Links: Die Wirbel der Brustwirbelsäule sind mit der Lage ihrer Gelenkflächen perfekt zum Drehen geeignet.

Rechts: Die Wirbel der Lendenwirbelsäule sind für Drehbewegungen ungeeignet. Dafür aber super stabil und gut zum Beugen und Strecken.

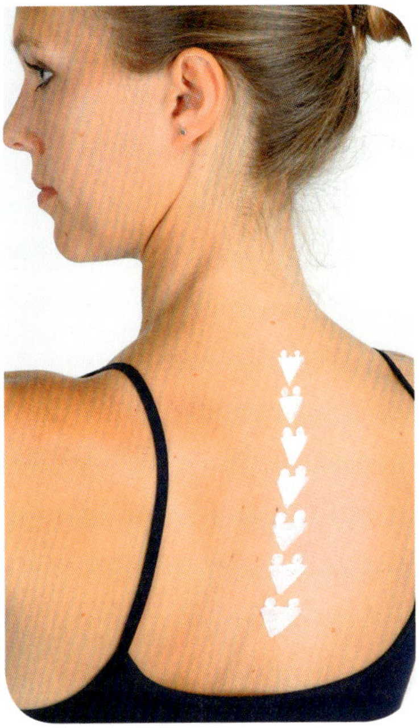

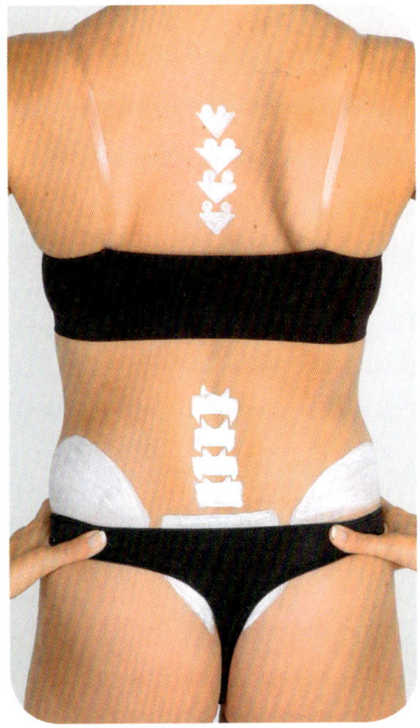

Blasebalg.
Die Rippen (1) sind an den Brustwirbeln (2) mit kleinen Kugelgelenken befestigt. Das gibt dem Brustkorb große Bewegungsfreiheit. Die Lunge, geschützt im knöchernen Korb, kann sich beim tiefen Einatmen ausdehnen und beim Ausatmen wie ein Blasebalg zusammenziehen.

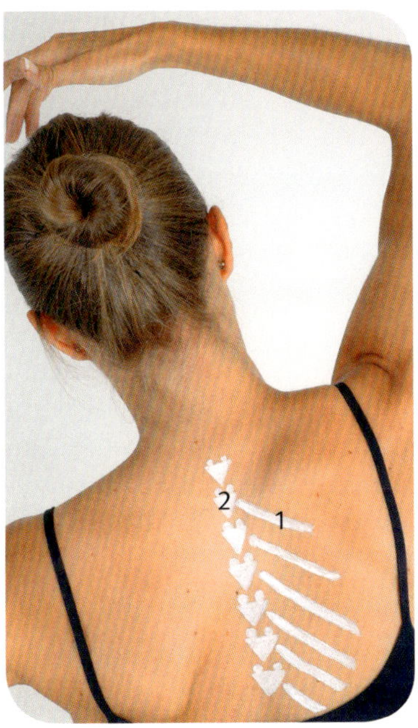

Probleme

Rundrücken: Angewöhnt oder angeboren?

Es ist nicht einfach nur schlechter Wille, der der Wirbelsäule zusetzt. Für Kinder und Jugendliche ist die lässige Haltung einfach cool. Die ewige Sitzbelastung in Schulen, am Arbeitsplatz, im Auto, vor Fernseher und Monitoren trägt maßgeblich zu Haltungsschäden bei. Was als einseitige und ungünstige Haltungsgewohnheit beginnt, wird im Lauf der Zeit fixiert. Versteifte Wirbel führen dazu, dass die benachbarten Gelenke kompensieren müssen. Sie werden überlastet, beginnen zu schmerzen. Das eigentliche Problem liegt oft nicht dort, wo der Schmerz ist. Zu gewohnheitsbedingten Problemen kommt Veranlagung, vom vererbbaren Rundrücken wie Scheuermann bis zum schweren entzündlichen Rundrücken wie bei Morbus Bechterew. Das Ziel – ob angewöhnt oder angeboren – heißt in allen Fällen: Die Aufrichtung der Wirbelsäule neu entdecken und wieder erlernen.

Die Spiraldynamik-Übungen können unabhängig von Erkrankungsgrad und Alter zur Verbesserung der Beweglichkeit verhelfen – in oft unerwartet erfreulichem Ausmaß. Auch und gerade in der zweiten Lebenshälfte, wenn sich schlechte Gewohnheiten oder vererbte Tendenzen in Rückenbeschwerden äußern. Wenden Sie sich im Zweifelsfall unbedingt an eine Spiraldynamik-Fachperson in Ihrer Region. Rückenbeschwerden sollten nie »auf die leichte Schulter« genommen werden. Sie professionell und wenn möglich ohne Medikamente oder chirurgische Eingriffe anzugehen, ermöglicht oft eine wesentliche Steigerung der Lebensqualität.

Flachrücken (Seite 146): Harte Muskeln kommen flach heraus

Das Gegenteil von rund ist flach. Der Flachrücken ist das Gegenteil vom Rundrücken (Seite 94) und ebenso problematisch. Während der Rundrücken mit sichtbarem Buckel »ungesund« erscheint, wirkt der Flachrücken auf den ersten Blick gerade und somit »korrekt«. In beiden Fällen liegt das Problem weniger in der Form des Rückens als in seiner Einseitigkeit und Unbeweglichkeit. Der Rundrücken kann sich nicht mehr abflachen, der Flachrücken nicht mehr rund machen. Beim Rundrücken ist die Rückenmuskulatur überdehnt und schwach, beim Flachrücken ist sie verkürzt und verspannt. Verspannte Muskeln zwischen den Schulterblättern sind ein typisches Symptom. Oftmals sind die Verspannungen und Schmerzen ganz punktuell, wobei nicht selten zwischen den Rippen Nerven eingeklemmt werden. Die flache und stocksteife obere Brustwirbelsäule gehört zu den Ursachen vieler Probleme: Muskelverspannung im Schulterbereich, gestörte Statik der Halswirbelsäule (Seite 13), Nackenschmerzen, Verschleiß und Abnutzung. Der Schlüssel zur Lösung und Linderung der Probleme liegt im Alltag: Entdecken Sie die Beweglichkeit Ihres Rückens wieder, gewinnen Sie Ihre Körperintelligenz zurück, und setzen Sie die neue Flexibilität in Ihren alltäglichen Bewegungen ein, von heute an.

Zivilisationskrankheit Rundrücken. Veranlagung oder schlechte Angewohnheit infolge Dauersitzens führen über Beweglichkeitsverlust zum Rundrücken mit eingesteiften Muskeln und Gelenkkapseln (schwarz) in der Brustwirbelsäule.

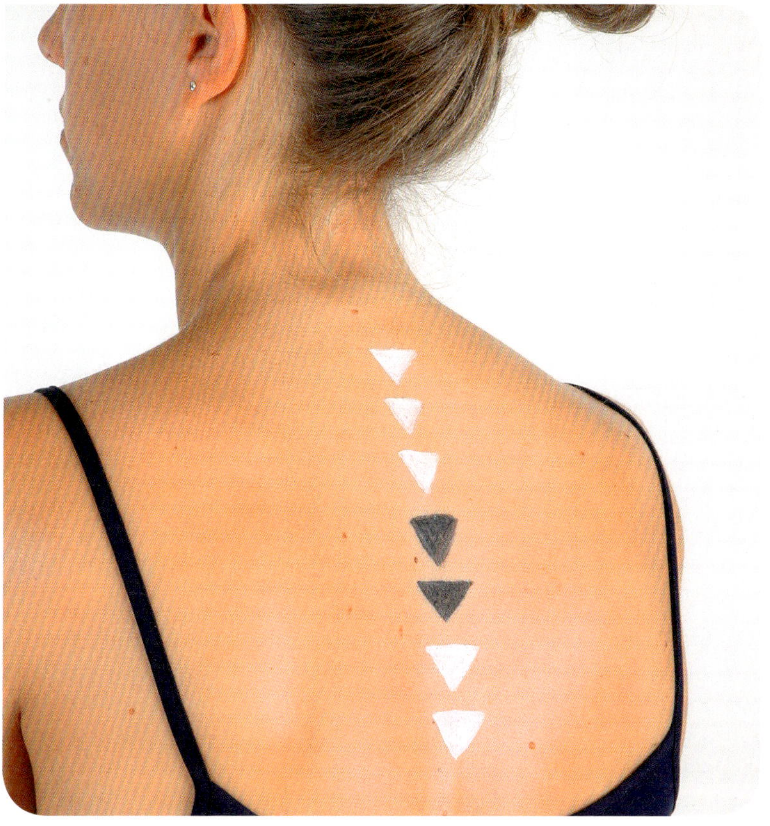

Flachrücken. Der starre Flachrücken führt durch massive Muskelverspannung zu Schmerzen und eingeklemmten Nerven. Der Grund der Beschwerden liegt in fehlender Beweglichkeit. Die eingesteiften Wirbel (schwarz) verhindern harmonische Beuge- und Einrollbewegung nach vorn.

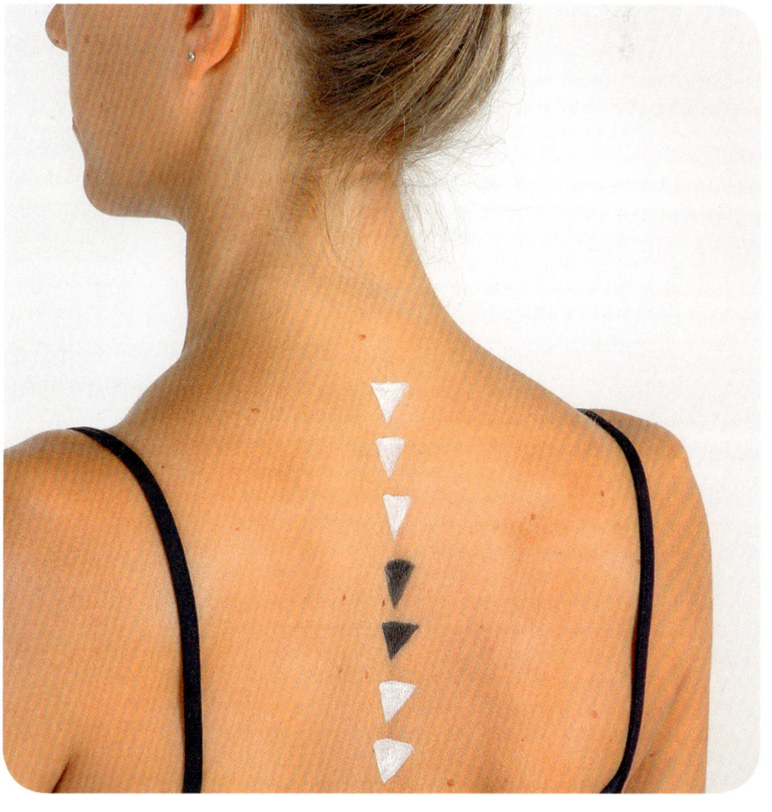

Übung Longissimo: Der Wirbelsäulendehner lässt Sie über sich hinauswachsen

Ziel. Wahrnehmung von Aufrichtung und Dehnspannung (Seite 92) in der Brustwirbelsäule, maximale Verlängerung der gesamten Wirbelsäule. Verständnis für das Einrollprinzip. Raum schaffen im eigenen Körper.

Start. Legen Sie sich auf einer Matte auf den Rücken, die Beine sind aufgestellt und angewinkelt. Legen Sie einen kleinen Luftball unter den Kopf, wie ein Kissen. Das wird der »Nordpol«. Einen zweiten Ball legen Sie unter das Kreuz, am Übergang vom Rücken zum Gesäß, das wird der »Südpol«.

Aktion. Spannen Sie die Muskeln in der Region der beiden Bälle an, im Lenden- und im Nackenbereich. Es entstehen ein Hohlkreuz (Seite 146) und ein Hohlnacken. Nehmen Sie diese Verkürzung beim Einatmen bewusst wahr. Jetzt ausatmen und mit dem Atemfluss Nacken und Kreuz entspannen und verlängern. Beide Pole rollen mit einer kleinen Bewegung über die unterlegten Bälle. Der Scheitel nach oben, das Kreuz nach unten. Die ganze Wirbelsäule verlängert sich. Es entsteht eine angenehme Dehnspannung der Wirbelsäule. Beim Einatmen löst sich diese Spannung der Wirbelsäule etwas, sie wird fühlbar kürzer, Hohlkreuz und Hohlnacken sind wieder wahrnehmbar. Mit dem nächsten Ausatmen geht es wieder in die Länge. Sie können Atmung und Bewegung auch umgekehrt koppeln: Verlängerung und Dehnspannung beim Einatmen, Entspannung beim Ausatmen.

Kontrolle. Achten Sie darauf, dass sich Lenden und Nackenmuskulatur (Seite 14) möglichst vollständig entspannen. Die Bewegung von Becken und Kopf soll gleichmäßig und synchron erfolgen, keine Schiebebewegung, sondern eine Rollbewegung in Becken und Kopf. Ziehen Sie sich nicht mit Kraft auseinander. Genüssliche Rollbewegung in Ihre natürliche Länge ist gefragt. Das Kinn sinkt mit der Rollbewegung des Kopfes etwas gegen das Brustbein, der Bauchnabel durch die Einrollbewegung des Beckens etwas in Richtung Brustkorb nach oben und Richtung Boden. Hinweis: Ausatmen in die Dehnung hilft beim Entspannen und Wahrnehmen der Länge. So wie man sich beim Gähnen wohlig streckt.

Dosierung. 20 Wiederholungen täglich.

Variante. Umgekehrter Atemfluss. Verlängern Sie die Wirbelsäule beim Einatmen – langer Nacken und langer unterer Rücken. Brustkorb noch hochwölben. Die Wirbelsäule beim Einatmen in die Länge zu ziehen macht ebenso Sinn wie die Betonung der Länge beim Ausatmen. Die goldene Faustregel: Vor dem Krafteinsatz zum Beispiel beim Heben von Lasten heißt es »Longissimo beim Einatmen«, beim Singen und Sprechen hingegen »Longissimo beim Ausatmen«.

Blitzübung. Probieren Sie die Übung im Alltag zwischendurch im Sitzen.

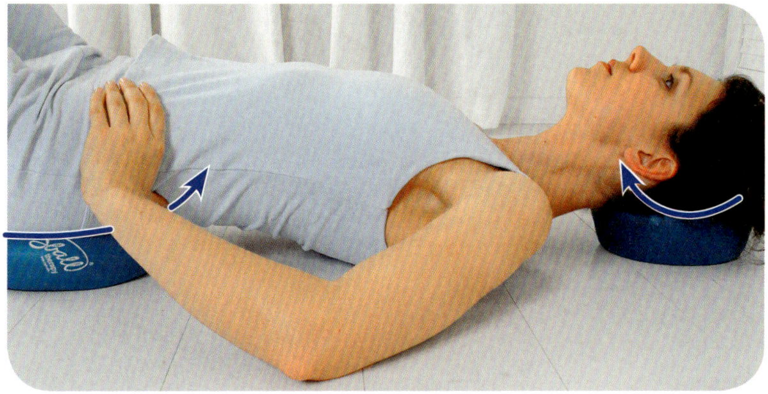

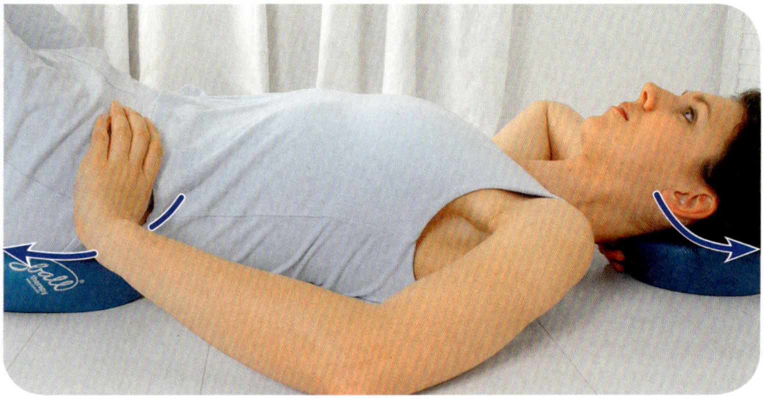

Selbstverlängerung.
Oben: Ausgangslage mit leichter Hohlnacken- und Hohlkreuzposition. Mit dem Ausatmen zur Streckung der gesamten Wirbelsäule.

Unten: Das schafft Platz zwischen den einzelnen Wirbeln und verlängert sie um mehrere Zentimeter!

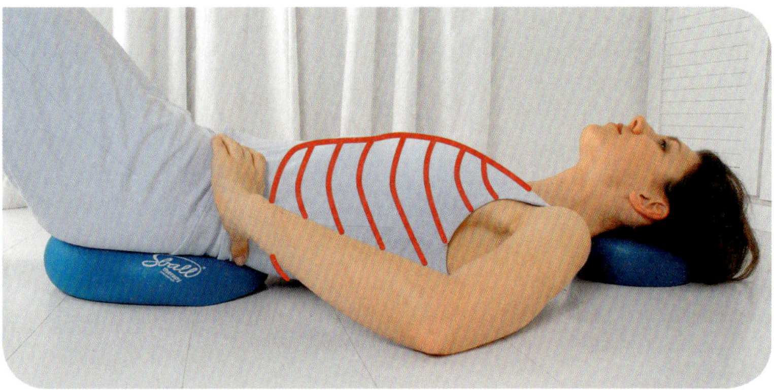

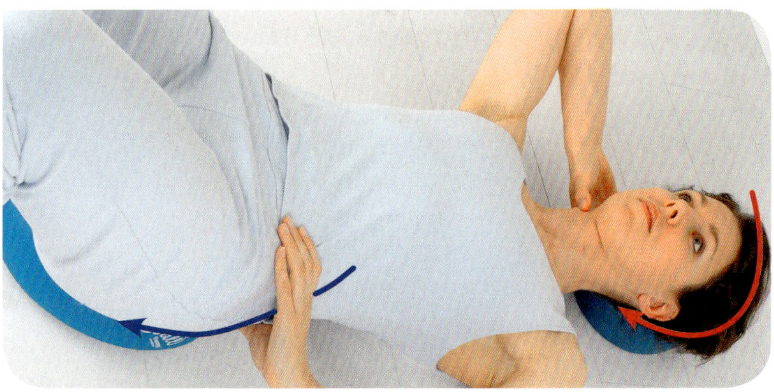

Vermeiden.
Oben: Fehlende Entspannung. Der Brustkorb wird zum verkrampften Brustkasten, die Wirbelsäule bleibt starr.

Unten: Das Becken macht die Bewegung gut mit, der Kopf wird nicht in die Verlängerungsbewegung integriert.

Übung Langläufer: Rhythmisch pendelnd durchs Leben

Ziel. Aufrichtung von Brustkorb und Brustwirbelsäule in der Dynamik. Wahrnehmen der ausdrucksvollen, vielfältigen Bewegungsmöglichkeit im Bereich von Brustwirbelsäule und Brustkorb.

Start. Setzen Sie sich auf einen Hocker vor einem Seilzug oder konstruieren Sie einen solchen mithilfe eines Therabandes wie abgebildet. Beide Hände fassen die Enden des Seilzugs oder Bandes. Die Arme bleiben vor dem Körper.

Aktion. Mit beiden Armen gleichzeitig kräftig nach hinten durchziehen, wie beim Doppelstock-Einsatz eines Langläufers. Kopf und Becken bewegen sich dabei auseinander, das Becken nach hinten unten, der Kopf nach hinten oben. Die Brustwirbelsäule richtet sich auf und kommt unter Zug, der Nacken wird lang. Der Brustkorb entfaltet sich zu stabiler Größe. Zurück in die Ausgangsposition, die Kräfte bündeln sich, der Körper wird etwas gedrungener. Der nächste Impuls zu Aufrichtung und Fortbewegung folgt. Finden Sie Ihren individuellen sportlichen Rhythmus.

Kontrolle. Achten Sie darauf, dass die Brustwirbelsäule lang und nicht runder wird. Beim kräftigen Durchziehen nach hinten bleiben die Schultern breit und hinten. Vermeiden Sie deren Gegenbewegung nach vorn. Gleich noch einmal, weil es so entscheidend wichtig ist: Ihre Schultern bleiben wie bei einem Tänzer hinten unten und in der Breite. Werden die Schultern nach vorn oder oben gezogen, wird die gesamte Rückenmuskulatur »mitgeschleppt« und überdehnt. Kurzum, Kreuz und Nacken bleiben lang und in der Dehnspannung (Seite 92), wie in der vorangegangenen Übung »Longissimo« gelernt. Schaffen Sie Raum statt Enge!

Dosierung. 2–3 Minuten täglich.

Variante 1. Übung im Stehen, wie ein Langläufer beim Skaten, aber ohne Vorbeugen beim »Stockeinsatz« – Sie gleiten ja nicht wirklich vorwärts.

Variante 2. Asymmetrische Bewegung wie beim klassischen Langlauf: linker Arm nach hinten, rechter holt vorn aus und gegengleich. Der Oberkörper dreht und federt abwechslungsweise nach links und nach rechts mit, ausgerichtet, ohne Rundrücken, ohne eingefallenen Brustkorb.

Blitzübung. Bei Treppengeländern und Handläufen, auf Rolltreppen, Brückengeländern. Ergreifen Sie die Gelegenheit und das Geländer: weit vorn mit der Hand, die Schultern stabil hinten unten mit. Jedes Mal mit der Langläufer-Bewegung in die Länge der Wirbelsäule und in die Weite des Brustkorbes wachsen.

Langläufer.
Oben: Ausgangsposition vor dem »Abstoß«.

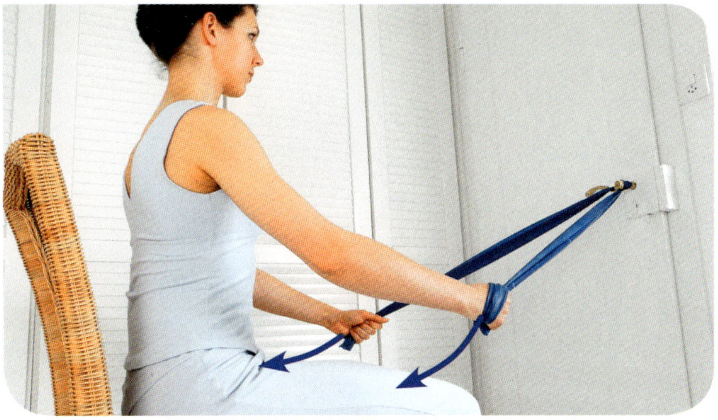

Unten: Volle Aufrichtung beim »Doppelstock-Einsatz«, dynamisch und stark.

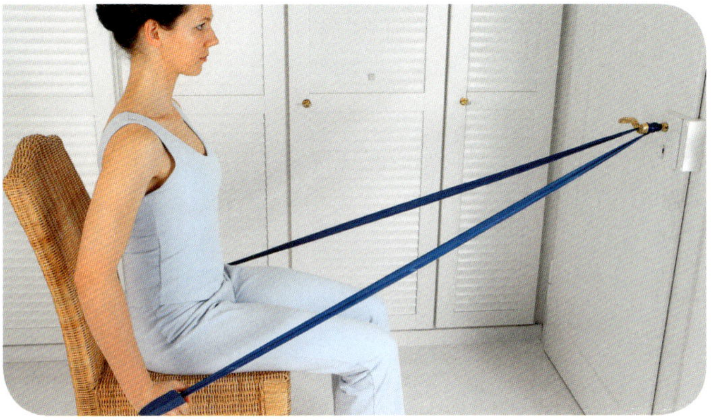

Doppelfehler.
Links: Der Rundrücken nimmt zu, die Schultern werden nach vorn gezogen, die Wirbelsäule kollabiert.

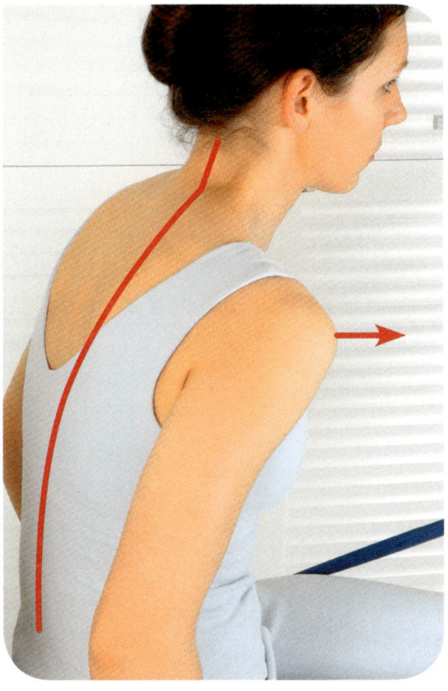

Rechts: Der Brustkorb bleibt starr und eingeengt, der Oberkörper weicht nach hinten aus.

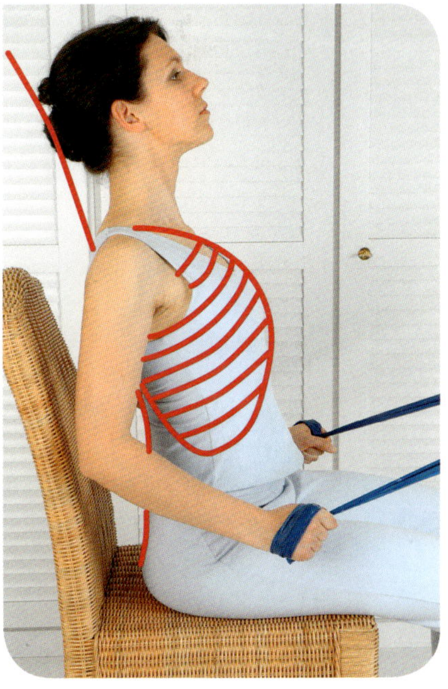

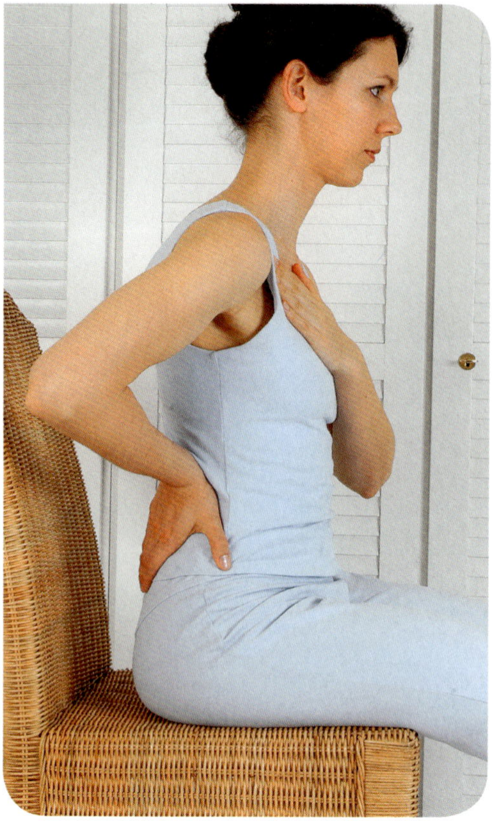

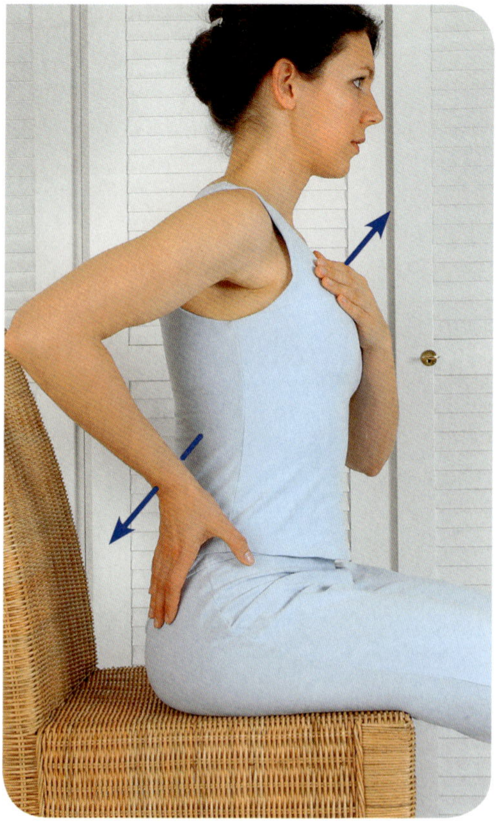

Atemrhythmus. Links: Ausgangsposition vor dem Einatmen. Rechts: Zielposition mit voll ausgeschöpftem Atemvolumen.

Übung Diagonalatmung: Durchlüftung mit dem körpereigenen Fächer

Ziel. Erlernen Sie die dreidimensionale Rippenatmung. Erleben Sie die vielfältigen Fächermöglichkeiten des Brustkorbes. Fördern Sie das dynamische Zusammenspiel von Brustkorb und Atmung.

Start. Setzen Sie sich auf einen Hocker und richten Sie sich mit Dehnspannung (Seite 92) auf. Legen Sie eine Hand vorn auf die oberen Rippen, direkt unter das Schlüsselbein. Die obersten Rippen liegen gleich darunter, ebenso die Ausläufer der Lunge. Legen Sie die andere Hand hinten auf den unteren Rippenbogen auf der gleichen Seite.

Aktion. Versuchen Sie nun, beim Einatmen die Luft in beide Hände strömen zu lassen. Fühlen Sie, wie sich der Brustkorb unter ihren Händen diagonal weitet. Die Lungenspitzen vorn oben und die Lungenbasis hinten unten fließen auseinander. Beim Ausatmen gleitet der Brustkorb wieder zurück, die Wirbelsäule schwingt mit. Ein ständiger Wechsel zwischen Verlängerung und Entspannung im Rhythmus von Ein- und Ausatmung. Erfühlen Sie mit den Händen beim Einatmen die Rippenbewegungen: Die oberen Rippen heben sich nach vorn oben, die unteren zur Seite, sie fächern sich auf.

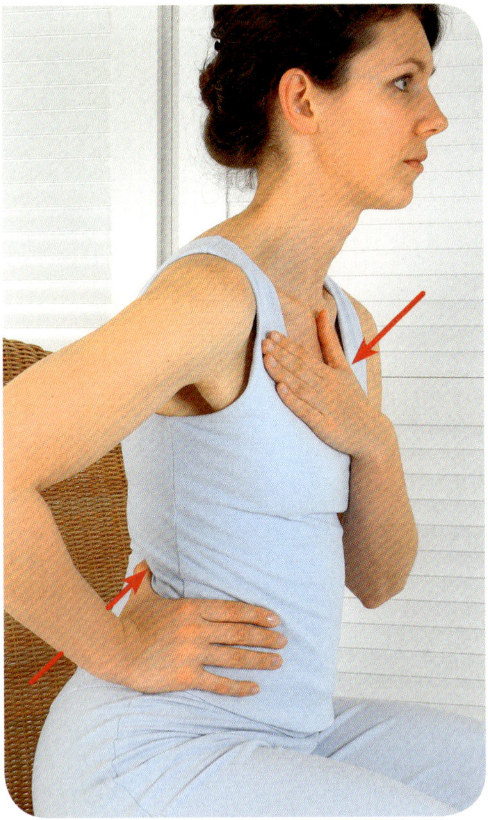

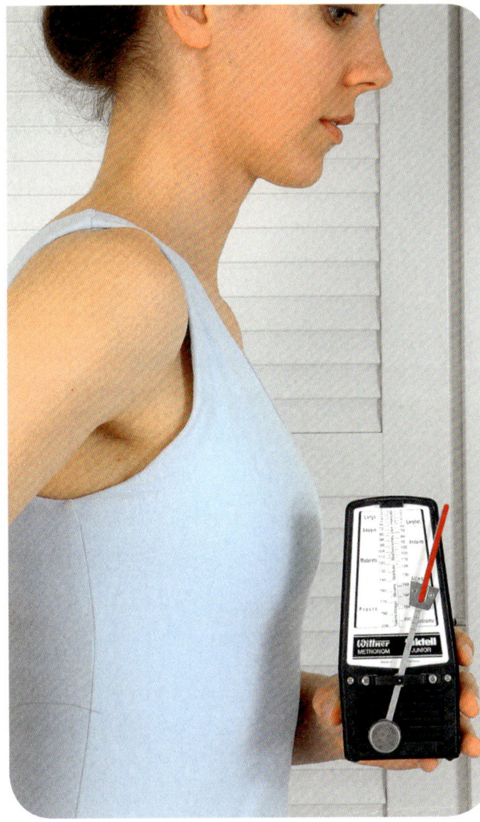

Hinderlich. Links: Fehlende Atemtiefe. Die Atmung bleibt flach und dringt nicht bis in die Flanken und die Lungenspitzen. Rechts: Mangelnder Rhythmus von Atem und Bewegung – symbolisch dargestellt.

Kontrolle. Untere Flanken und obere Lungenspitze sollen gleichermaßen gedehnt und »belüftet« werden. Oft fehlt Atemtiefe in einem von beiden Teilen. Häufiger Fehler: Es wird einseitig nach vorn eingeatmet. Der Brustkorb wölbt sich vor, die Flanken hinten sinken zusammen. Lassen Sie den Atem auch nach hinten fließen. Achten Sie auf Ihren Atemrhythmus: gleichmäßig, ruhig und harmonisch ein- und ausatmen. Nicht schneller werden. Atmen Sie tief und langsam. Wird die Atmung wegen der starken Konzentration etwas mühsam oder anstrengend, konzentrieren Sie sich vor allem aufs Ausatmen, damit sich die Lungen vor dem nächsten Atemzug wieder entleeren und entspannen können. Erinnern Sie sich, dass der Reflex zum Einatmen nicht bewusst von Ihnen kommen muss. Das Zwerchfell tut dies selbstständig, gesteuert durch reflektorische »Hintergrundprogramme«.

Dosierung. 3–5 Minuten täglich. Anfangs eher noch etwas kürzer, damit das Atemvolumen nicht zu rasch ansteigt.

Variante. Führen Sie die Übung auf beiden Brustkorbseiten aus, erfühlen Sie die sanft rhythmische Bewegung auch ohne Hände.

Blitzübung. Die ideale Übung für zwischendurch, im Büro, in der Straßenbahn, vor dem Fernseher – und besonders wirkungsvoll, wenn Sie etwas nervt! Tief durchatmen bewegt die Wirbelsäule, belüftet die Lungen und belebt den Geist.

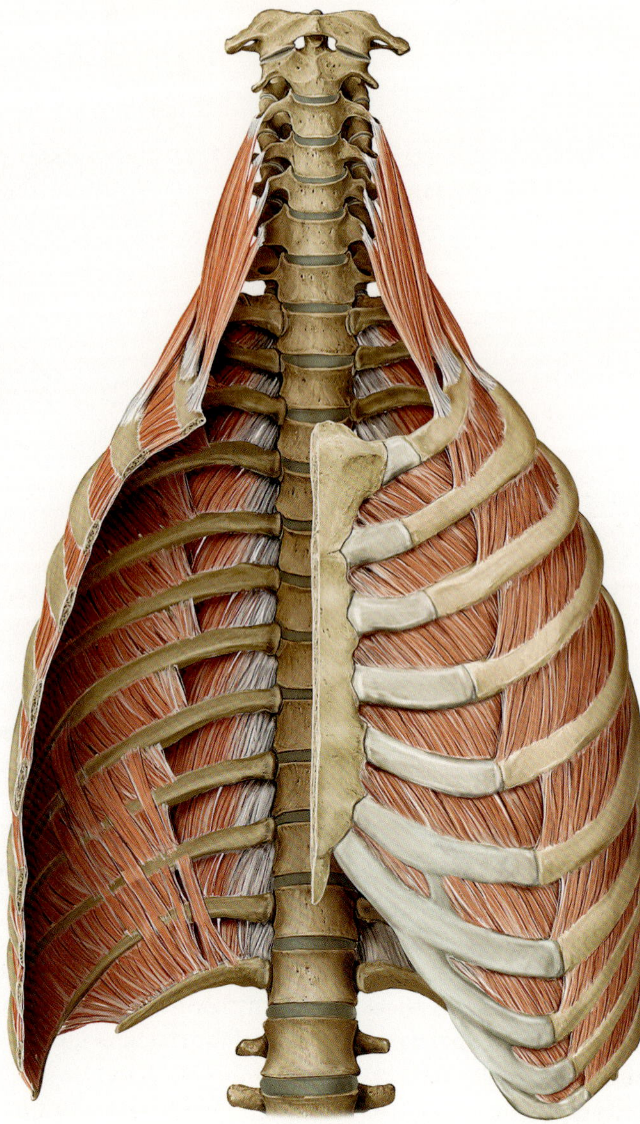

Drehung

Das Geheimnis der Spirale. Die Bewegungen von Lunge, Herz und Brustkorb sind unzertrennlich miteinander verbunden. Atmung und intelligente Bewegung sind im »Leistungszentrum Brustkorb« vereint.

Die Beweglichkeit, insbesondere die Drehfreudigkeit der Brustwirbelsäule, ist so bemerkenswert wie oft verkannt. Stabilität und Flexibilität in Kombination brauchen ein ausgeklügeltes System, das die Natur und die Technik gleichermaßen anwendet: das System der Spirale. Die Natur bedient sich ihrer immer dort, wo es platzsparend, stabil und flexibel zugleich sein muss. Bei Grashalmen und Baumstämmen, bei Muskelfasern und Erbgutspeichern wie DNA-Strängen, bei Schneckenhäusern und vielem mehr. Nanu? Und das im Rücken? Das erstaunt nur auf den ersten Blick. Ein zweiter in die Tiefe des Konstruktionssystems Brustwirbelsäule verscheucht für immer das Bild vom Rücken als flaches Brett oder runder Buckel. Vielschichtig, verwoben und interaktiv spielen Muskeln, Sehnen, Bänder, Wirbel und Nervenstränge zusammen. Die Brustwirbelsäule ist Ansatz und Koordinationsstelle von Arm- und Rumpfbewegungen, gleich einem beweglichen Kontrollturm, der Informationen, Bewegung und Kraftanstrengungen bündelt und weiterleitet. Auf allen Ebenen durchdacht und von multifunktionaler Genialität. Befreien Sie diese grazile Konstruktion von Unbeweglichkeit und Verspannung. Schwingen Sie mit!

Anatomie

Schrägsysteme: Flechtkunst vom Feinsten

Bisher orientierten wir uns vor allem an Knochen, Wirbeln und Rippen. Wer gern liest, kennt das Geheimnis: Das Wesentliche steht oft zwischen den Zeilen. Genauso ist es in Brustkorb und Wirbelsäule. Das Wesentliche liegt zwischen Rippen und Wirbeln. In der Tiefe der Rückenmuskulatur finden wir längs der Wirbelsäule die Rotatorenmuskeln. Sie verlaufen schräg vom Dornfortsatz eines Wirbels zum Querfortsatz des nächst unteren. Sie strecken und drehen die Brustwirbelsäule zugleich. Erst Drehung und Streckung in Kombination verhelfen der Brustwirbelsäule zu Aufrichtung und Beweglichkeit. Einfach hochschießen im Sinne von »Sitz endlich mal gerade« funktioniert nicht, weil die Schrägsysteme so nicht arbeiten. Der geneigte Leser merkt etwas: Drehung findet im Rücken, zwischen den Rippen und auch vorn statt. Nutzen Sie diese dreidimensionale plastische Beweglichkeit im ganzen Brustkorb.

3D-Thorax: Das gepfefferte Zwischenrippenstück

Am Modell erkennen wir zwischen den Rippen das Schrägsystem. Die Zwischenrippenmuskulatur hat zwei Schichten, eine äußere und eine innere. Für die Beweglichkeit des Brustkorbes sind beide Schrägsysteme wichtig. Ihre Aufgabe ist Öffnen und Schließen der Rippen während der Atmung. Wie Lamellen, die, horizontal gestellt, das Licht einlassen und vertikal verdunkelnd wirken. Zudem ermöglicht diese Muskulatur, dass die Rippen aneinander gleiten können. Die Beweglichkeit des Brustkorbes ist erstaunlich, bedingt aber eine klare Bewegungsführung durch Becken, Kopf und Arme.

3D-Laufen: Programmierte Körperintelligenz

Wechselseitiges Öffnen und Schließen des linken und rechten Brustkorbes entspricht dem natürlichen Bewegungsablauf beim Laufen. Öffnen in der Standbeinphase, in der sich die ganze Körperhälfte streckt, um die Kraft optimal zu übertragen. Schließen in der Spielbeinphase, in der sich diese Körperhälfte zusammenzieht und neu positioniert, um zum nächsten Schritt auszuholen. Genau das findet bei der natürlichen Fortbewegung statt, beim Gehen und Laufen. Beim Laufen intensiver, beim Gehen weniger ausgeprägt.

3D-Atmung: Atem schöpfen nach Maß

Bewegung und Atmung gehen Hand in Hand: Bei der Fortbewegung arbeiten die Muskeln und verbrauchen mehr Sauerstoff. Tieferes oder schnelleres Atmen ist gefragt, bei noch mehr Leistung beides zusammen. Oder auf eine Formel gebracht: Bewegung führt – Atmung folgt. Die Atembewegungen sind perfekt in die Dynamik des Laufens integriert. Sich »richtig bewegen« bedeutet fast automatisch auch »richtig atmen«. Rechter und linker Lungenflügel wechseln sich ab, mal Standbein, mal Spielbein, Luft fließt nach Bedarf, abhängig von der Bewegung. Läufer wenden das bewusst an: Vorerst einatmen auf zwei Schritte, ausatmen auf vier Schritte. Werden Anstrengung und Sauerstoffbedarf größer, kann auf einen anderen Rhythmus gewechselt werden, auf 2:2 zum Beispiel. Diese Hightech-Einrichtung der variablen und stufenlos regulierbaren Atmung haben nur Mensch und Meeressäuger. Die Atmung anderer Tiere, beispielsweise beim Pferd, ist fix an die Bewegung gekoppelt: einatmen in der Streckung, ausatmen in der Beugung. Die Kraft reicht, solange die Luft reicht. In der Tierwelt wird dies auf der Jagd deutlich. Weder Raubkatze noch Beutetier verschwenden ihre Energie. Schnelligkeit und Kondition haben in der Fauna direkten Einfluss auf den Speiseplan!

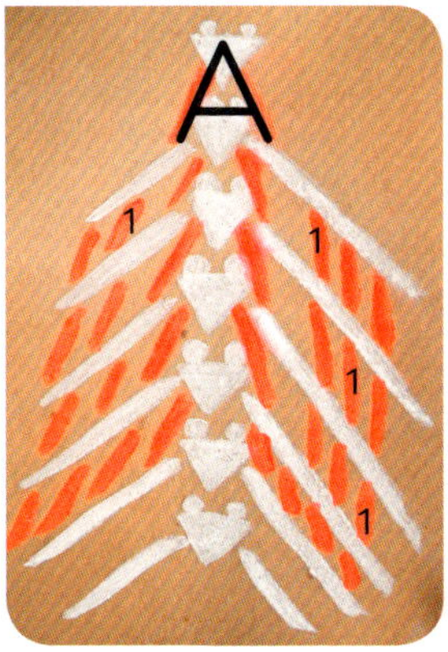

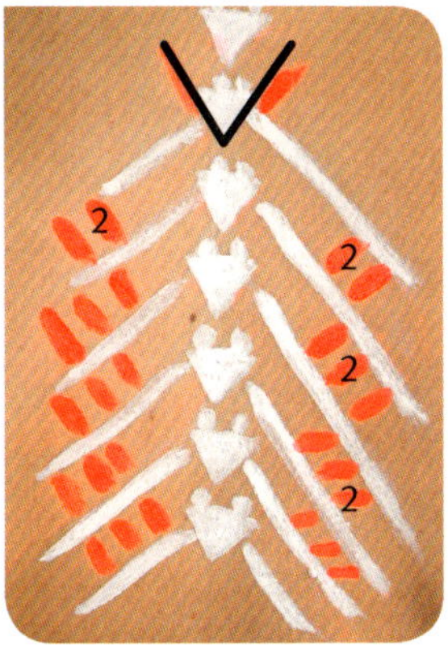

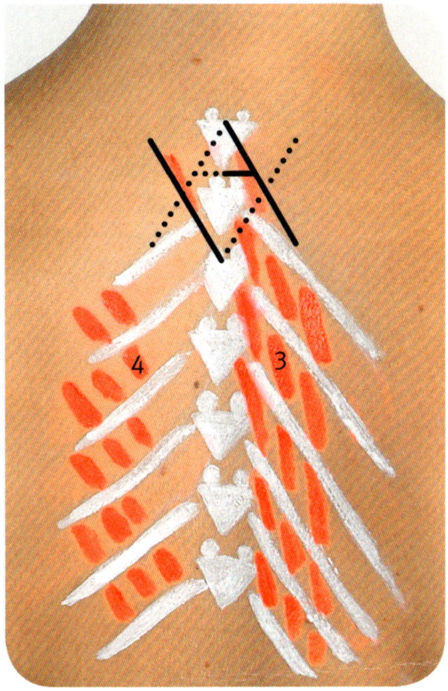

Schrägsysteme. Oben: Das äußere Schrägsystem (1) ist A-förmig angelegt. Mitte: Das innere Schrägsystem (2) ist V-förmig. Unten: Kombination für dreidimensionale Drehbewegungen. Das A-System der rechten Seite (3) und das V-System der linken (4) arbeiten zusammen.

Laufbewegung. In der Laufbewegung öffnet und schließt sich der Brustkorb wechselseitig.

Links: Standbeinseitig öffnen sich die Rippen (weiß) für maximale Atemtiefe.

Rechts: Spielbeinseitig schließen sich die Rippen lamellenförmig. Verantwortlich dafür die Zwischenrippenmuskulatur (rot).

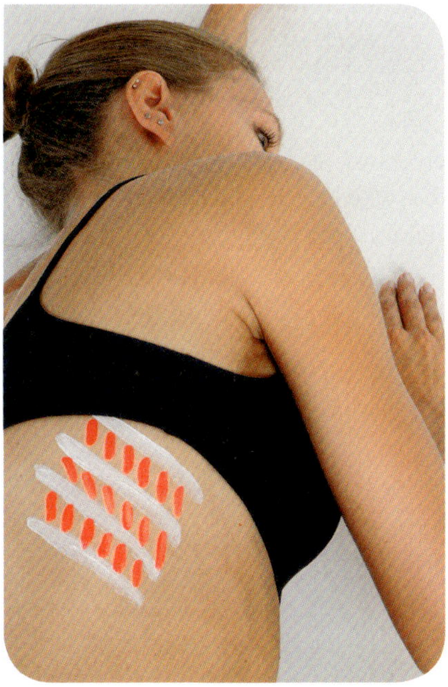

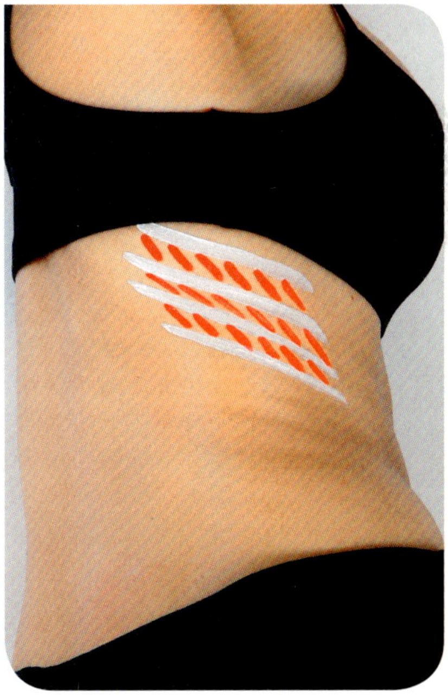

Probleme

Skoliose: Drehung, wo keine hingehört

Die Wirbelsäule ist für abwechselnde spiralige Verschraubung nach links und rechts gebaut. In Ruheposition pendelt die Verschraubung aus, die Wirbelsäule steht ohne Drehung im Lot. Nicht so bei der Skoliose, der häufigsten Rotationsdeformität der Brustwirbelsäule. Die Brustwirbelsäule bleibt in sich verdreht zur Seite gekrümmt. Es bleibt eine einseitige spiralige Verschraubung, wo keine hingehört. Die Ursachen der Skoliose sind meist unbekannt. Betroffen sind vor allem Mädchen und junge Frauen. Der Schweregrad einer Skoliose ist unterschiedlich. Die skoliotische Haltung ist durch Körperbewusstsein und Aufrichtung korrigierbar. Die echte Skoliose ist eine fixierte, nicht einfach zu lösende Fehlstellung. Mit Korsetts wird eine Begradigung angestrebt. Schwere Skoliosen müssen operiert werden. Leichte und mittelschwere Skoliosen lassen sich mit dreidimensionaler, spiraldynamischer Therapie angehen. Der Erfolg liegt dabei nicht primär in der Therapie auf der Matte, sondern in der konsequenten Umsetzung im Alltag. Betroffene lernen, die Schwerkraft auf Schritt und Tritt zur aktiven Aufrichtung zu nutzen, anstatt mit der Schwerkraft bei jedem Schritt einzusinken. Auch bei operierten Skoliosen ist ein Erlernen dreidimensionaler Verschraubung und aktiver Aufrichtung hilfreich für eine nachhaltige Optimierung von Statik und Dynamik.

Trichterbrust: Fehlhaltung verlernen, Bewegungsintelligenz antrainieren

Ähnlich verhält es sich mit der Asymmetrie des Brustkorbes. Auch hier können Verdrehungen und Vorwölbungen, wie beispielsweise die Hühnerbrust, und trichterförmige Eindellungen bei der typischen Trichterbrust auftreten. Diese Deformitäten an der Frontseite des Brustkorbes sind schwierig zu therapieren – oft nur ein Tropfen auf den heißen Stein. Eine halbe Stunde Therapie pro Woche kann nicht zum Erfolg führen. Gefragt ist neue, intelligente, dreidimensionale Bewegung, erlernt in der Therapie, konsequent umgesetzt im Alltag. So kann zwölf Stunden täglich Einfluss auf den Körper genommen werden. Das kühlt den Stein in vielen Fällen! Leichte Thorax-Asymmetrien lassen sich so durch Übung und Betonung der »Gegenspirale« selbst behandeln. Das setzt Körpergefühl und vor allem Eigenverantwortung voraus. Schwere Asymmetrien gehören auch hier in den Kompetenzbereich der Chirurgie. Therapeutische Nachbehandlung und die genannte Eigenverantwortung der Patienten in der täglichen Umsetzung sind Grundlagen zum langfristigen Erfolg. In allen Fällen gilt: Alte Bewegungs- und Haltungsmuster verlernen, neue Bewegungsintelligenz gewinnen.

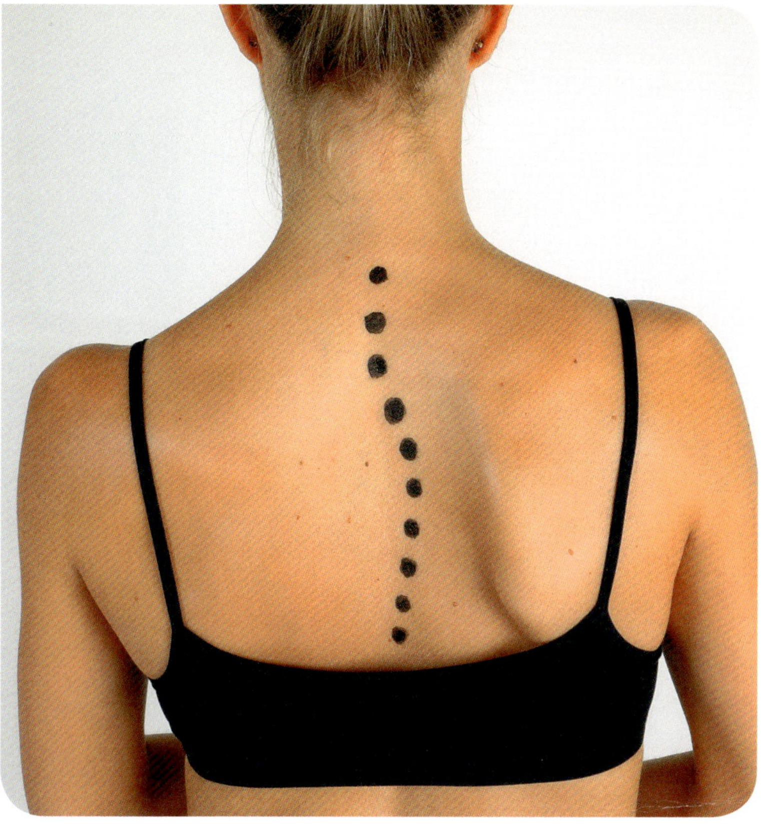

Skoliose. Die idiopathische Skoliose lässt die Wirbelsäule seitlich abweichen und dreht um die eigene Achse. Was in Drehbewegungen links-rechts wechselnd durchaus erwünscht ist, kann hier nicht gestreckt und ausgeglichen werden.

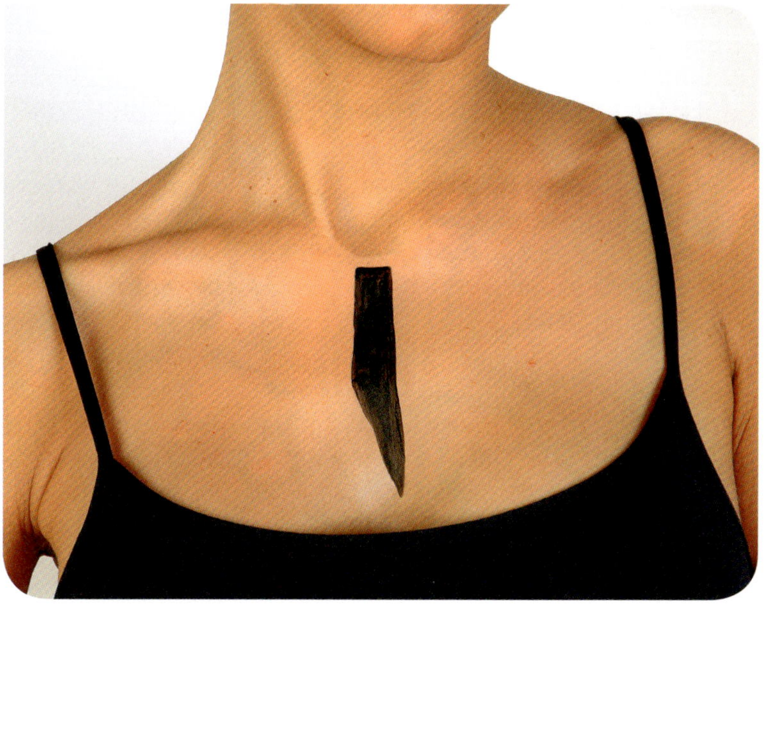

Asymmetrisch. Ein deformiertes Brustbein (schwarz) hat negative Auswirkungen auf den ganzen Brustkorb; siehe die unterschiedliche Höhe der Schultern. Therapie hat Erfolg, wenn Patienten neu erlernte Bewegung in den Alltag integrieren können.

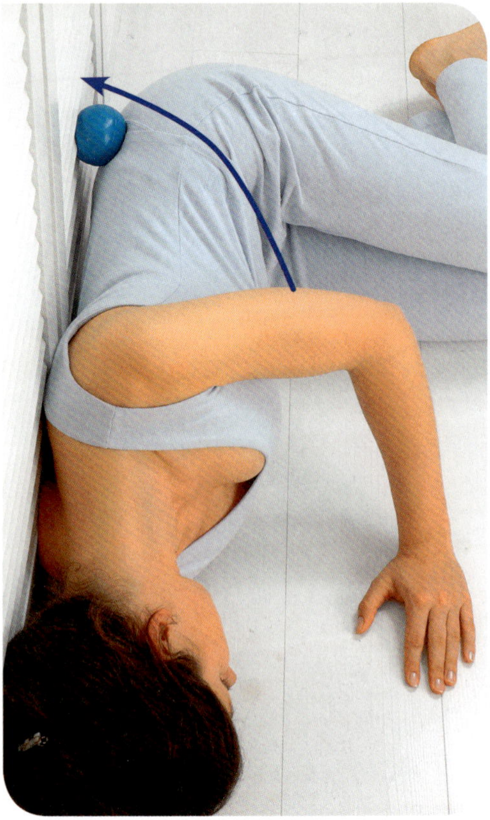

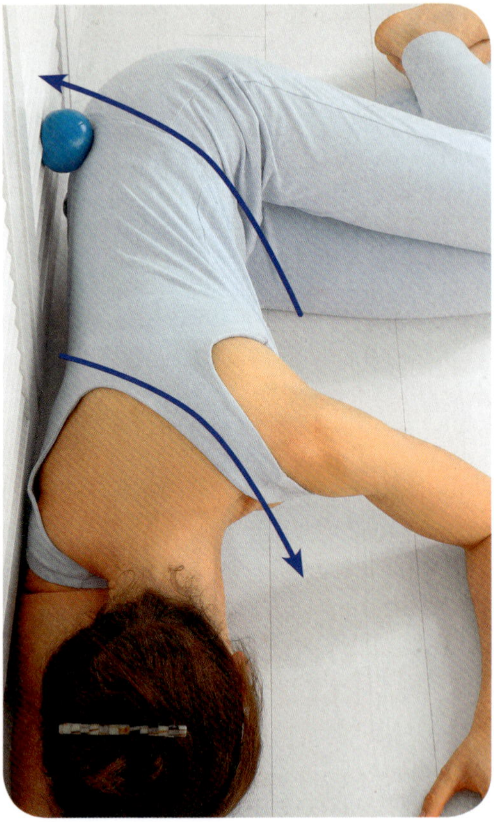

Rippenöffner. Links: Neutrale Startposition mit geschlossenen Rippen auf der oberen Körperhälfte. Rechts: Öffnung der linken Rippen durch dreidimensionale Dreh- und Gleitbewegungen; das Becken hält den Ball gegen die Wand gedrückt.

Übung Rippenöffner: Das neue Drehgefühl

Ziel. Beweglichkeit im Brustkorb und spiralige Verschraubung des Rumpfes. Öffnen und Schließen des Rippenbogens wahrnehmen. Entdecken Sie ein neues, dreidimensionales Raumgefühl im Thorax.

Start. Legen Sie sich seitlich auf den Boden oder auf eine Matte mit Rückenkontakt zur Wand. Fixieren Sie einen kleinen Ball wie abgebildet zwischen oberem Beckenkamm und Wand. Beide Beine sind in Hüfte und Knie 90 Grad gebeugt. Legen Sie den Kopf mit langem, offenem Nacken auf den gestreckten unteren Arm. Der obere Arm ist ungefähr vor dem Gesicht, die Hand stützt sich auf den Boden.

Aktion. Die obere Hüfte drückt den Ball sanft nach hinten gegen die Wand. Das garantiert Länge und Stabilität im Bereich der Lendenwirbelsäule (Seite 143). Im Gegenzug verlängert sich der Nacken, der Kopf beginnt sich Richtung Boden zu drehen. Oberer Arm und Schulter bleiben locker gestützt. Die oberen Rippen folgen dem Kopf und bewegen sich in einer Rollbewegung nach vorn-oben-innen Richtung Hand. Die unteren Rippen ziehen in die Gegenrichtung. Sie folgen dem Becken nach hinten unten in Richtung Wand. Der Brustkorb öffnet sich dreidimensional. Bei der Öffnung einatmen. Beim Ausatmen zurück in die Ausgangsposition.

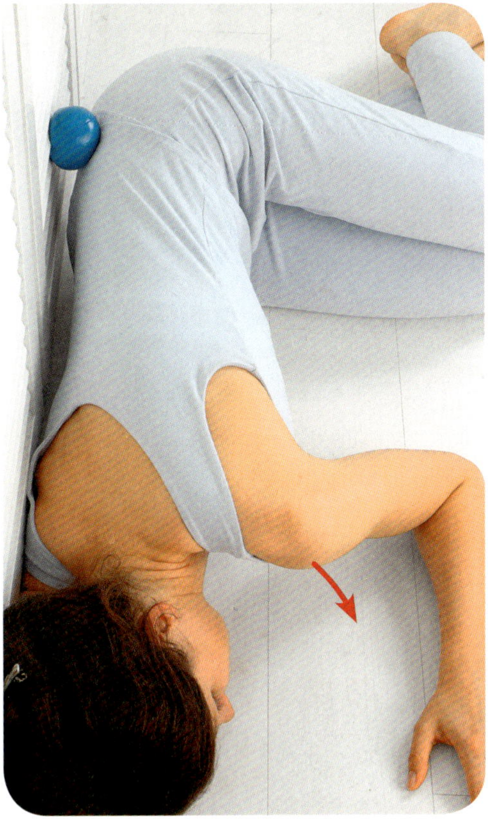

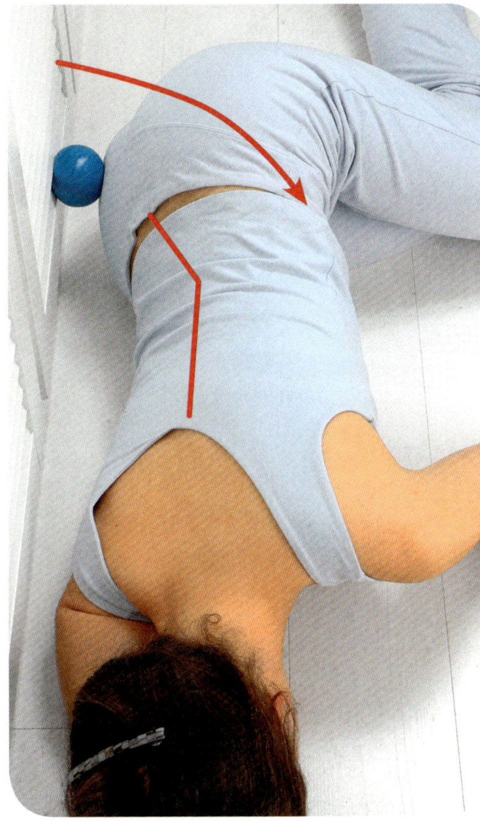

Vermeiden. Links: Die Drehung findet in der Schulter statt, nicht in der Brustwirbelsäule. Rechts: Das Becken verliert den Wandkontakt und kippt ins Hohlkreuz. Die Nackenaufrichtung geht simultan verloren.

Kontrolle. Ganz wichtig: Die Drehung findet im Brustkorb statt, nicht in den Schultern. Stellen Sie sich vor, Sie hätten eine neugierige Nase auf dem Brustbein. Diese soll den Boden beschnuppern. Die Schultern folgen zwar nach, führen die Bewegung aber nicht. Sie wissen es schon: Kreuz und Nacken bleiben lang. Kein Hohlkreuz (Seite 146), kein Knick im Genick. Das Kreuz bleibt in gutem Wandkontakt. Dieses neue Drehgefühl will gelernt sein. Genießen Sie die neue Bewegungsqualität aus dem Zentrum des Körpers – analog Naturgesetzen und technischer Wissenschaft. Versuchen Sie auch bei dieser Übung, mithilfe der Atmung Ihren Rhythmus zu finden. Öffnen und drehen beim Einatmen: Die Rippen öffnen sich, das Lungenvolumen nimmt auf dieser Körperseite zu. Zurück in die Ausgangsposition, die Rippen schließen sich, die Luft strömt aus.

Dosierung. 3–5 Minuten täglich. Die Übung »Rippenöffner« ist eine der wichtigsten Übungen für die Wirbelsäule!

Blitzübung. Das Telefon die eine Woche links, die nächste rechts auf dem Schreibtisch platzieren. Wenn's klingelt – zuerst die Wirbelsäule aufrichten, dann die Brustwirbelsäule aus dem Zentrum drehen, Nacken öffnen und »Hallo!« Oder beim Autofahren. Beim Abbiegen Sicherheitsblick nach hinten mit Kopfwende aus dem Zentrum: Aufrichten, Nacken öffnen und in der Brustwirbelsäule drehen. Nie mehr ohne!

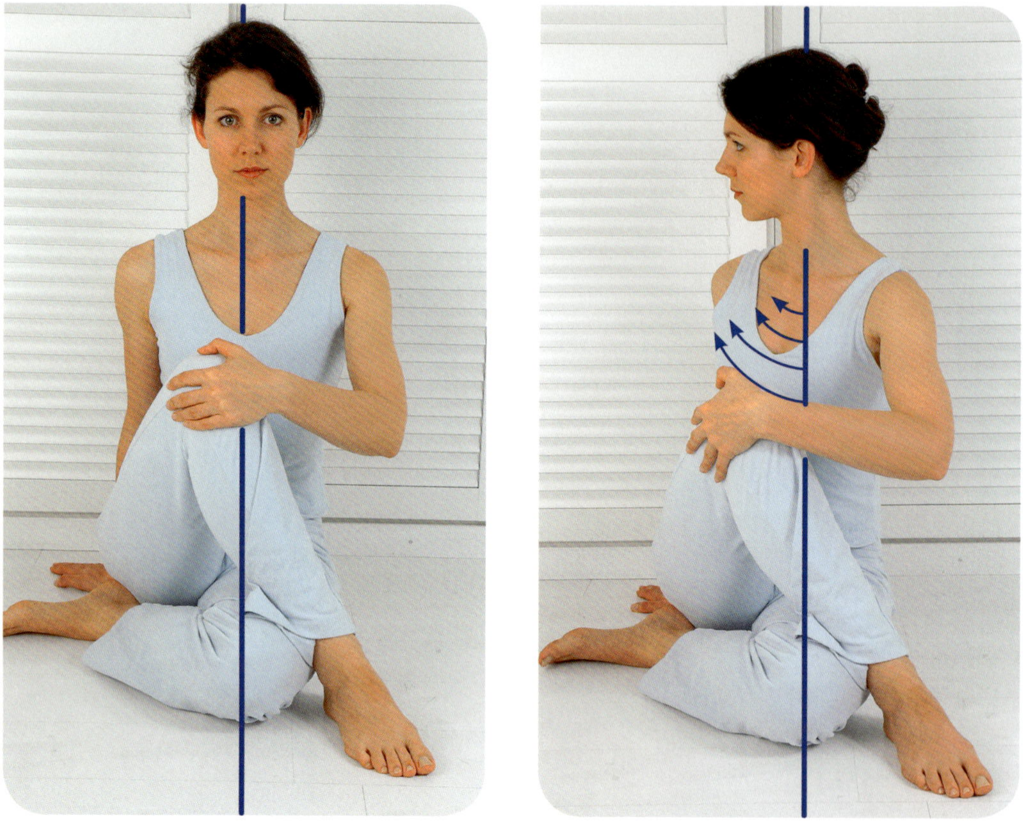

Dynamisch. Links: Auf dem Weg von der Ausgangsposition im Drehsitz mit optimaler Aufrichtung und weiten, gesenkten Schultern. Rechts: Zielposition. Die Drehung findet in der Brustwirbelsäule Rippe für Rippe statt.

Übung Drehsitz: So dreht sich alles um Sie

Ziel. Mobilität und Aufrichtung im Brustkorb, konsequente Bewegungsführung – auch bei Widerstand. Vertiefen Sie die neue Drehbewegungsqualität. Versuchen Sie's bei Unsicherheit vorerst ohne, um Sicherheit in der Bewegungskoordination zu erhalten. Ein Theraband kann später eingesetzt werden. Es wirkt kräftigend und präzisierend.

Start. Variante Boden: Setzen Sie sich auf den Boden, das rechte Bein über das linke geschlagen oder umgekehrt. Variante Hocker und Theraband: Setzen Sie sich auf einen Hocker und fixieren Sie das Band ähnlich einem Sicherheitsgurt. Ein Bandende unter der rechten Gesäßhälfte fixieren, nach vorn über die rechte Beckenhälfte quer nach oben ziehen und über die linke Schulter wieder zurück unter die rechte Gesäßhälfte. Dort das Bandende unter Zug wieder fixieren. Die Aktion bleibt bei beiden Varianten dieselbe.

Aktion. Bewegen Sie nun gegen den Zug des Bandes die oberen rechten Rippen nach vorn-oben-innen. Innen bedeutet, dem Verlauf einer imaginären Spirale folgend, etwas nach oben, vorn und gegen das Brustbein hin. Richten Sie die Brustwirbelsäule zentriert auf, ohne nach vorn zu drücken. Die unteren rechten Rippen und die rechte Beckenhälfte stabilisieren nach dem Ziehharmonika-Prinzip nach hinten unten und

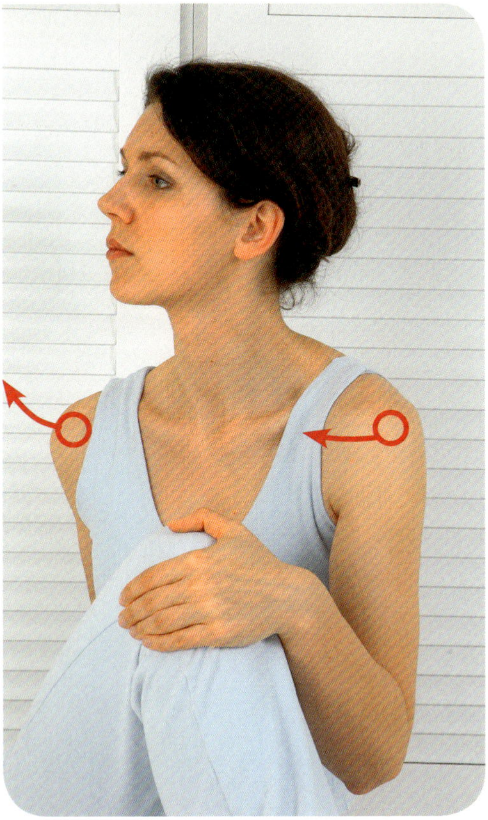

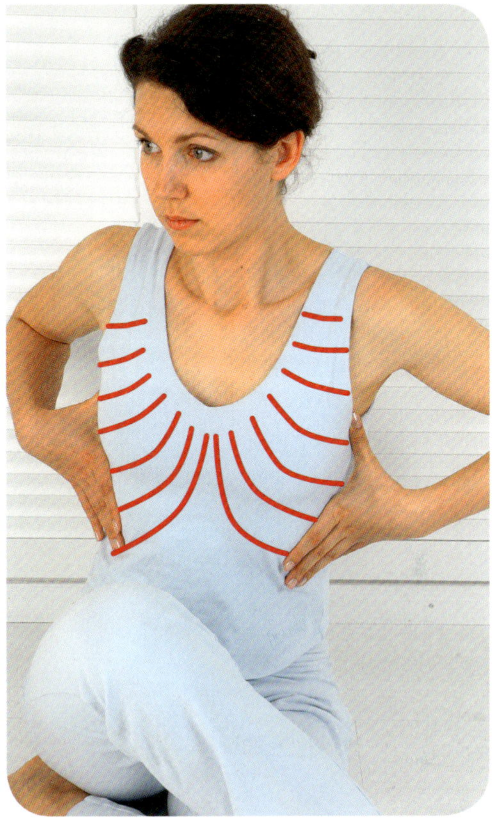

Doppelfehler. Links: Die Schultern drehen, nicht die Brustwirbelsäule. Die Aufrichtung fehlt, der Knick im Genick blockiert die harmonische Drehbewegung. Rechts: Der Oberkörper dreht »am Stück« und bleibt starr, anstatt nach vorn-oben und hinten-unten aufzufächern.

fixieren so das Band. Eine Rumpfseite wird »geöffnet«, die andere geschlossen. Beim Ausatmen entspannt in die Drehung gehen, beim Einatmen wieder sanft in die Ausgangsposition zurückdrehen.

Kontrolle. Arbeiten Sie genüsslich in den Zug des Bandes. Der Brustkorb soll in sich beweglich sein, sich nicht starr als ganzer Brustkasten drehen. Denken Sie an eine Pfeffermühle. Drehen Sie den oberen Teil hin und zurück, der untere Teil kommt nicht mit, dreht eher dagegen, wie es Meisterköche tun, wenn sie das Gericht abschmecken: Sie drehen nicht nur oben an der Pfeffermühle hin und her, sondern schrauben beide Teile gegeneinander. Drehen Sie wirklich aus dem Zentrum, nicht aus den Schultern. Diese folgen den Bewegungen der Brustwirbelsäule. Beim Einatmen und Aufrichten nicht die Brust nach vorn drücken wie ein Erpel – die Entenform macht Hohlkreuz. Bleiben Sie schön groß, stark und flexibel in sich selbst.

Dosierung. 3–5 Minuten täglich.

Variante. Halten Sie das Bandende in der linken Hand. Der Arm bewegt sich gegen Bandwiderstand in typischer Ausholbewegung wie beim Werfen.

Blitzübung. Die Übung »Drehsitz« entspricht einer klassischen Yogaübung. Geht auch ohne Band, im Büro, vor dem Fernseher, in der Straßenbahn.

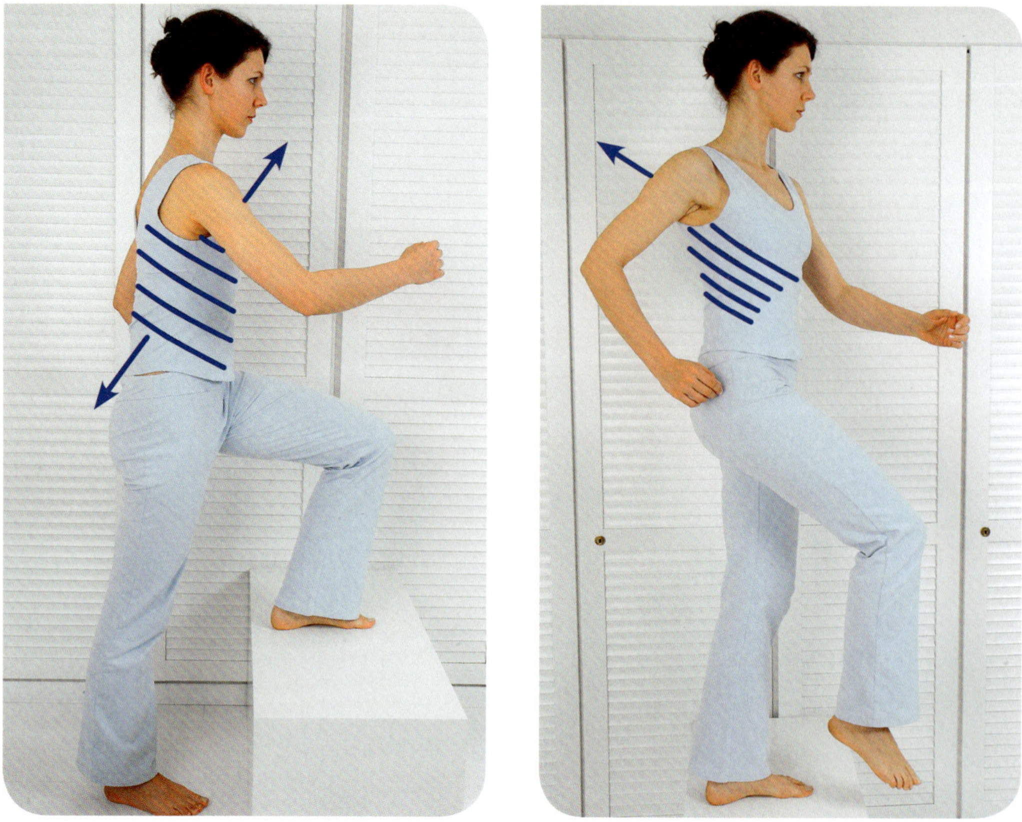

Drehmomente. Links: In der Standbeinphase streckt sich die rechte Körperhälfte, der rechte Brustkorb fächert sich auf – die oberen Rippen heben sich nach vorn-oben, die unteren sinken nach hinten-unten. Rechts: Spielbeinseite mit geschlossenem Rippenfächer rechts.

Übung Treppensteiger: Die Schwerkraft nutzen, nicht bekämpfen

Ziel. Automatisierung der spiraligen Links-Rechts-Verschraubung des Rumpfes. Lernen Sie die Schwerkraft nutzen statt fürchten. Automatisierung der Kopf- und Thorax-Koordination in Haltung und Drehung.

Start. Stellen Sie sich vor eine Treppe, bereit zum Hochsteigen. Beginnen Sie mit dem Standbein rechts, setzen Sie den linken Fuß auf die erste Stufe.

Aktion. Beginnen Sie den Aufstieg: Beim Hochsteigen mit Kraftübertragung über das linke Bein bewegt das linke Hüftbein nach hinten-unten-außen, die oberen linken Rippen dagegen nach vorn-oben-innen, alle Rippen gleiten in einer Dreh-Gleit-Bewegung fächerförmig auseinander, der Brustkorb ist auf der Standbeinseite maximal geöffnet. Genauso machen Sie es mit der nächsten Stufe. Das rechte Bein wird zum Standbein, das linke zum Spielbein. So steigen Sie Stufe für Stufe hoch, verschrauben alternierend Ihren Rumpf und spüren die Beweglichkeit im Brustkorb. Koordinieren Sie die Arme, indem Sie diese gegengleich positionieren, wie abgebildet. Sie schwingen

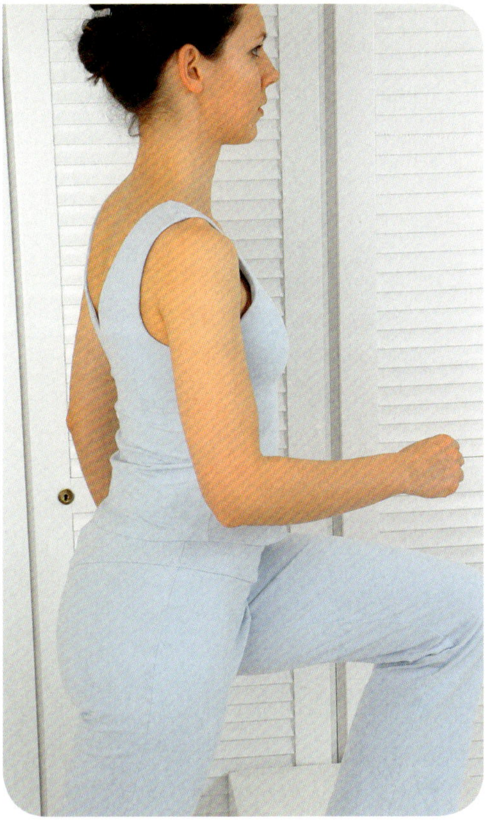

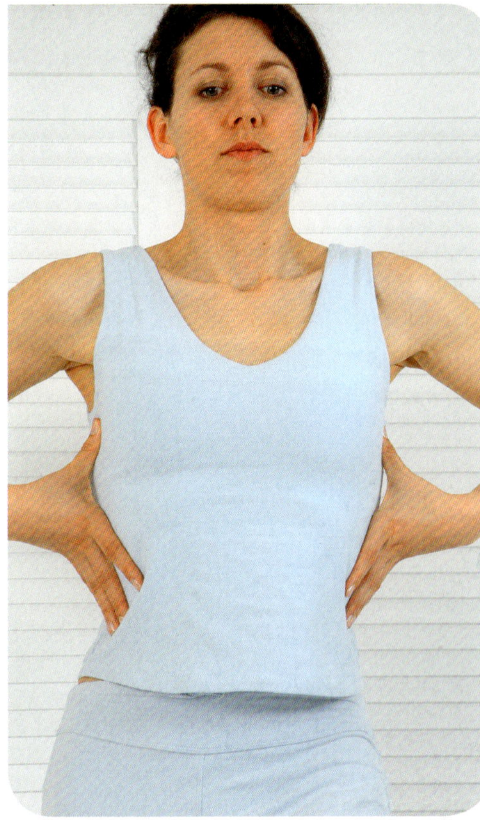

Ausweichmanöver. Links: Wegkippen ins Hohlkreuz beim Hochsteigen. Rechts: Keine Verschraubung im Brustkorb, der Pfeffermühlen-Effekt bleibt aus, die roboterartige Starrheit zeugt von »fader« Bewegung.

während des Hochsteigens, je nach Stufenhöhe kräftig Schwung gebend oder locker ausgleichend mit.

Kontrolle. Jetzt mahnen wir zum letzten Mal: Geben Sie auch hier acht, dass Sie »lang bleiben«, in der Dehnspannung (Seite 92). Kein Einsinken ins Hohlkreuz (Seite 146) oder seitliches Wegkippen in der Hüfte nach Art der Models auf dem Laufsteg. Unten stabil, oben mobil – mit dem Pfeffermühlenprinzip gegen fade Bewegung, lautet das Motto! Nutzen Sie Ihren natürlichen Körperbau: mächtige Knochen in Beinen, Becken und unterem Rücken für Stabilität, Leichtbauweise für optimale Beweglichkeit im Oberkörper.

Dosierung. 3–5 Minuten täglich.

Blitzübung. Jedes Treppensteigen ist ein perfekter Trainingsposten, um eine der evolutionsgeschichtlich wichtigsten Bewegungen der Wirbelsäule einzuüben: die Verschraubung von Ober- und Unterkörper. Das gilt beim Treppensteigen in größerem Ausmaß und auf Schritt und Tritt: kleine Drehbewegungen aus dem Zentrum der Brustwirbelsäule. Dynamische Dreh-Dehn-Bewegungen jedoch, wenn Sie zwei Stufen auf einmal nehmen wollen.

Genaues Handeln

Kulturgüter kommen zustande, wo der Mensch Hand anlegt. Lernen Sie dieses Präzisionsinstrument erster Güte kennen, noch mehr zu schätzen und effizienter einzusetzen.

Erst die Hand macht den Mensch zum Menschen. In der frühen Evolutionsgeschichte richtete sich der Homo erectus zum Zweibeiner auf und die Hände wurden – dank der Entwicklung des hoch spezialisierten Fußes – von ihrer Aufgabe der Fortbewegung befreit. In Jahrmillionen entwickelte sich die menschliche Hand zu einem Präzisionsinstrument erster Güte. Archaische Bewegungen und Reflexe wie Greifen, Schützen und Stützen sind in unwillkürlichen Sicherheitsprogrammen zur Selbsterhaltung genetisch gespeichert. Willkürliches Handeln führt zu herausragenden kulturellen Dokumenten – vom Erschaffen von Gebrauchsgegenständen über Höhlenzeichnungen bis hin zu Kunst- und Kulturgütern in bildnerischen, technischen und handwerklichen Gebieten aller Zeiten der Menschheit. Knackpunkt: Die voll beweglichen Präzisionsinstrumente an der Körperperipherie sind bei unsachgemäßem Gebrauch pannenanfällig. Diese Dokumentation leuchtet freies Handeln auf seine ideale Funktionsweise hin aus. Für umfassende Anwendung, sei es in Karate, Pianospiel, Massage oder Zeichensprache.

Vorsicht. Bevor Sie mit den Übungen im Einzelnen beginnen, sollten Sie bitte klären, ob bei Ihnen mögliche Gegenanzeigen bestehen. Falls Sie sich in diesem Punkt nicht sicher sind, suchen Sie einen Arzt Ihres Vertrauens auf und besprechen mit ihm die Frage.

Generell gilt Vorsicht bei: starkem Rheuma.

Schmerzen. Auch hier gilt: Im Zweifelsfall den Arzt fragen. Bei richtig ausgeführten Dehnübungen macht sich leichter Zugschmerz in der Dehnposition bemerkbar. Bei gutem Gesundheitszustand darf mit dieser Grenze gespielt werden, solange das Ziehen nicht ruckartig zunimmt, sondern langsam gesteigert wird. Muskelkater am nächsten Tag ist in Ordnung. Aber Vorsicht vor zu viel Ehrgeiz. Medaillen gibt es keine zu gewinnen – nur Gesundheit!

Präzise Hände

Einfach packend, das Fingerspitzengefühl der Hände! Kraft und Sensibilität bleiben erhalten, wenn das Kugelprinzip der Hand respektiert und richtig eingesetzt wird.

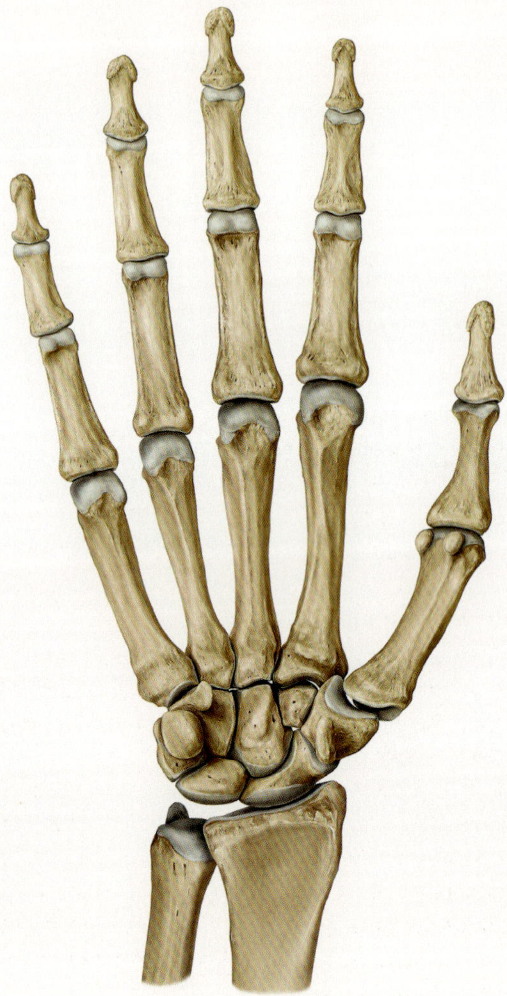

Die Hand – ein Meisterwerk

Kugelprinzip für umfassende Bewegungen. Entdecken Sie die geniale Bewegungsfreiheit Ihrer Hände neu – und verhelfen Sie somit diesen Präzisionsinstrumenten zum vollen Handlungsspektrum.

Die Hand hat ein Kugelgewölbe. Mit der Kugelform passt sie in die universelle Konstruktionsweise von Natur, Mikro- und Makrokosmos, von kleinsten Teilchen bis zu ganzen Planeten. Die Hand kann sich grundsätzlich öffnen und schließen. Dabei variiert das Handgewölbe von der runden Kugel- bis zur flachen Tellerhand. Entscheidend – egal, ob Kugel- oder Tellerhand – ist der Gewölbebogen zwischen Kleinfingergrundgelenk und Daumen. Knochen, Bänder und Muskeln wurden im Verlauf der Evolution dahin entwickelt, einen perfekten weiten Spannungsbogen zwischen Daumen- und Kleinfingerseite aufzubauen. Der C-Bogen ist vergleichbar mit dem Äquator der Erdkugel. Darum dreht sich alles. Richtig eingesetzt ist der äquatorartige C-Bogen Koordinator für die wichtigsten Bewegungen der Hand: Zupacken, Umhüllen oder Loslassen.

Anatomie

Handskelett: Grundstruktur optimaler Bewegungsfreiheit

Das Handskelett besteht aus acht Handwurzelknochen, fünf Mittelhandknochen und fünf Fingern. Von oben betrachtet erkennt man die Fingergrundgelenke – der Ansatz der Finger an der Hand. Mittelhandknochen und Finger bilden Kugelgelenke, was den Fingern optimale Bewegungsfreiheit einräumt. Sie können sich jederzeit harmonisch ins Kugelgewölbe der Hand integrieren. Die fünf Grundgelenke bilden eine perlschnurartige Fünferreihe, die Handknöchel. Besondere Bedeutung kommt dem Sattelgelenk der Daumenwurzel zu.

Opposition: Alles dreht sich um zwei Pole

Kleinfinger und Daumen stehen sich sozusagen gegenüber, in Opposition. Dazwischen spannt sich der C-Bogen – kugelig oder flach. Hier, in den Fingergrundgelenken findet die Koordination des Handgewölbes und der Fingerbewegungen statt. Die Hand bildet hier einen stabilen Stützbogen, von dem aus die Finger ihr präzises Fingerspiel entfalten können. Fingerbewegungen ohne stabilen C-Bogen geraten schnell auf die schiefe Bahn. Der C-Bogen – in der Fachsprache der Oppositionsbogen zwischen den beiden Polen Daumen- und Kleinfingergrundgelenk – ist das A und O der Handgewölbe-Architektur.

Handmuskeln: Ein ausgeklügeltes Zusammenspiel

Daumen- und Kleinfinger-Mittelhandknochen drehen um ihre Längsachse, gleichzeitig halten die Abduktoren die Weite des entstehenden Bogens, so entsteht der C-Bogen des Handgewölbes. Ein ausgeklügeltes Zusammenspiel der Mittelhandknochen und der Fingermuskulatur: Die Spreizmuskeln von Daumen und Kleinfinger geben dem C-Bogen die Weite, sie spreizen, wie ihr Name sagt, den Handäquator auseinander. Gleichzeitig werden die Gegenspieler aktiv: Im Innern des Daumen- und des Kleinfingerballens befindet sich eine komplexe Muskelformation, die Adduktoren, die Daumen und Kleinfinger anziehen und die opponierende Muskulatur, die beide aufeinander ausrichtet. Zusammen gelingt es der abspreizenden und anziehend-opponierenden Muskulatur, den Handteller zum Halbkugelgewölbe aufzuspannen.

Kugel-Teller-Hand: Geben und Nehmen – zwei archaische Bewegungsmuster

Die Hand ist ein ausgeklügelt verwobenes Muskelsystem. Neben den bereits erwähnten Muskeln stabilisieren ein Dutzend Zwischenknochenmuskeln das Handgewölbe in Längsrichtung. Wichtiges Detail: Alle Zwischenknochenmuskeln bewirken eine Beugung in den Fingergrundgelenken und unterstützen und stabilisieren so den C-Bogen. Zusammen ergeben sich zwei archaische, tief verwurzelte Bewegungsmuster: Greifen mit der Kugelhand und Loslassen mit der Tellerhand. Geben und Nehmen.

Grundstruktur. Eine Kugel, zwei Pole, ein Äquator. Oben: Das Skelett liefert die Grundlage für optimale Bewegungsfreiheit.

Unten: Die Knöchel bilden entspannt einen C-Bogen – den Äquator der Hand. Der Mittelfinger ist in Verlängerung des Unterarms.

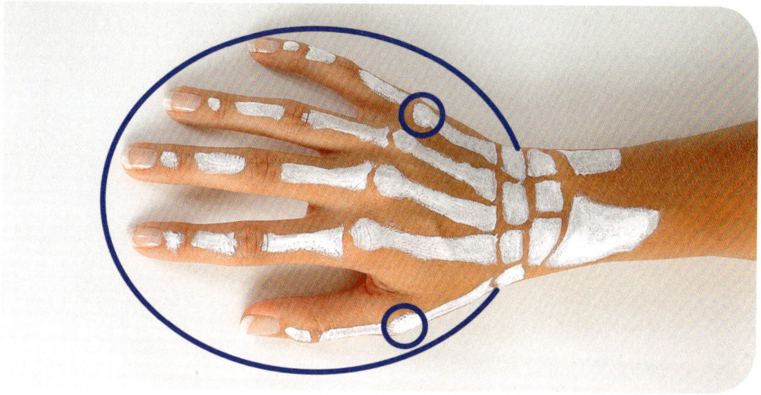

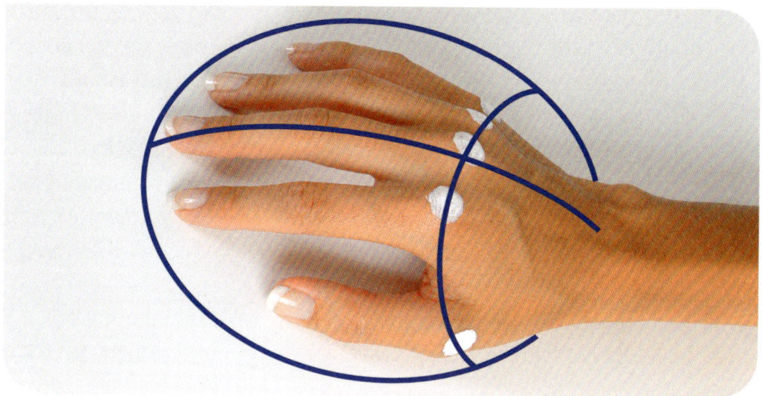

Kugel-Teller-Hand. Oben: Das Zusammenspiel der Anzieher- (1) und Spreizmuskeln (2) ermöglicht den Aufbau des C-Bogens.

Unten: Die Zwischenknochenmuskulatur (3) sorgt für Stabilität.

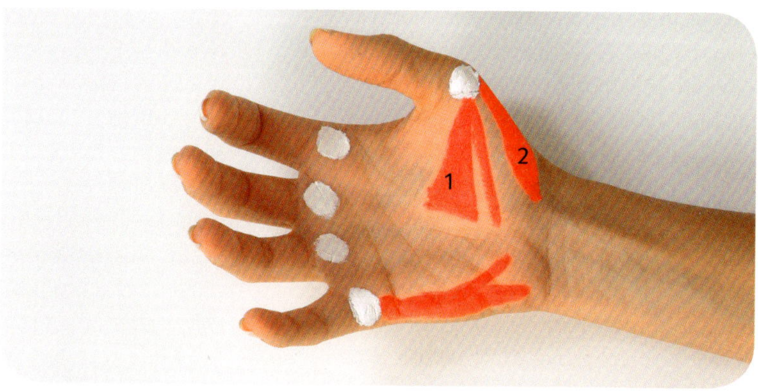

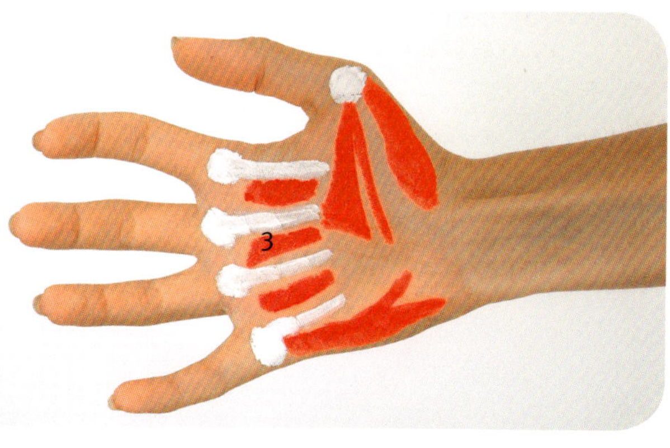

Probleme

Arthrose – Arthritis: Jetzt ist vor allem präzise Koordination gefragt

Das Daumengrundgelenk ist besonders anfällig für Fehlbelastung und vorzeitigen Verschleiß: die Daumensattelgelenk-Arthrose, Rizarthrose genannt. Fehlbelastung und Veranlagung spielen hier zusammen, Steifigkeit, Kraftlosigkeit und Schmerzen sind die unerfreulichen Symptome. Mit einer entsprechenden Therapie können Greif- und Bewegungsfunktion des Daumens entlang des C-Bogens optimiert werden. In schweren Fällen kommen stabilisierende Schienen, Injektionen oder Operation zum Einsatz.

Neben der klassischen Arthrose im Daumensattelgelenk sind häufig die Fingergelenke betroffen. Sie sind verdickt, oft schmerzhaft und betreffen sowohl die Endglieder (= Heberden-Arthrose) als auch die Mittelglieder (= Bouchard-Arthrose). Eine gezielte Therapie ist meist weder möglich noch notwendig.

Ein Sonderfall sind rheumatische Gelenkentzündungen von Hand und Fingern. Die Entzündungen zerstören die Gelenke, die Behandlung ist komplex und gehört in die Hände von Spezialisten.

Feinmotorik: Haltungsturnen für flinke Hände

Ein zweites Problem ist die Feinmotorik. Dabei geht es um die Fähigkeit, mit Hand und Fingern Präzisionsbewegungen auszuführen. Der Verlust von Opposition und C-Bogen lässt Krallenfinger entstehen und belastet Muskeln und Gelenke falsch. Das subtile Zusammenspiel der Hand wird empfindlich gestört. Das Schreiben auf der PC-Tastatur oder das Klavierspielen fallen schwer.

Auch die krakelige Schrift von Grundschülern deutet auf mangelnde Koordination hin. Kein Wunder, die Kulturtechnik Schreiben hat keine natürliche Verankerung im Gehirn, kann von der Hand also nicht abgerufen werden, sondern muss über viele »Leistungszentren« erst erarbeitet und erlernt werden. Im Kindesalter ist dies im Allgemeinen relativ rasch möglich. Fehlt jedoch die C-Bogen-Stabilität, kommt es zu Fehlbelastung mit Ermüdung, Verspannung und schließlich zu chronischen Entzündungen. Falsche Fingertechnik über Jahre hinweg kann zu ernsthaften Problemen führen. Sogenannten repetitiven Stress kennen Menschen, die viel an Schreibmaschinen und PCs arbeiten, Musiker und Handwerker: Sehnenscheidenentzündungen, schnappende Sehnen, Ganglionbildung (Gelenkkapselausstülpung) und Nervenirritationen sind die häufigsten Probleme. Es lohnt sich also, den Arbeitsplatz so ergonomisch wie möglich einzurichten.

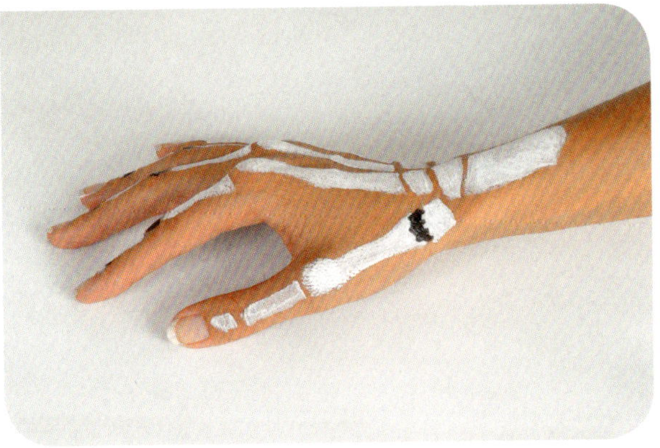

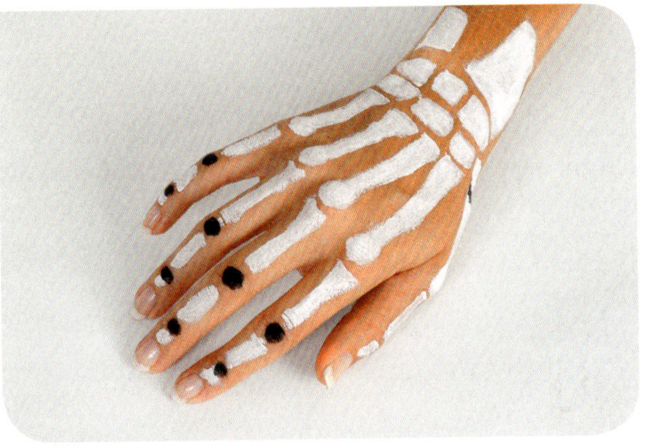

Gewölbeverlust.
Oben: Rizarthrose (schwarz eingezeichnet) im Daumen-Sattelgelenk.

Unten: Die typischen Arthrosepunkte der Finger. Vererbung und Fehlbelastung sind die häufigsten Gründe.

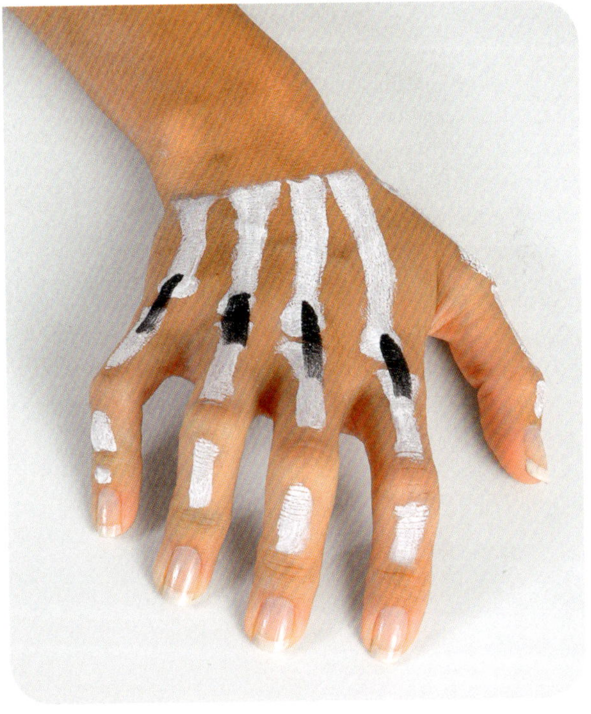

Verkrampft.
Krallenhand, der Gewölbebogen ist zusammengebrochen, die Grundgelenke werden fehlbelastet. Den Fingern fehlt der stützende C-Bogen, die Sehnen (schwarz) springen hervor.

Übung Handwelle: Energien fließen lassen

Ziel. Mobilisation der Hand für die Grundfunktionen Greifen und Loslassen.

Start. Setzen Sie sich an einen Tisch. Ein Stuhl mit Armlehne tut's auch. Legen Sie die rechte Hand mit der Handfläche nach unten flach auf die Tischplatte, der Mittelfinger liegt gerade in der Verlängerung des Unterarms.

Aktion. Rollen Sie nun den Daumenballen und Kleinfingerballen in einem weiten Bogen zueinander ein, sodass die fünf Handknöchel zu einem C-Gewölbebogen aufgespannt werden. Stellen Sie sich als Hilfe vor, dass sich unter Ihrer Handfläche ein kleiner Luftballon aufbläst. Daraus ergibt sich die Form der Kugelhand. Die Finger heben von der Unterlage leicht ab. Jetzt lassen Sie Daumen und kleinen Finger wieder auseinander gleiten, das Gewölbe senkt sich, wird wieder flach, die Muskulatur entspannt sich. Die Kugelhand wird wieder zur Tellerhand. Wiederholen Sie diese Bewegung rhythmisch, bis daraus eine harmonische Wellenbewegung entsteht.

Kontrolle. Der C-Bogen soll schön gleichmäßig sein, der Daumen ist dabei abgespreizt, nicht angelegt. Das Daumenende darf nicht aus der Reihe tanzen! Daumen und kleiner Finger rollen sich zueinander ein. Achten Sie auf die Stellung Ihres Handgelenks, kein Abknicken zur Kleinfingerseite, die Mittelfingerachse sollte in Verlängerung des Unterarms verlaufen.

Dosierung. 3–5 Minuten täglich.

Blitzübung. Suchen und errichten Sie die Handwelle beim Essen mit der Hand auf einer Serviette, beim Telefonieren, überall, wo Sie eine Hand frei haben.

Handwelle.
Oben: Ausgangsposition ist die entspannte Tellerhand mit ganz leichtem Gewölbe, der verebbten Welle (Längsbogen).

Unten: Kugelhand mit aufgespanntem Längs- und Querbogen am höchsten Punkt der Handwelle.

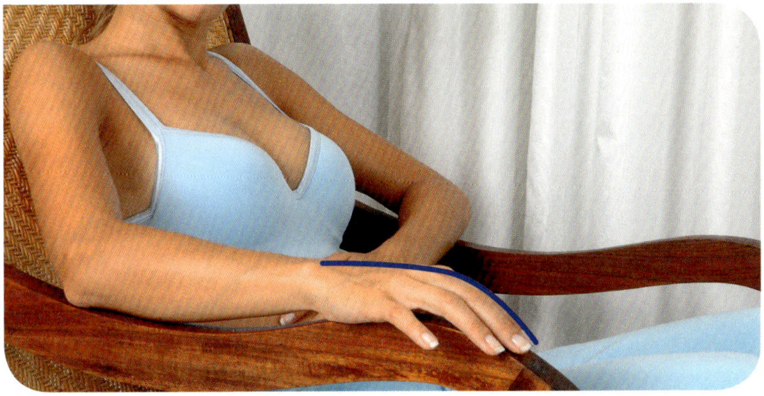

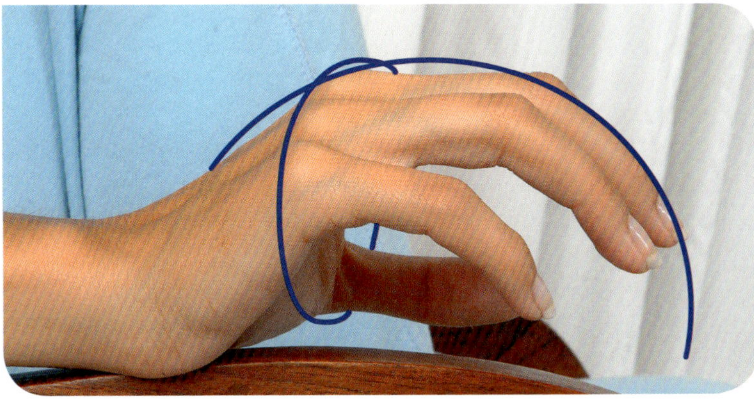

Fehlstellungen.
Oben: Das Daumengelenk ist nicht abgespreizt, verkriecht sich unter der Hand und verhindert so den gleichmäßigen C-Bogen.

Unten: Das Handgelenk ist in Richtung Kleinfinger abgewinkelt, der Mittelfinger orientiert sich nicht mehr an der Position des Unterarms.

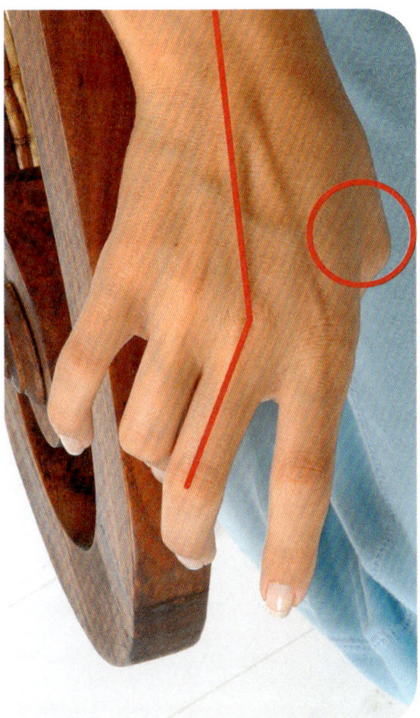

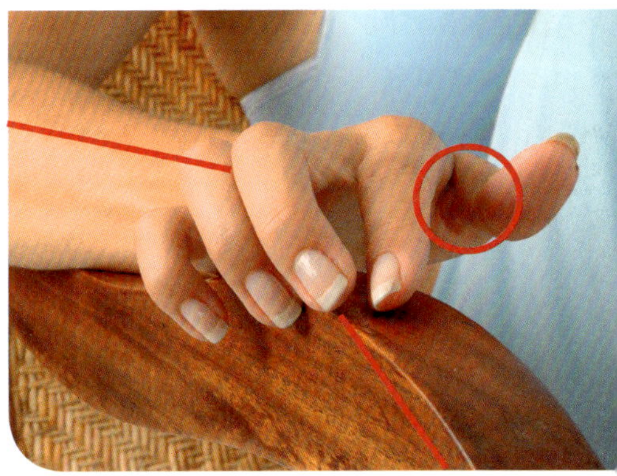

Übung Fingerraupe: Natürliche Choreografie zum Loskrabbeln

Ziel. Kräftigung der Handmuskulatur für sichere Greif-, Halte- und Stützfunktion.

Start. Setzen Sie sich an einen Tisch, eine oder beide Hände gerade und flach auf die Tischplatte legen.

Aktion. Drücken Sie bei leicht gebeugten Fingergelenken alle Ihre Fingerkuppen sanft auf die Tischplatte. Rollen Sie nun Daumen- und Kleinfingerballen wieder zu einem schönen Bogen ein und ziehen Sie gleichzeitig Ihre Handwurzel Richtung Fingerkuppen. Das Handgelenk ist so ein Stück vorwärts »gekrochen«. Die Finger gleiten auf dem Tisch jetzt wieder locker nach vorn, bis die Hände wieder flach auf dem Tisch liegen. Die Bewegung beginnt wieder bei den Fingerkuppen, die Kraft kommt aus der tiefen Handmuskulatur, nicht aus den Fingern: also verankern auf der Tischplatte – Bogen spannen – Handwurzel nachziehen – Hand entspannen – Finger nach vorn lang ausstrecken. Denken Sie an die Bewegung einer Raupe angesichts eines knackigen Blattes, das vor ihr liegt. Versuchen Sie es zuerst mit einer Hand, dann mit beiden gleichzeitig.

Kontrolle. Der C-Bogen sollte während der Raupen-Bewegung nicht verloren gehen, Daumen ist schön abgespreizt und eingerollt. Nicht zu viel Kraft anwenden. Die Finger sind locker gebeugt, nicht gekrallt, aber auch nicht überstreckt. Die Beugung findet in den Grundgelenken statt.

Dosierung. 3–5 Minuten täglich.

Variante. Lassen Sie nur eine Raupe ziehen. Geben Sie mit der anderen Hand Widerstand, indem Sie diese über die Raupe legen und sie am Wegkrabbeln mehr oder weniger stark hindern. Halten Sie die korrekte Haltung und Bewegung unter erschwerten Umständen.

Blitzübung. Lassen Sie Ihre Finger zum Telefon »raupen« oder auf den Oberschenkeln während der Werbung beim Fernsehen. Finden Sie Ihre ganz persönlichen Krabbelmomente im Alltag.

Loskrabbeln. Fingerraupe unterwegs! Oben: In Streckung vorwärts mit der Tellerhand.

Unten: Schubkraft holen mit gebeugten Fingergrundgelenken und dynamischer Kugelhand. Die gestreckten Finger ziehen die Hand vorwärts.

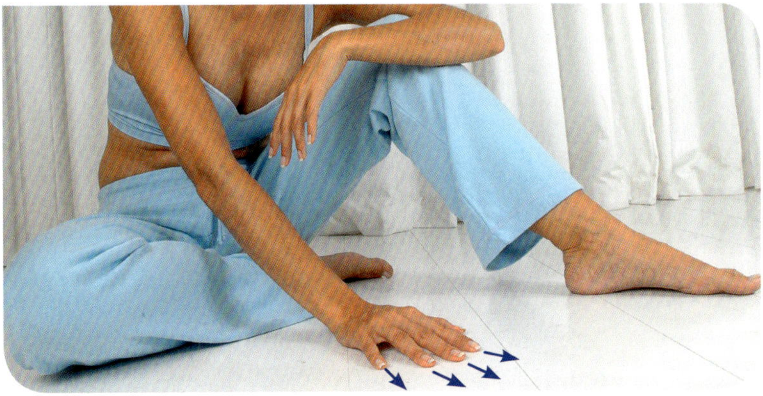

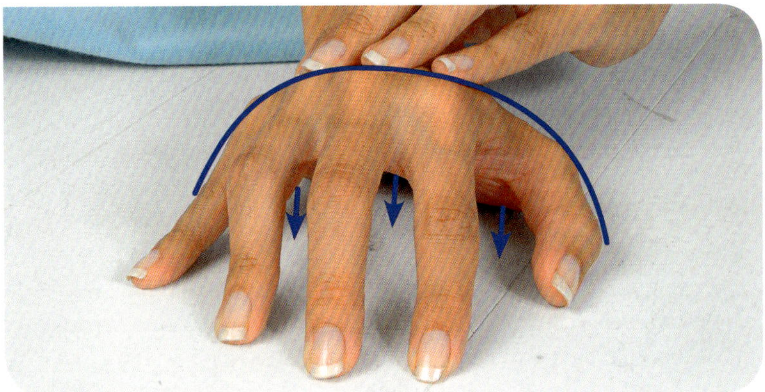

Schummeleien. Ob mit oder ohne Widerstand, vermeiden Sie »Flüchtigkeitsfehler«.

Oben: Daumen eingeknickt (Kreis), anstatt harmonisch und weit abgespreizt.

Unten: Die Finger krallen. Sie sollen gestreckt bleiben, mit deutlicher Beugung in den Grundgelenken.

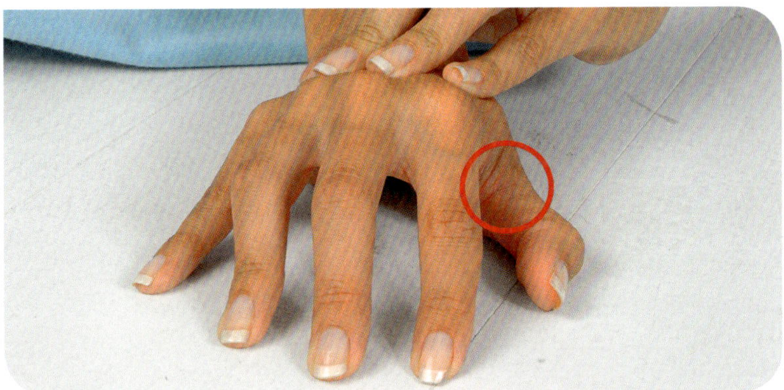

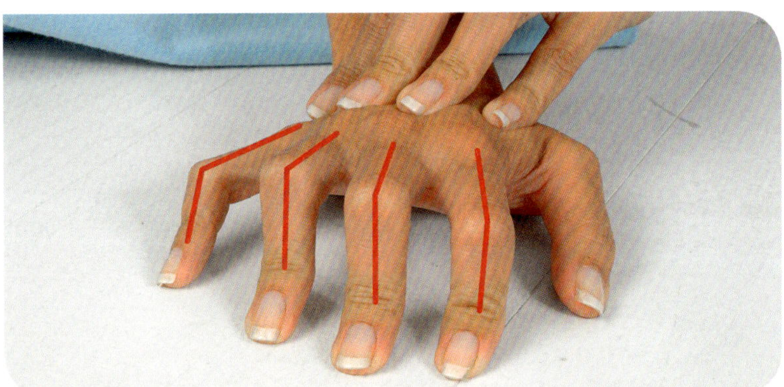

Übung Piano: Chopins Etüden harmonisch auf dem Laptop

Ziel. Koordinierter Einsatz Ihrer Hände und Finger im Alltag, Wechselspiel zwischen Kugel- und Tellerhand.

Start. Setzen Sie sich an einen Tisch, wie ein Pianist an den Flügel. Die Hände ruhen auf den unsichtbaren Tasten.

Aktion. Zuerst konzentrieren Sie sich nur auf eine Hand, dann nehmen Sie auch die zweite hinzu. Fünf Töne rauf, fünf Töne runter. Versuchen Sie mit leicht gebeugten und lockeren Fingern zu spielen. Achten Sie darauf, dass der Gewölbebogen in der Hand gut sichtbar ist und Sie nicht mit Krallenfingern üben. Wagemutige spielen die Tonleiter mit dem Fingerwechsel schier endlos rauf und runter!

Kontrolle. Der Mittelfinger muss immer in der Verlängerung des Unterarms bleiben. Vermeiden Sie, dass die Hand auf die Seite des Kleinfingers abwinkelt. Knickt die Hand nach außen weg, wird das Handgelenk auf der Außenseite gestaucht, auf der Innenseite überdehnt. Beides erzeugt Stress. Immer darauf achten, dass der Handbogen erhalten bleibt und nicht eine Platthand mit Krallenfingern daraus wird. Besonders unter Belastung ist es wichtig, dass der Bogen nicht einbricht. Speziell das Daumengrundgelenk knickt gern ein, wird durchgedrückt, überstreckt und damit überbelastet. Schauen Sie sich also ganz genau auf die Finger!

Dosierung. 5 Minuten täglich; unter Druck 1 Minute.

Variante 1. Vom Klavierspiel zur Druckpunktmassage: Eine Hand macht eine Kugelhand und massiert mit den Fingern den Oberschenkel. Den Druck nur so stark aufbauen, dass das Quergewölbe harmonisch bestehen bleibt.

Variante 2. Simulieren Sie mit der Handfläche zum Gesicht gedreht das Öffnen und Schließen einer Blüte. Üben Sie dabei die korrekte Opposition mit dem abgespreizten Daumen.

Blitzübung. Das feine Trommelspiel der Finger – unmittelbar bevor Sie im Büro den Telefonhörer abnehmen oder zum Schreiben ansetzen, überall.

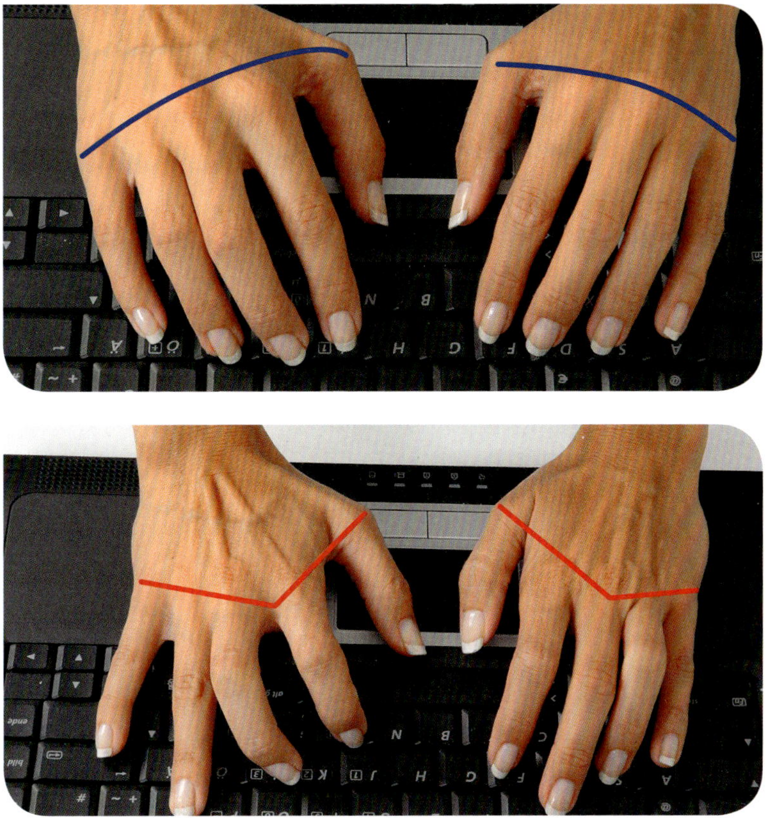

Tasten-Testen. Oben: Harmonischer C-Bogen, das Fingerspiel bleibt flexibel, locker und treffsicher.

Unten: Der C-Bogen ist eingebrochen, die Sehnen auf dem Handrücken treten deutlich hervor, Überlastung droht.

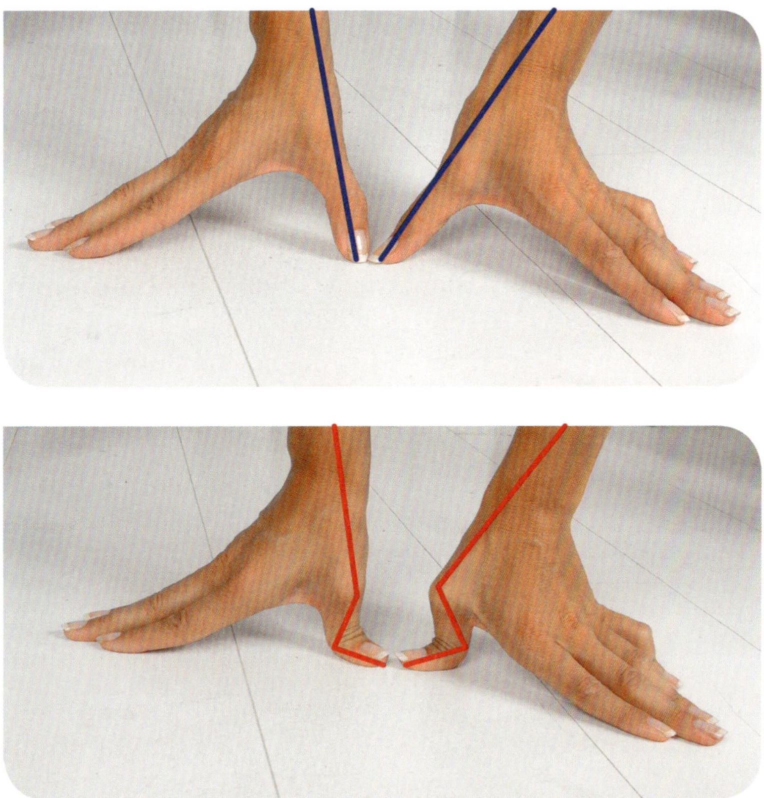

Zusammenbruch. Oben: Auch unter Druck bleiben die Daumenachsen stabil, die Gewölbe stark und die Funktion elegant.

Unten: Daumenfehlstellung, unter Belastung brechen die Daumengrundgelenke förmlich zusammen.

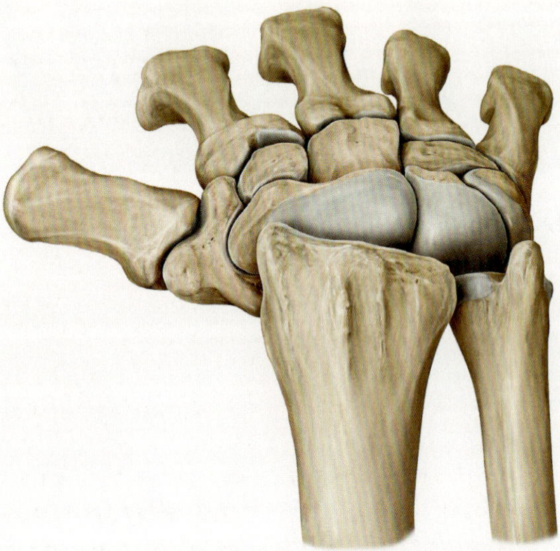

Das Handgelenk

Relaisstation für intelligentes Handeln. Subtile Stabilität: Nur ein exakt koordiniertes Handgelenk kann die Kraft des Arms wohldosiert an die Hand weiterleiten. Das erfordert eine präzise Platzierung.

Die Bedeutung des Handgelenks ist zentraler als oft angenommen: Hand und Handgelenk können nur minimal selbstständig drehen. Fast alle Drehung kommt aus Schulter und Arm. Ein gewaltiges Kraftpotenzial für die verhältnismäßig kleinen und zierlichen Handgelenke. Sie müssen Kräfte koordinieren, kanalisieren, abfangen und verteilen. Dazu kommt, dass eine große Anzahl Muskeln, Sehnen, Bänder, Nerven und die ganze Blutversorgung durch den schmalen Kanal führen. Das erfordert eine extrem hohe Spezialisierung, um das Gleichgewicht zwischen Beweglichkeit und Stabilität der Handgelenke zu finden. Ihnen kommt im Alltag, im Handwerk, im Sport und in der Musik entscheidende Bedeutung zu. Bewusst wird uns dies meist erst, wenn es knackt oder schmerzt. Arbeiten an Mobilität, Stabilität und Sensibilität ist eine Investition in präzises, wohldosiertes Handeln ohne unnötige Verschleißerscheinungen.

Anatomie

Gelenkstruktur: »Ärmelkanal« als Engpass für Nerven und Sehnen

Handwurzelknochen und die Vorderarmknochen Elle und Speiche bilden das Handgelenk. Auf der Daumenseite befindet sich die Speiche, auf der Kleinfingerseite die Elle. Das Handgelenk besteht aus zwei Gelenkreihen: die erste zwischen Unterarmknochen und Handwurzel, die zweite zwischen der ersten und der zweiten Handwurzelreihe. Hier verläuft die Grenze zwischen Unterarmknochen und Handwurzel. Diese knöcherne, gut sicht- und spürbare quer laufende Linie dient als willkommene Orientierungshilfe beim Beobachten. Genau an dieser Stelle des Handgelenks verläuft in der Tiefe der Karpaltunnel (Seite 132). Ein Engpass unter den Handwurzelknochen, durch den verschiedene Sehnen und ein druckempfindlicher Hauptnerv führen. Bricht das Handgewölbe mit seinem C-Bogen zusammen, kommen Nerven und Bänder im Karpaltunnel in arge Bedrängnis.

Ruhestellung: Gute Koordination entlastet den Engpass

Fleißige Hände brauchen Ruhe: Der Ruhestellung des Handgelenks kommt deshalb eine große Bedeutung zu. Die optimale Ruhestellung im Handgelenk ist erreicht, wenn der Mittelfinger in exakter Verlängerung der Unterarm-Längsachse steht. Das Handgelenk ist leicht gestreckt mit einem ungefähren Winkel von 30 Grad zwischen Handrücken und Unterarm. Die Hand selbst ist kugelig, die Fingergrundgelenke gebeugt.

Beuge- und Streckmuskeln: Vier Millionen Jahre alte Fernsteuerung

Im Handgelenk verlaufen viele lange Sehnen auf engstem Raum: die Abspreizer von Daumen und Kleinfinger, die langen Strecker und Beuger sowie in der Tiefe des Gelenks quer bis schräg verlaufende Sehnen für die Wendebewegung der Hand. Das Zusammenspiel der langen Beuge- und Streckmuskeln ist besonders wichtig. Es handelt sich hierbei um kurze Muskeln mit langen Sehnen. Dank ihrer Länge wirken sie wie eine Fernsteuerung, die Hand und Fingern das differenzierte Bewegungsspiel ermöglichen. In Hand und Unterarm ist kein Platz für kräftige Muskelpakete: Die langen Streckersehnen müssen die Kraft aus den Muskelpaketen des Unterarms über Hand- und Fingergelenke bis in die Fingerspitzen transportieren. Kurze Muskeln mit langen Sehnen sind darauf angewiesen, in einem konstanten Längenbereich zu arbeiten. Überstreckte Fingergrundgelenke oder starke Beugung der Handgelenke können dieses ausgeklügelte Zusammenspiel empfindlich stören.

Achterbewegung: Bewegungsintelligenz in drei Dimensionen

Das Handgelenk ist ein klassisches Eigelenk. Die Hand kann sich nach unten beugen, nach oben strecken oder zur Seite neigen. Drehbewegungen finden zwischen Speiche und Elle statt. Zusammengesetzt ergibt dies eine theoretische Kreiselbeweglichkeit. Für das Beweglichkeitstraining sind nicht Kreiselbewegungen, sondern dreidimensionale Achterbewegungen ideal.

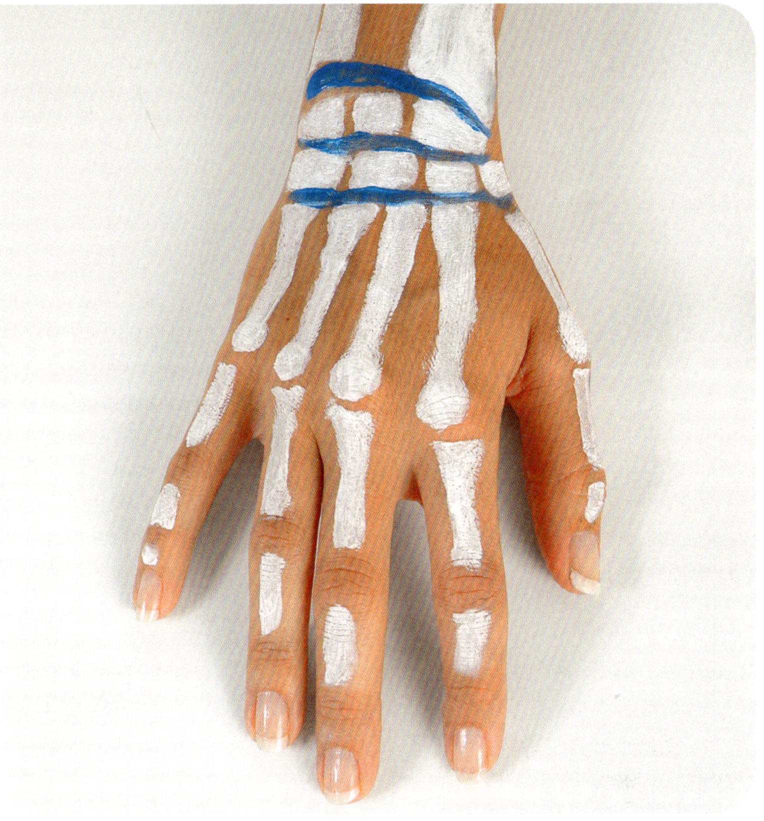

Handskelett. Zwischen den blau eingezeichneten Gelenklinien befinden sich zwei Reihen schalenförmiger Handwurzelknochen. Der perfekte Mix aus Stabilität und Mobilität ist gewährleistet.

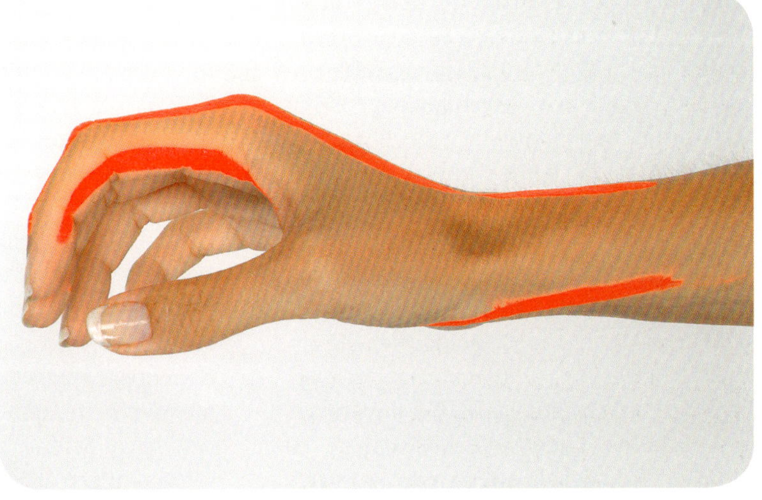

Fernsteuerung. Kurze Muskeln mit langen Sehnen (rot) übertragen die Kraft über die Gelenke bis in die Fingerspitzen; sie sind auf perfekte Platzierung und Steuerung angewiesen. Sonst drohen Entzündungen durch Überbelastung.

Probleme

Schmerzen: Alltag als Risikogebiet oder Trainingsfeld

Handgelenkprobleme sind häufig: Angefangen bei chronischen Sehnenscheiden- und Ansatzentzündungen über schnappende Sehnen bis hin zu akuten Schmerzen bei plötzlicher Überlastung.

Bei intensiver Belastung der Handgelenke ist deren achsengerechter Einsatz mitentscheidend. Am häufigsten kippt die Hand zur Kleinfingerseite ab. Bei Menschen mit beweglichen Gelenken kann es zur schmerzhaften Instabilität der Handgelenke kommen. Die Ursache ist meist schwierig zu ermitteln, denn selten findet sich eine offensichtlich verkürzte Elle oder eine ähnliche klar diagnostizierbare Ursache. Therapie und Selbsthilfe fokussieren auf die Korrektur von Fehl- und Überbelastungen. Offensichtlich ist dies im Karate – für das Handgelenk eine Frage des Überlebens – weniger augenfällig, aber mittel- und langfristig ebenso wichtig im Tennis, am PC, beim Krafttraining oder Instrumentenspiel.

Ein weiteres häufiges Überlastungsproblem ist das Handgelenk-Ganglion: Eine zystische Ausstülpung der Gelenkkapsel, die als kugelig-pralle Vorwölbung im Handgelenkbereich in Erscheinung tritt. Beschwerden und Auftreten können sehr wechselhaft sein. Die Therapiemöglichkeiten sind begrenzt, bei starken Beschwerden kommt meist die Handchirurgie zum Einsatz. Wichtig ist eine genaue Diagnose: Handgelenkprobleme haben ihre Ursache oft in der unkoordinierten Armbewegung und noch häufiger in der Schulter.

Karpaltunnel: Nerven unter Platzmangel

Das Karpaltunnel-Syndrom äußert sich als nächtliche Missempfindung vor allem von Daumen, Zeige- und Mittelfinger. Mit der Zeit können die Schmerzen bis in den Ellbogen ausstrahlen. Sogar Lähmungen und Muskelschwund lassen sich beobachten. Unterschiedlichste Ursachen können möglich sein: Schrumpfung des Querbandes über dem Karpaltunnel, hormonelles Ungleichgewicht speziell der Schilddrüse oder bei Frauen im Klimakterium, chronische Überlastung der Beugesehnen und anderes mehr. Fest steht, dass der Nerv, der durch den Karpaltunnel hindurch muss, Platzprobleme bekommt, vor allem wenn das C-Gewölbe der Hand abgeflacht ist. Der Tunnel wird zu eng. Die Diagnose wird durch die Messung der Nervenleitfähigkeit gesichert. Die Therapie: Durch dreidimensionale Achterbewegung im Handgelenk versucht man, Platz zu schaffen. Zudem werden Fehlbelastungen identifiziert und korrigiert. Lassen sich die Beschwerden so nicht in den Griff kriegen, kommt die Handchirurgie zum Einsatz.
Der Eingriff bringt fast immer wesentliche Erleichterung. Nach einer Operation müssen richtige Bewegungsmuster erlernt werden. Nebenbei bemerkt: Wie überall ist es auch hier das Beste, sinnvolle Bewegung zu erlernen, bevor Schmerzen und Bewegungseinschränkungen auftreten.

Probleme. Schwarz eingezeichnet die häufigsten Probleme an typischen Lokalisationen der Handgelenke. Neben Sehnenscheidenentzündung (4) sind es Ganglien (1), also Ausstülpungen der Gelenkkapseln, Verstauchungen (2) und Brüche (3).

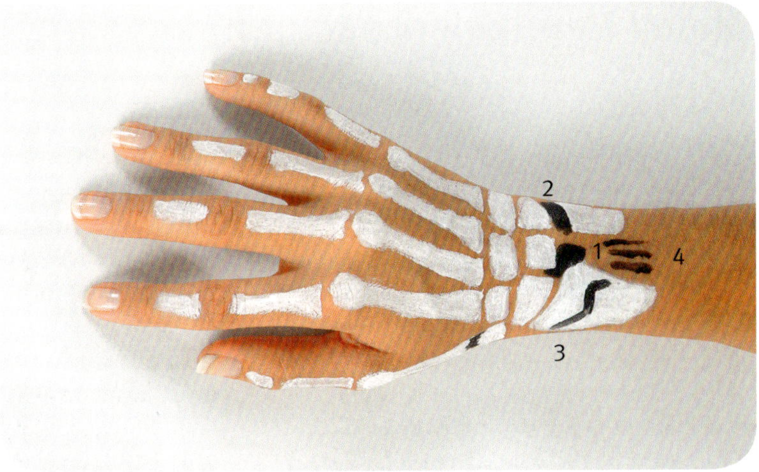

Karpaltunnel-Syndrom. Zahlreiche Sehnen und ein Hauptnerv verlaufen durch einen engen knöchernen Tunnel. Platzmangel (schwarz) führt zum typischen Schmerz des Karpaltunnel-Syndroms.

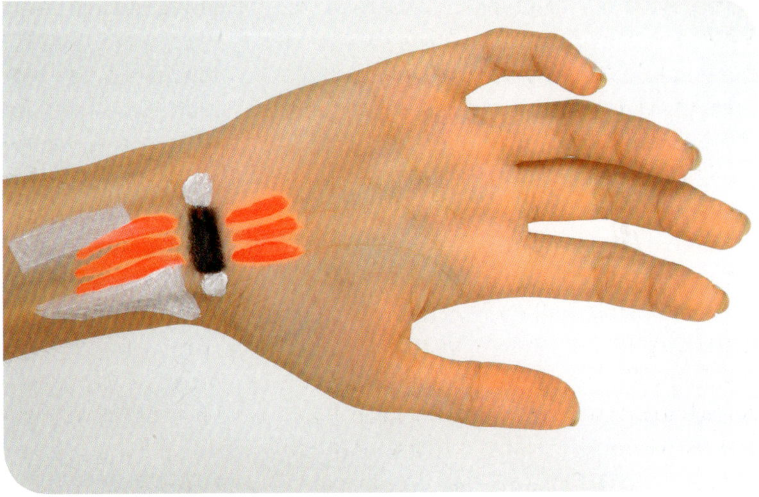

Übung Handgelenksachter: Kommen Sie ins Rudern!

Ziel. Dreidimensionale Mobilisierung der Handgelenke.

Start. Setzen Sie sich an einen Tisch. Umfassen Sie einen Bleistift oder einen Stab mit der rechten Faust, damit diese aussieht wie ein Hähnchen am Grillspieß. Halten Sie den rechten Unterarm mit der linken Hand unmittelbar hinter dem Handgelenk fest. Unterarm und Mittelfinger bilden eine gerade Linie. Das Handgelenk ist leicht gestreckt. Zwischen Unterarm und Handrücken bildet sich ein Winkel von 20–30 Grad. Vergessen Sie nun das Hähnchen und stellen Sie sich vor, die Hand sei ein Kajak-Boot, der Bleistift das Paddel.

Aktion. Bewegen Sie nun den Bleistift so, als wollten Sie damit rückwärts paddeln. Die Hand zieht zur Daumenseite rüber und dreht gleichzeitig die Faust etwas nach oben in eine sogenannte Supination, dann geht es umgekehrt zur Kleinfingerseite plus Drehung in die Gegenrichtung, in die Pronation. Nützen Sie das gesamte Ausmaß an Beweglichkeit in Ihrem Handgelenk. Es entsteht eine harmonische Achterbewegung im Handgelenk, die Enden des Bleistifts beschreiben dabei rückwärts laufende kleine Kreise.

Kontrolle. Achtung: Die Handgelenksstellung ist enorm wichtig, sonst ist die Übung sinnlos bis belastend. Erstes Muss: In der Ausgangsstellung befindet sich der Mittelfinger in Verlängerung zum Unterarm. Die Hand darf nicht zur Kleinfingerseite abknicken. Zweites Muss: Die Schlaufen möglichst rund und gleichmäßig ausführen, »Kurven schneiden« ist verboten, weil die 3D-Bewegung verloren geht und das Handgelenk in die eingeschränkte Beweglichkeit trainiert wird.

Dosierung. 3–5 Minuten täglich.

Variante. Die Bewegung unter Zug eines Therabandes ausführen. Paddeln Sie auch mal vorwärts!

Blitzübung. Mit etwas Übung können Sie diesen Gelenksachter ohne Bleistift mit einem imaginären Paddel trainieren. Mit noch mehr Übung probieren Sie die Bewegung bei Alltagsarbeiten aus, beispielsweise beim Spiegelputzen mit einem Lappen. Das ist die hohe Schule der Integration.

Paddelbewegung. Die Achterbewegung im Sinne von Rückwärtspaddeln schöpft die volle Streck-Bewegungsfreiheit im Handgelenk aus.

Links: Maximale Paddelbewegung mit großer Schlaufe daumenseitig.

Rechts: Maximale Bewegung mit kleiner Schlaufe kleinfingerseitig.

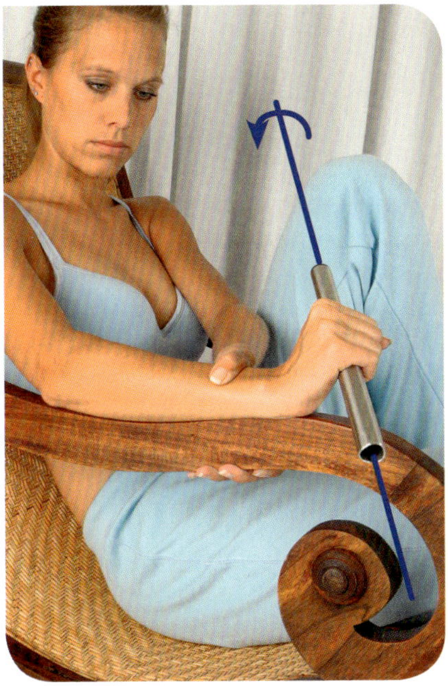

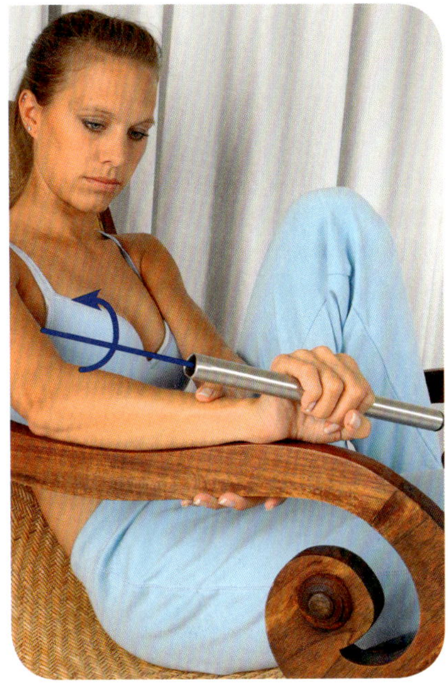

Vermeiden. Oben: Kein »Kurvenschneiden«! Die andere Hand kann die Bewegung anleiten.

Unten: Zu viel Spannung in Arm, Hand und Schulter führt zu Verkrampfungen, speziell, wenn die Achterbewegung gegen den Widerstand des Therabandes geübt wird.

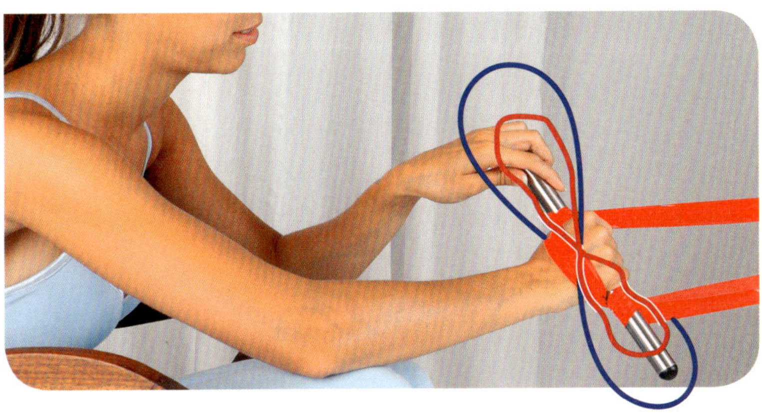

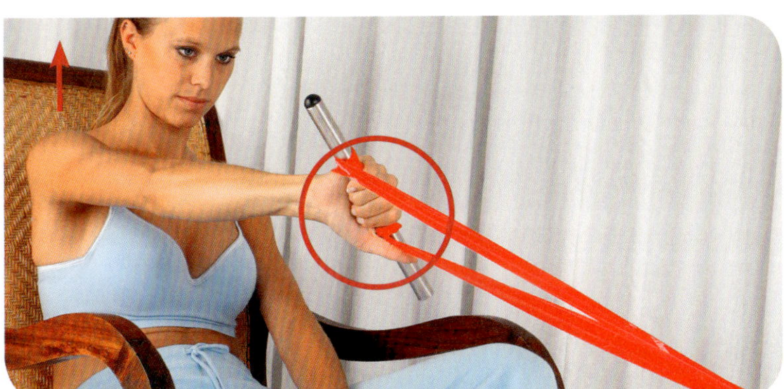

Übung Stabilo: Time-out für den Allerwertesten

Ziel. Stabilisation im Handgelenk bei Stützfunktionen.

Start. Setzen Sie sich auf einen Stuhl oder einen Sessel, idealerweise mit ganz leichter Polsterung. Mit gestreckten Armen stützen beide Hände neben dem Körper auf die zweiten und dritten Handknöchel. Unterarm und Handrücken bilden eine gerade Linie; die Hand ist zur lockeren Faust geschlossen. Der Daumen ist außerhalb der Faust und locker gebeugt.

Aktion. Stützen Sie sich kräftig auf beide Handknöchelbogen ab, bis sich das Gesäß leicht von der Sitzfläche abhebt. Diese Position einige Sekunden halten, dann wieder langsam loslassen. Die Bewegung einige Male wiederholen.

Kontrolle. Kein Knick im Handgelenk, weder zur Kleinfingerseite noch zur Handfläche hin: Das würde eine Seitbeugung im Handgelenk bedeuten, die für diesen Präzisionsschlag ganz verkehrt wäre. Die korrekte Daumenstellung ist wichtig: Der Daumen ist locker gebeugt und integriert. Weder wegstrecken, noch überstrecken und schon gar nicht in die Faust zwängen. Dort gehört er grundsätzlich nur zum glückspendenden Daumendrücken hin!

Dosierung. 20 Wiederholungen täglich.

Variante. Beim Karateschlag ist in etwa die gleiche Handgelenksstellung wichtig: Den Schlag mit stabilisiertem Handgelenk und gerader Handgelenksachse ausführen. Für Nicht-Karate-Fans lässt sich die Bewegung in Zeitlupe nachvollziehen: elegant-dynamische Bewegungsabläufe im Stil des fernöstlichen Schattenboxens.

Blitzübung. Wo immer Sie sitzen, z. B. am Schreibtisch: zwischendurch kurz mal »hochstützen«.

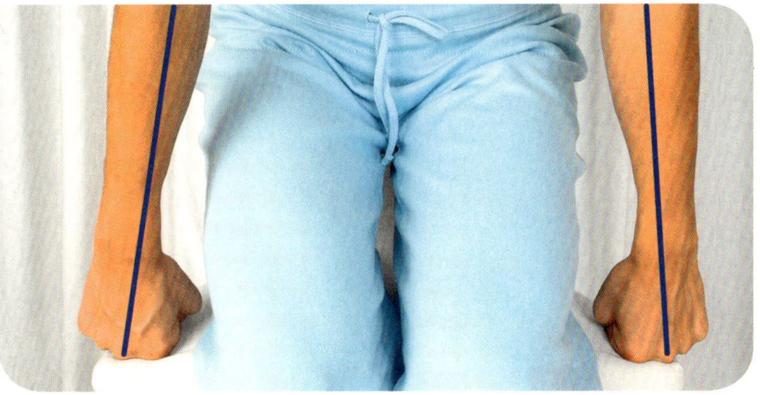

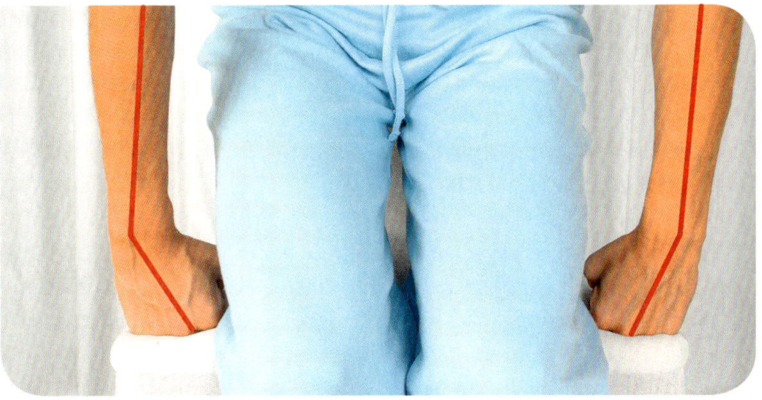

Kräftigend.
Oben: Handknöchelstütze mit korrekter Handgelenksachse.

Unten: Abgeknickte Handgelenke unbedingt vermeiden!

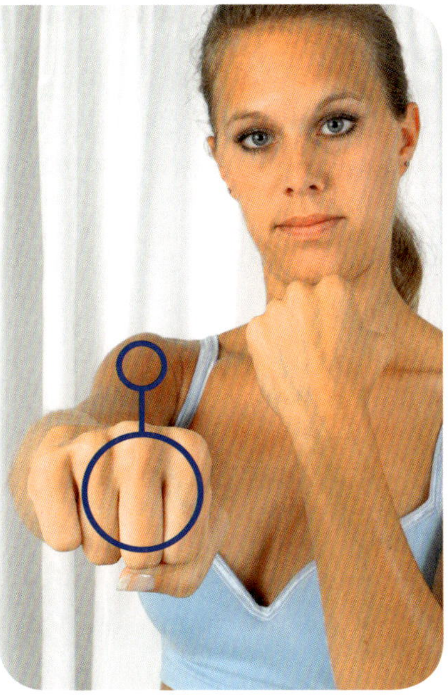

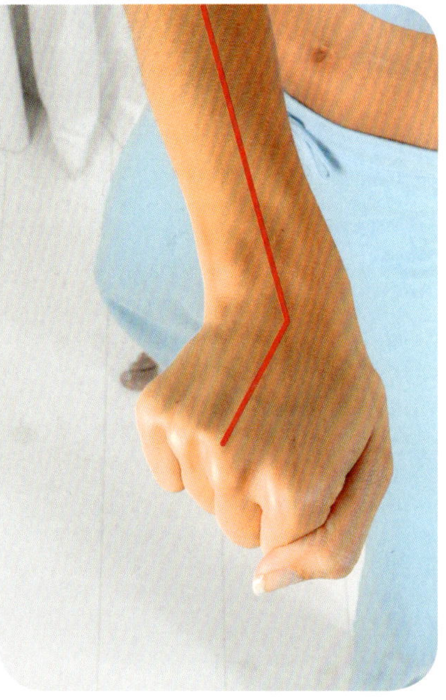

Karate.
Links: Korrekte Position des Handgelenks in der Verlängerung von Schulter und Arm.

Rechts: Abgewinkelte Hand – ein solcher Schlag richtet sich gegen das eigene Handgelenk. Verletzungsgefahr!

Übung Sensogriff: Der Griff mit Pfiff

Ziel. Richtige Koordination beim Greifen und Berühren. Es geht um eine bewusste Bewegungsausführung, um Wahrnehmung und um das subtile »Korrigieren« während der Bewegung.

Start. Sie sitzen auf einem Hocker vor einem Tisch, die Hand greift nach einem Glas.

Aktion. Die rechte Hand ist leicht geöffnet. Bewegen Sie Ihre Hand jetzt zum Glas. Das Glas umgreifen und vom Tisch hochheben. Spüren Sie dabei die Intensität und Qualität Ihres Berührungsdrucks mit dem Glas. Das Glas sollte locker und doch fest gehalten werden. Die »Kraft ohne Anstrengung« kommt dabei aus dem Inneren der Hand, nicht aus dem Krallen der Finger. Beteiligt sind vor allem die kurzen Handmuskeln, nicht die langen Fingerbeuger. Halten Sie das Glas mit Hand und Fingern im Teamwork, nicht nur mit den Fingern. Auch hier bildet der Daumen zusammen mit den anderen Fingern einen gleichmäßigen dreiviertelkreisrunden C-Bogen.

Kontrolle. Die Finger sind locker und sensibel steuerbar, nicht gekrallt. Dieser Griff wäre unangenehm, ungezielt und unsensibel. Die ganze Hand umschließt das Glas mit sanftem, kontrolliertem Druck. Der Druck muss angepasst sein, nicht zu wenig, aber auch nicht zu viel Kraft hineinlegen. Zu viel gefährdet je nach Material nicht nur das Gefäß in der Hand: Auf Druck folgt Gegendruck. Die Kraft wird vom Glas »reflektiert« und in die Hand zurückgeleitet. Verkrampfungen sind die Folge. Zu wenig Druck gibt unsicheren Halt. Die Konsequenzen sind offensichtlich: Die Steuerung wird instabil, unter dem Wackelgriff gibt's Geklecker, Flecken und im gesteigerten Fall Scherben!

Dosierung. 3–5 Minuten täglich.

Variante. Achten Sie beim Applaudieren auf den C-Bogen beider Hände: Der Klang wird so tiefer und voller.

Blitzübung. Bei jeder Begrüßung, bei jedem Handschlag auf angenehme Greifqualität achten.

Teamarbeit.
Das Greifen ist ein Zusammenspiel von Hand und Fingern.

Oben: »Ansteuern« mit offenem, weichem Bogen.

Unten: Die kurze Handmuskulatur sorgt für einen kräftigen, lockeren und sicheren Griff.

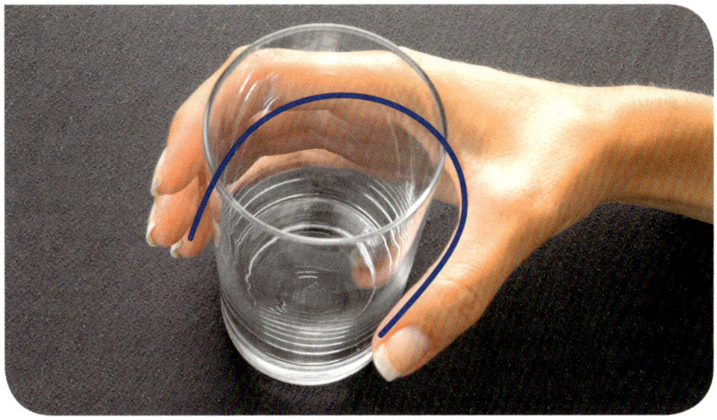

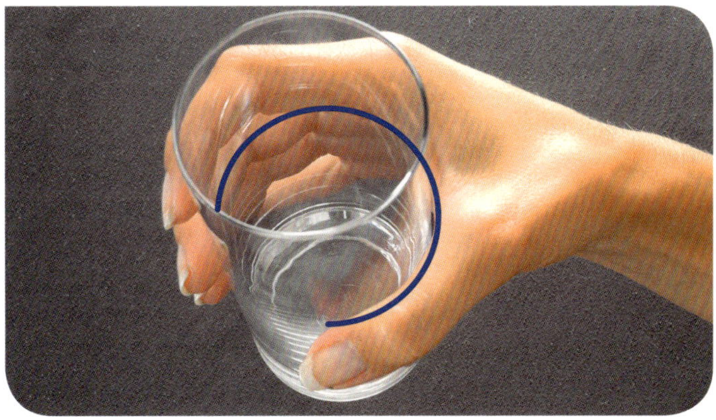

Vermeiden.
Oben: Die Fingerspitzen »klauben« ohne Mithilfe der Hand nach dem Glas.

Unten: Überschüssige Kraft wird vom Glas wieder in die Hand geleitet – Druck erzeugt Gegendruck. Verkrampfungsgefahr!

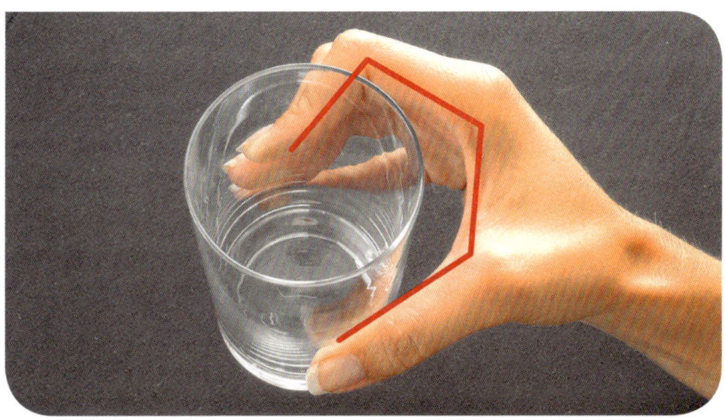

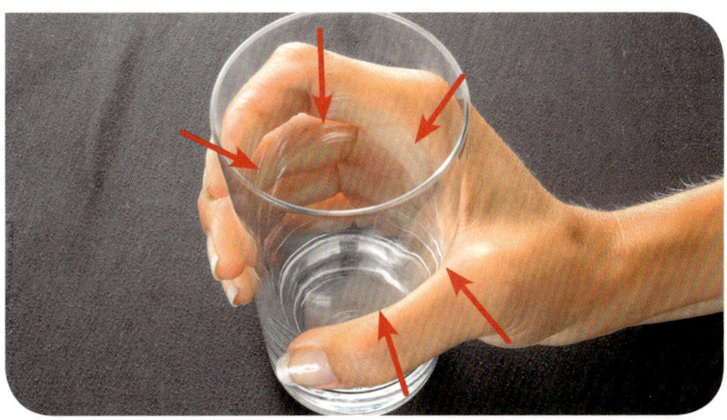

Mit Rückgrat durchs Leben

Das Kreuz ist die knöcherne Kreuzung in der Mitte des Körpers. In der Waagerechten das Becken, in der Senkrechten das Rückgrat. An Kreuzungen ist besondere Vorsicht geboten.

Wer kennt es nicht, das Kreuz mit dem Kreuz. Der untere Rücken gehört zu den schmerzanfälligsten Körperregionen. Die meisten Menschen leiden hin und wieder an Kreuzschmerzen, etwa nach einem langen, anstrengenden Arbeitstag. Andere sind täglich von Rückenschmerzen betroffen.

Die Aufrichtung des Menschen fordert ihren Tribut. Was ist los mit dem unteren Rücken? Ist er eine Fehlkonstruktion, der ultimative Schwachpunkt der Evolution? Nein! Im Gegenteil – das Kreuz müsste nur besser verstanden werden! In diese Richtung hat die Gesundheitsförderung seit längerer Zeit gearbeitet. Mit Rückenschulungen und Aufklärungsarbeit wird die Öffentlichkeit auf den richtigen, intelligenten Gebrauch des Rückens aufmerksam gemacht. Zu oft wird er noch als »Patient« angeschaut, nicht als das, was er eigentlich ist: einfach genial! Wer mit Rückgrat durchs Leben will, muss drei Faktoren beachten. Erstens, das Wohlergehen des Kreuzes wird genetisch mitbestimmt, vererbte Stärken und Schwächen müssen berücksichtigt werden. Zweitens spielt der alltägliche Gebrauch eine entscheidende Rolle und drittens ist Ihre persönliche Einstellung eine ganz wesentliche und beeinflussbare Komponente. Mit Knowhow und der persönlichen Entscheidung, den Alltag »Kreuz-freundlich« zu gestalten, können Sie viel mehr beeinflussen, als Sie glauben: Lernen Sie Ihren Rücken neu kennen und schätzen!

Vorsicht. Bevor Sie mit den Übungen für ein stabiles Kreuz beginnen, sollten Sie bitte klären, ob bei Ihnen mögliche Gegenanzeigen bestehen. Falls Sie sich in diesem Punkt nicht sicher sind, suchen Sie einen Arzt Ihres Vertrauens auf und besprechen mit ihm die Frage. Generell gilt Vorsicht bei: Rückenproblemen.

Schmerzen. Bei richtig ausgeführten Dehnübungen macht sich leichter Zugschmerz in der Dehnposition bemerkbar. Bei gutem Gesundheitszustand darf mit dieser Grenze gespielt werden, solange das Ziehen nicht ruckartig zunimmt, sondern langsam gesteigert wird. Muskelkater am nächsten Tag ist in Ordnung.

Stabiles Kreuz

Veranlagung ist angeboren, doch der alltägliche Gebrauch kann nachhaltig beeinflusst werden. Und wie! Kommen Sie Ihrem Kreuz auf die Spur.

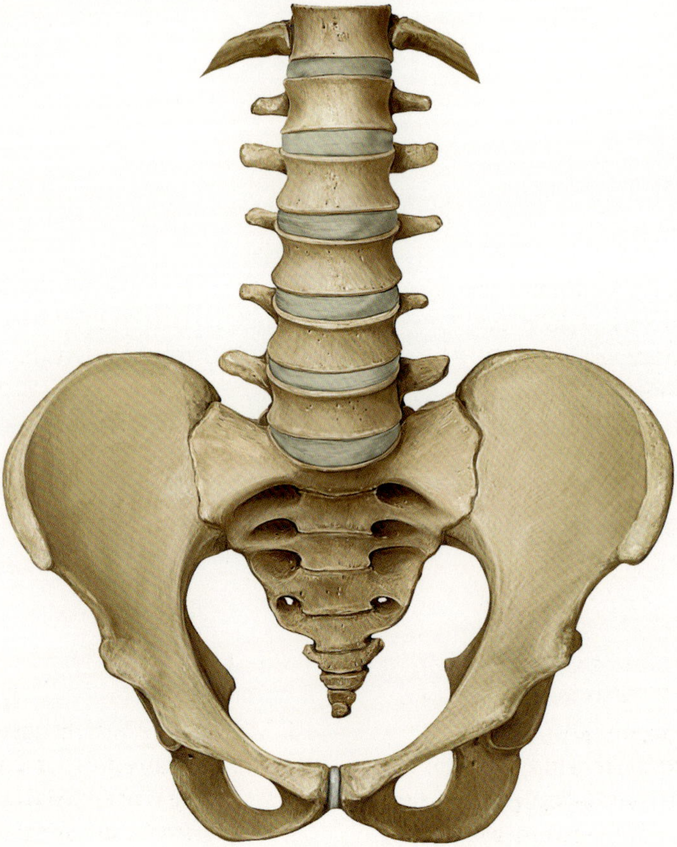

Das Kreuz

Lernen Sie Ihre Lendenwirbelsäule (LWS) besser kennen und erfahren Sie, wie sie »tickt«. Wer die Regeln kennt, fährt in der Regel besser und senkt das Unfallrisiko.

Das Kreuz trägt seinen Namen in doppelter Hinsicht zu Recht. Die Wirbelsäule mündet in der Mitte des Körpers in eine eigentliche Kreuzung. Das Becken liefert die waagerechten Orientierungspunkte, den Querbalken des Kreuzes. Die Lendenwirbel sind der obere Balken, ihm schließt sich mit dem Kreuzbein der untere Balkenteil an – und fertig ist das Kreuz! Horizontal ausgerichtet hält das Becken die inneren Organe in Balance – wie ein Becken eben. Es will schön ausbalanciert und waagerecht gehalten werden, damit nichts ausgekippt wird. An dieser Kreuzung des Körpers wirken verschiedene Kräfte, hier sind Stabilität und Beweglichkeit gleichermaßen gefragt. Hier befindet sich das Kraftzentrum, bei vielen Menschen die breiteste Stelle des Körpers. Das macht verständlich, warum das Kreuz auch besonders anfällig für Beschwerden ist. Intelligente Bewegung wird möglich, wenn Sie verstehen, wie das Kreuz funktioniert, wie es gebaut ist und gebraucht werden will. Denn das Letzte, was ein gesunder Rücken will, ist weniger Bewegung! Zivilisationskrankheit Nummer eins ist Bewegungsarmut. Wir sitzen oder stehen den ganzen Tag – Gehen und Laufen, wie es unsere Vorfahren noch stundenlang täglich taten, ist in unserer Kultur kaum noch gefragt. Umso wichtiger für das Kreuz: Wenn wir uns bewegen, dann richtig!

Anatomie

Lendenwirbelsäule: Schwungvoll hoch gestapelt

Die Wirbelsäule besteht aus 24 einzelnen Wirbeln. Sie lassen sich in drei Abschnitte fassen: die Halswirbelsäule mit sieben grazilen Wirbeln, die Brustwirbelsäule mit zwölf länglichen, drehfreudigen Wirbeln und die Lendenwirbelsäule mit ihren fünf massiven breiten Wirbeln, die der Säule das starke Fundament bieten. Ein Fundament, das selbst in der Bewegung stabil bleiben soll und kann: Von der Lendenwirbelsäule (LWS) sprechen wir, wenn es ums Kreuz geht. Die LWS ist gebaut, um stark zu sein, um Lasten zu tragen. Auch beugen kann sie gut. In der LWS sind die einzelnen Wirbelkörper – entsprechend der klassischen römischen oder griechischen Säulenarchitektur – zylinderförmig und flächig: perfekt zum Aufschichten in die Höhe. Zwischen den Wirbeln findet sich eine Art Bewegungsgelenk und Stoßdämpfung: die Bandscheiben. Auf sie kommen wir im zweiten Teil des Buches zu sprechen.

Doppel-S: Die ausgefeilte Kurventechnik

Betrachtet man die Wirbelsäule von der Seite, erkennt man ihre sanft geschwungene Form: Der Nacken hat eine Wölbung Richtung Hohlnacken und biegt sich nach unten S-förmig in einen leichten Rundrücken. Dem schließt sich ein zweites S an: vom leichten Rundrücken Richtung Hohlkreuz in der Lendenwirbelsäule. Abschließend folgen Kreuz- und Steißbein. Diese natürliche Doppel-S-Form wird gern als Stoßdämpfer missverstanden. Technisch und physikalisch kreuzverkehrt, denn da besteht Knickgefahr! Kein technisches System federt sinnvoll durch Einknicken. Elastisch federn können die Bandscheiben, nicht das Doppel-S.

Beweglichkeit: Guck mal, wer da wirbelt!

Die Wirbelsäule ist auf allen drei Ebenen beweglich. Das macht sie einzigartig! Sie kann sich nach vorn und hinten biegen, nach links und rechts neigen und sie kann sich nach beiden Seiten drehen. Alles zusammen ergibt eine volle dreidimensionale Beweglichkeit; bei Tänzerinnen am schönsten erkennbar. Die Form und Anordnung der Wirbel und ihrer Gelenke ist in allen drei Wirbelsäulenabschnitten unterschiedlich.

Während die Wirbelform der Brustwirbelsäule zum Drehen wie geschaffen ist, sorgen die Gelenkfortsätze in der Lendenwirbelsäule für möglichst wenig Drehmöglichkeit. Diese Aufgabe wird weiter oben erledigt. Die Stärken der Lendenwirbelsäule sind Beugen und Lasten tragen.

Kleine Gelenke: Respekt zahlt sich aus

Die knöchernen Fortsätze der Wirbel bilden Gelenkverbindungen. Sie bestimmen weitgehend die Bewegungsmöglichkeiten. Die kleinen Gelenkflächen der Lendenwirbelsäule stehen senkrecht in der Pfeilebene zueinander. Drehungen sind nur minimal möglich. Die Gelenkflächen verhindern zu viel Drehung wie Leitplanken. Das muss erkannt und respektiert werden! Wird in der Lendenwirbelsäule über Gebühr gedreht, wie es oft im Alltag oder beim Tennis oder Golfen vorkommt, greift dies die kleinen Gelenke an. Dafür sind sie nicht gemacht. Bei wiederholter oder forcierter Drehung in der Lendenwirbelsäule sind Probleme vorprogrammiert. Die Leitplanken werden beschädigt oder schlimmstenfalls durchbrochen. Ganz anders in der Brustwirbelsäule – die Dornfortsätze sind ziegelförmig angeordnet. Die Gelenkflächen stehen in der Stirnebene. Sie lassen Drehung zu, indem sie sich schuppenförmig anordnen und spiralförmig aneinander vorbei gleiten.

Doppel-S.
Links: Doppelte S-Form der Wirbelsäule (1).

Rechts: Die Form der Wirbel ist der Aufgabe des jeweiligen Wirbelsäulenabschnittes angepasst. Massive Lendenwirbel (2) als stabile Säulenbauer, grazile Brustwirbel (3) für viel Beweglichkeit und Drehmomente.

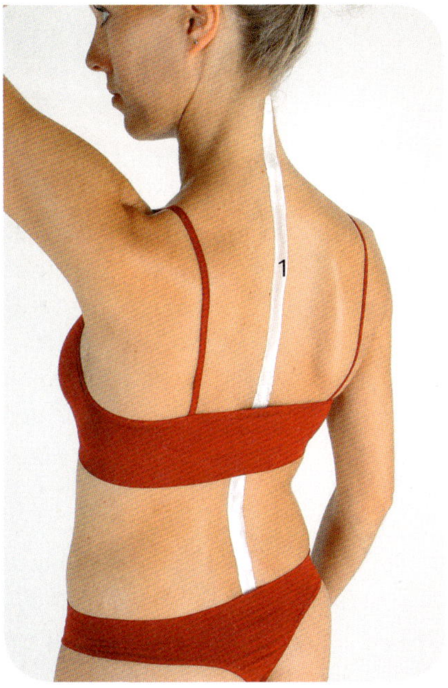

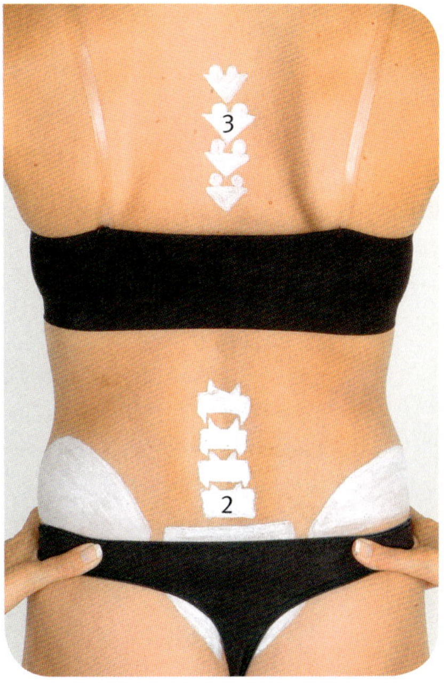

Bewegungsführung.
Links: Stabilität und Beweglichkeit sind die Spezialitäten der gesunden Wirbelsäule.

Rechts: Die Gelenkflächen (1) der Lendenwirbelkörper (2) stehen in der Pfeilebene und dienen der Sicherung und Bewegungsführung.

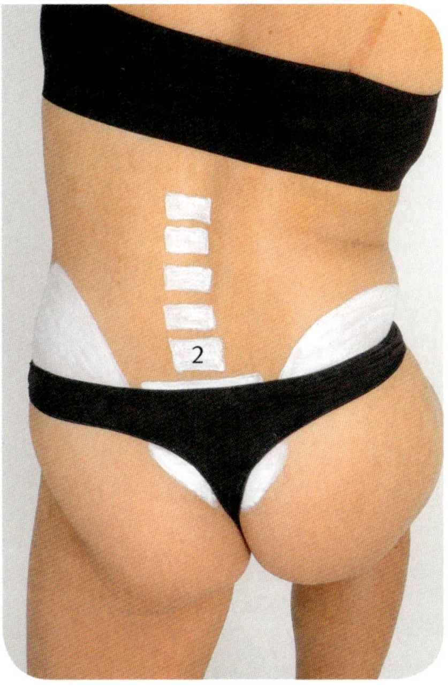

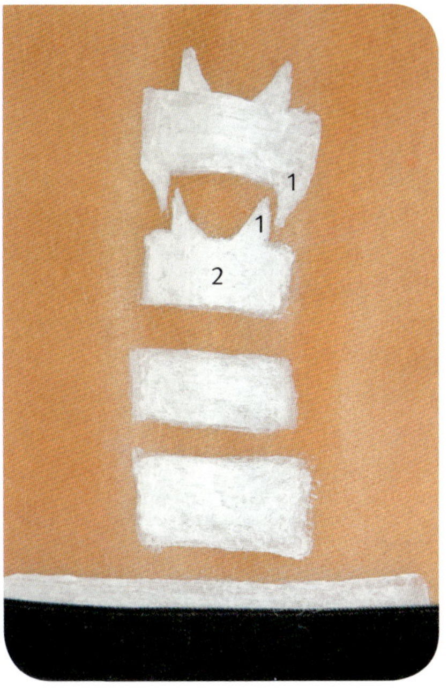

Probleme

Hohlkreuz: Je länger, desto unliebsamer

Das Hohlkreuz ist eine der häufigsten Ursachen für Kreuzbeschwerden. Oft ist es genetisch bedingt, also vererbt. Kinder bis zu ungefähr fünf Jahren haben natürlicherweise ein Hohlkreuz. Mit dem Zahnwechsel und der körperlichen Streckung sollte das Hohlkreuz verschwinden. Oft tut es dies nicht und es kommt vorerst zu einem unechten Hohlkreuz. Ohne gezielte Maßnahmen bleibt die Angewohnheit bestehen, es kommt zum fixierten, zum echten Hohlkreuz mit all seinen unliebsamen Begleiterscheinungen. Die Lendenmuskulatur verkürzt und verspannt sich. Verspannte Muskeln schmerzen über kurz oder lang. Das ist schon unangenehm genug – dazu kommt, dass die gesamte Statik aus dem Lot gerät. Es entstehen Engpässe zwischen den einzelnen Wirbeln, die Bandscheiben werden einseitig belastet, durch die Beschwerden wird die Bewegung möglichst eingeschränkt. Es kommt zum unerfreulichen Rattenschwanz ungünstiger Folgen und Spätfolgen.

Besonders betroffen sind die Gelenkstrukturen. Durch die einseitig nach hinten zusammengezogenen Lendenwirbel drückt der Gelenkfortsatz des oberen Wirbels auf den nächst unteren Wirbelbogen. Das wirkt wie ein Meißel! Auf Schritt und Tritt hämmert der Gelenkfortsatz auf den unten liegenden Knochen, der im übelsten Fall durchbricht. Neben dieser krassen Form des unerwünschten Knochenkontakts gibt es weiter Fehlkontakte zwischen den Wirbeln, die zu Abnutzung und Beschwerden führen.

Flachrücken (Seite 94): Wenn Beweglichkeit fehlt

Der Flachrücken sieht auf den ersten Blick meist stattlich und elegant aus. Doch der gesunde Schein trügt: Der Flachrücken hat seine Beweglichkeit verloren, die große Spezialität, ihre dreidimensionale Beweglichkeit, ist der Wirbelsäule abhandengekommen. Diese Bewegungseinschränkung führt zu ständiger Fehl- und Überbelastung. Irgendwo muss der Körper kompensieren. Besteht der Flachrücken in der Lendenwirbelsäule, muss meist die Brustwirbelsäule mit den Bewegungen kompensieren, die ihr nicht zuträglich sind. Überlastungsschmerzen und Muskelverspannungen sind die schmerzhaften Folgen. Deshalb ist es oft sinnvoll, Kreuzschmerzen nicht im Kreuz, sondern in der Brustwirbelsäule zu behandeln und umgekehrt. Das ist typisch für Rückenschmerzen: Die Schmerzursache ist oft nicht dort, wo es weh tut!

Eine Ursache für Flachrücken im Kreuzbereich können die Bandscheiben selbst sein. Sie sind in der Lendenregion keilförmig angelegt und normalerweise auf der Vorderseite des Wirbelkörpers etwas dicker als hinten. Ist diese Keilform wenig ausgeprägt, geht der natürliche Schwung der Wirbelsäule verloren oder in die verkehrte Richtung. Spiraldynamisch gesehen sind solche Umkehrungen von Schwung- und Drehrichtungen immer unglücklich. Vergleichen Sie es mit den Drehrichtungen von Kletterpflanzen. Sie ringeln sich immer in dieselbe Richtung. Zwingt man sie in die verkehrte Richtung, wachsen sie orientierungslos oder gar nicht mehr.

Durchhänger. Das Hohlkreuz staucht hinten die Wirbel und überdehnt vorn die Bauchmuskeln.

Links: Zunächst verkürzen sich die Muskeln (rot).

Rechts: Mit der Zeit werden Bandscheiben und kleine Gelenke überbelastet, der Spinalkanal wird verengt.

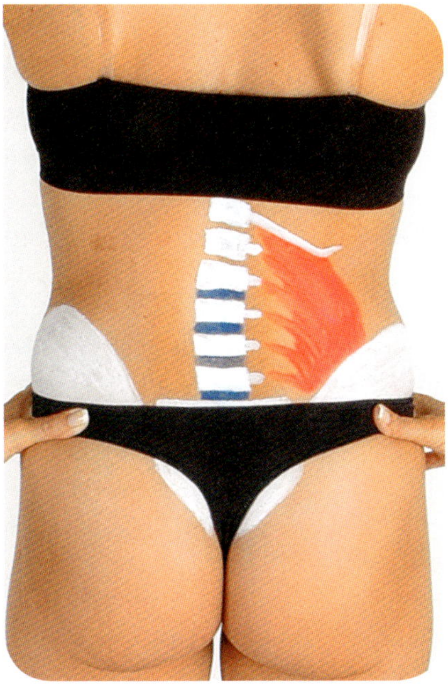

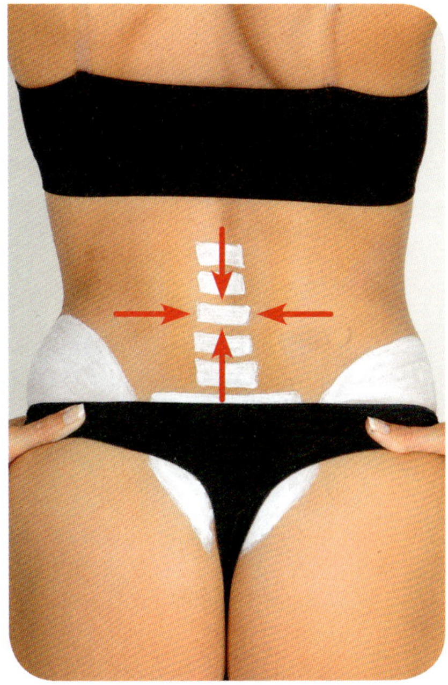

Scheinschön. Links: Der Flachrücken ist zwar gerade aufgerichtet, aber unbeweglich. Der Rücken ist immer flach. Das wird zum Problem.

Rechts: Eine normale leichte Hohlkreuzhaltung, wie abgebildet, ist nicht mehr möglich.

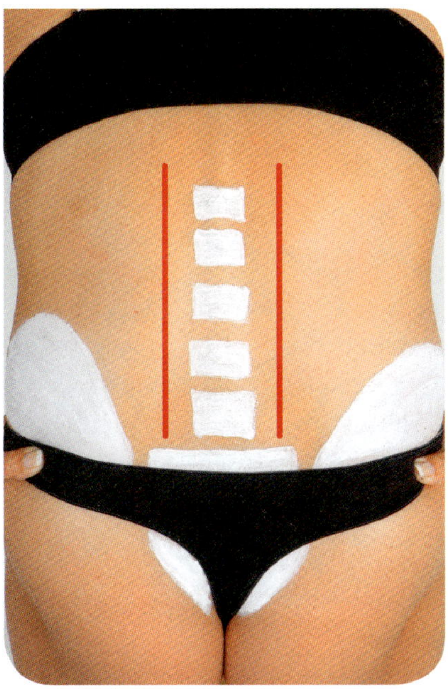

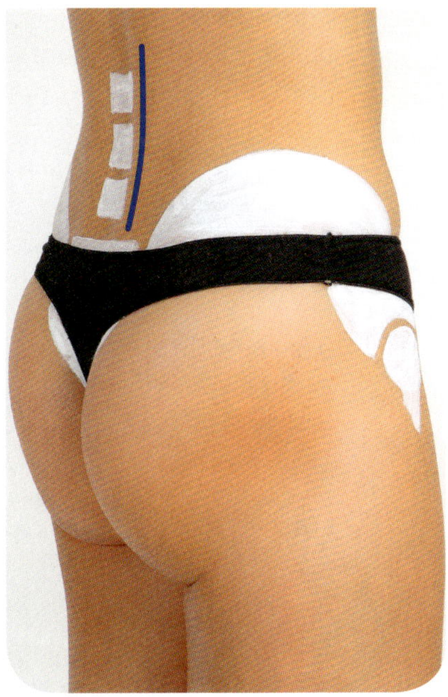

Übung Handtuch-Stretch: Ungekürzt zur vollen Länge

Für die folgende Übung brauchen Sie Unterstützung durch einen Übungspartner.

Ziel. Verkürzte Strukturen im unteren Rücken gezielt entspannen. Platz schaffen im Bereich der Lendenwirbelsäule (Seite 143). Wahrnehmen, dass konstruktive Entspannung immer eine Richtung hat – in diesem Fall nach unten Richtung Fersen.

Start. Legen Sie sich auf den Boden, auf ein ausgebreitetes Frotteetuch. Der obere Rand des Tuches befindet sich ungefähr auf Taillenhöhe. Stellen Sie die Beine angewinkelt links und rechts neben das etwas zusammengeraffte Handtuch. Ihr Partner sitzt oder kniet Ihnen gegenüber und dreht den unteren Teil des Handtuches etwas zusammen, damit er es kraftvoll halten kann, wie ein Tau. Gehen Sie jetzt aktiv in eine ganz leichte Hohlkreuzstellung, Nabel zur Decke – das Kreuz hebt sich etwas vom Boden. Halten Sie diese Stellung ein paar Sekunden.

Aktion. Entspannen Sie nun die Lendenmuskulatur, das Kreuz sinkt in Zeitlupe gegen den Boden. In diesem Moment zieht Ihr Partner das Frottiertuch in Richtung Ihrer Fersen und verstärkt so Zug und Verlängerung der Lendenwirbelsäule. Lässt der Zug nach, gleitet das Kreuz wieder in Richtung Ausgangsstellung. Koordinieren Sie die Bewegung mit dem Atem: Beim Ausatmen verlängert sich die Lendenwirbelsäule, beim Einatmen geht sie ein bisschen in Richtung Ausgangsposition zurück. Wenn Sie hörbar ausatmen, hat Ihr Partner die Möglichkeit, den Zug des Handtuchs präzise auf Ihren Atemrhythmus abzustimmen – so wird die Übung noch angenehmer und wirkungsvoller.

Kontrolle. Achten Sie darauf, dass sich die Lendenwirbelsäule wirklich entspannt, absinkt und verlängert. Drücken Sie das Kreuz nicht absichtlich nach unten – sinken lassen ist gefragt. Nur in der Entspannung schafft es die Lendenwirbelsäule, sich zu verlängern. Die Kraft kommt nur von außen, als sanfter Zug am Handtuch. Achten Sie darauf, dass Sie beim Einatmen nicht absichtlich den Bauch nach oben drücken. Das Zurückgleiten in die leichte Hohlkreuzposition soll natürlich sein und durch die eigene Elastizität der Muskeln wie von selbst erfolgen.

Dosierung. 3–5 Minuten täglich.

Blitzübung. Ohne Partner und Handtuch können Sie die Verlängerung der Lendenwirbelsäule mit dem inneren Bild üben: Beim Ausatmen gleitet das Kreuz nach unten und in die Länge. Die Bewegung wird kleiner, bleibt aber wirkungsvoll. Ziel ist die Integration des »langen unteren Rückens« in den Alltag – beim Anstehen an der Kasse, beim Sitzen und auch beim Gehen.

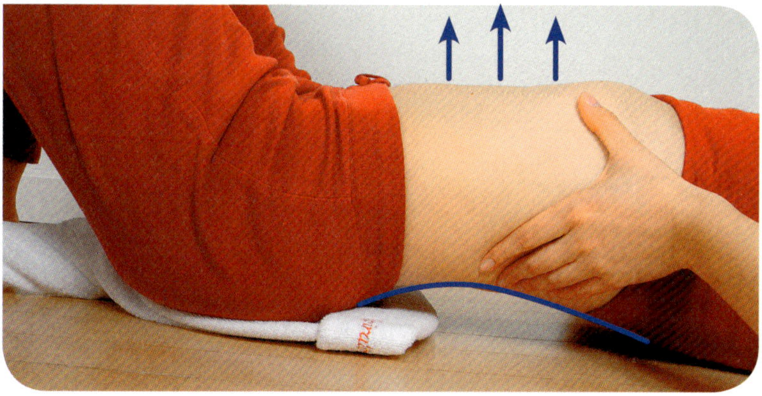

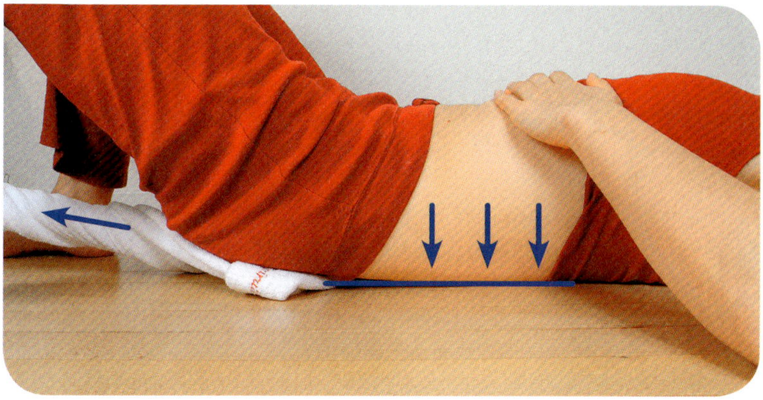

Kreuzverlängerung.
Oben: Ausgangslage – auf dem Frotteetuch liegend, Kreuz leicht angespannt und angehoben.

Unten: Beim Ausatmen zieht der Partner etwas am Handtuch, die Lendenwirbelsäule verlängert sich, das Kreuz senkt sich entspannt gegen den Boden.

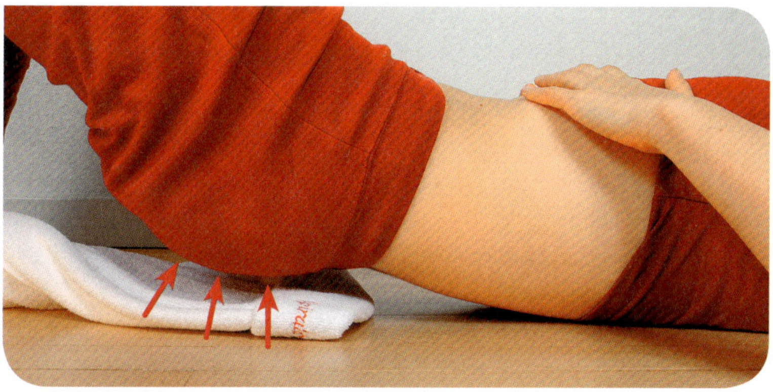

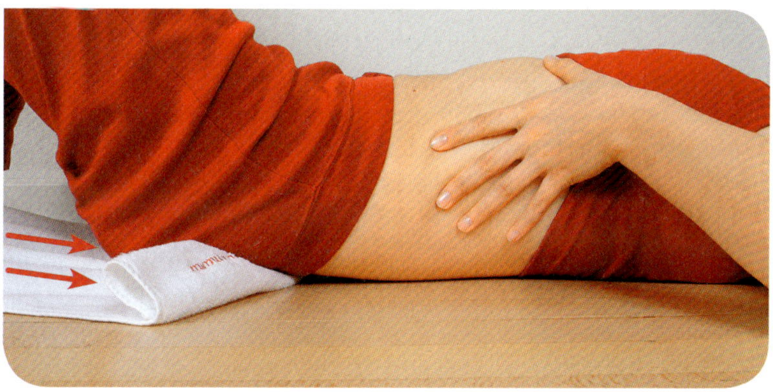

Fehlerquellen.
Oben: Zu viel Spannung in Bauch, Beinen und Gesäß hebt das Becken.

Unten: Das Kreuz sinkt ab, aber es ist kein Zug auf dem Tuch und somit keine Verlängerung der Lendenwirbelsäule. Beides sollte harmonisch miteinander geschehen.

Übung Six-Pack: Das Power-Pack stützt das Kreuz

Ziel. Die untere Bauchmuskulatur stärken, um das Kreuz gezielt zu entlasten. Wichtiges Detail: Die Lendenmuskulatur muss zuerst entspannen (wie in der vorangegangenen Übung), sonst arbeiten die Bauchmuskeln gegen den unnötigen Widerstand einer verspannten und verkürzten Kreuzmuskulatur.

Start. Legen Sie sich auf den Rücken. Heben Sie die Beine an, je 90 Grad Beugung in Hüfte und Knie. Also Oberschenkel senkrecht, Unterschenkel waagerecht. Versuchen Sie, diese 90:90-Grad-Position während der ganzen Übung konstant beizubehalten, sonst bleibt sie wirkungslos.

Aktion. Schieben Sie die Knie etwas nach oben, senkrecht gegen die Decke, indem Sie die untere Bauchmuskulatur anspannen. Beckenboden und Bauchmuskeln müssen jetzt Schwerarbeit leisten. Knie etwas nach oben und langsam und kontrolliert wieder absenken. Achten Sie beim Anheben darauf, dass Bauchmuskulatur und Beckenboden in einem Impuls zusammenarbeiten. Der Kopf bleibt am Boden, die Schultern bleiben entspannt. Die ganze Kraft kommt nur aus dem Becken. Kleine Bewegung – große Anstrengung!

Kontrolle. Ja, wir wissen es, die Übung ist sehr anstrengend. Umso wichtiger, dass Sie mit Präzision arbeiten: Atmen Sie zwischen den einzelnen Kraftimpulsen gut, das heißt ruhig ein und aus. Vermeiden Sie folgende beliebte »Ausweichmanöver«: mit den Beinen Schwung holen und die Lendenwirbelsäule rund machen. Das hebt zwar die Knie, kräftigt aber nicht die Muskeln, die das Kreuz entlasten. Ziehen Sie nicht einfach die Knie gegen den Oberkörper. Bleiben Sie ganz genau in der 90:90-Grad-Achse mit Ober- und Unterschenkel. Nehmen Sie keinen Anlauf mit einer Schaukelbewegung. Der Trick ist verzeihlich, aber er macht die Übung wirkungslos. Denken Sie eher an einen Fahrstuhl, der behutsam nach oben und unten gleitet: Die Beine arbeiten nicht mit, sie dürfen Fahrstuhl fahren. Keine ruckartigen Bewegungen. Versuchen Sie den Atem dabei ruhig zu halten, ohne stoßweises oder krampfartiges Ausatmen. Bewusst und ruhig ausatmen ist hilfreich und unterstützt das »Fahrstuhlgefühl«. Nicht zu viel Ehrgeiz: Behalten Sie die Bewegung klein, fein und koordiniert. So wirkt sie am besten. Freuen Sie sich über Muskelkater am nächsten Tag. Sie sind daran, einen Schwachpunkt zu stärken! Zweiter häufiger Fehler: Der Bauch wird eingezogen, die Bauchmuskulatur kann überhaupt nicht mehr arbeiten. Richtig ausgeführt wird der Bauch während der Übung flach und hart wie ein Brett – ein löblicher Schwerarbeiter!

Dosierung. 1–3 Minuten täglich.

Kräftigung.
Oben: Entspannte Rückenlage mit zwei rechten Winkeln in Hüft- und Kniebeugung.

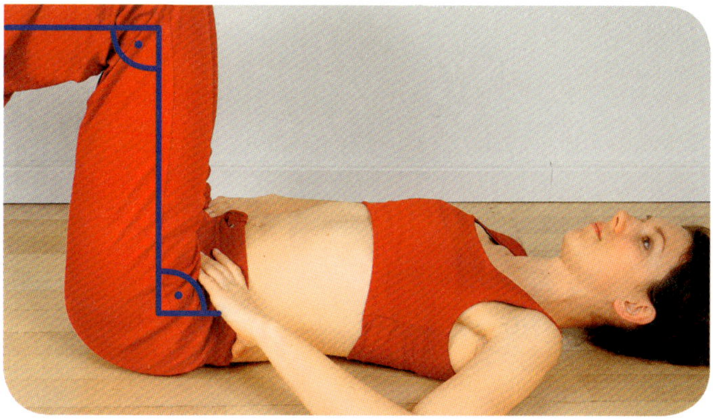

Unten: Mit Beckenboden-Impuls und tiefen Bauchmuskeln werden die Knie gegen die Decke emporgeschoben – eine sehr kleine Bewegung (Pfeil), die's in sich hat!

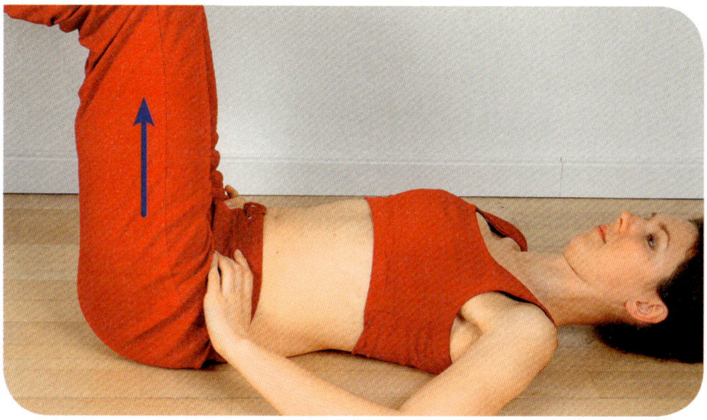

Zu viel.
Oben: Der 90-Grad-Winkel in den Hüftgelenken geht verloren. Die Bewegung wird mit Schwung aus den Beinen erbracht, die Bauchmuskulatur arbeitet kaum.

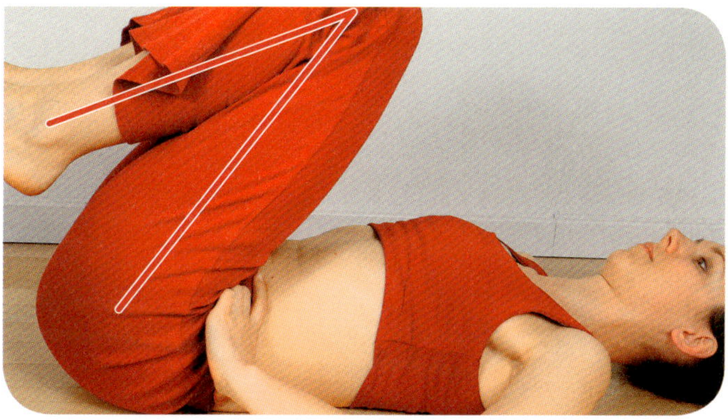

Unten: Der Bauch wird in der Anstrengung eingezogen statt angespannt. Entdecken Sie den Unterschied!

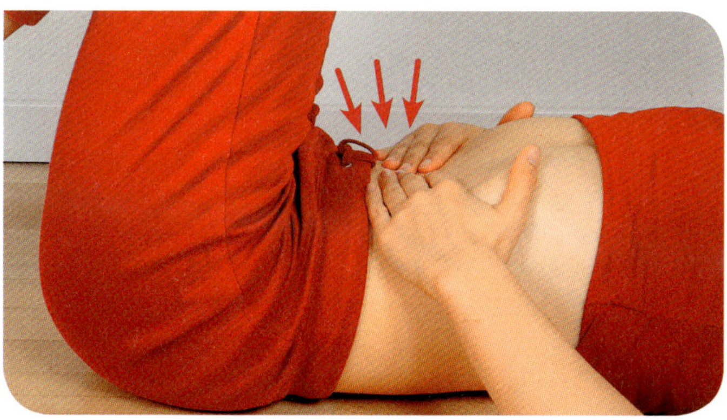

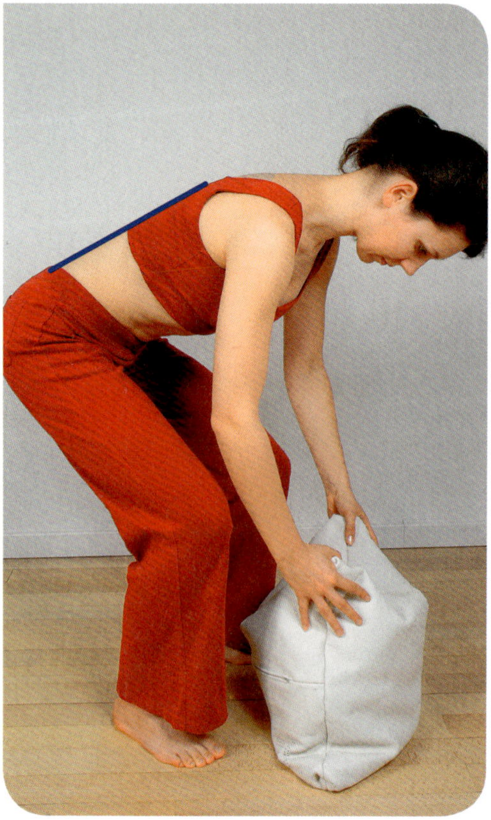

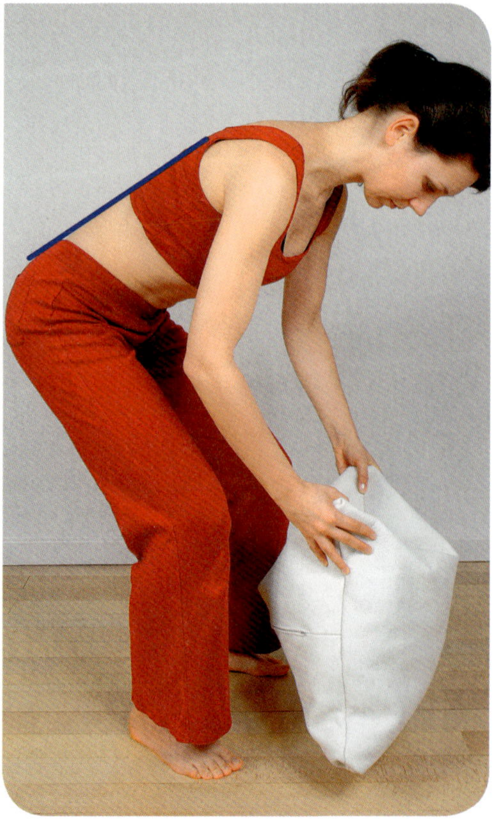

Heben. Links: Beugen in Knien und Hüfte mit geradem Rücken. Rechts: Aufrichten mit Beckenboden-Impuls und Kraftlinie nach vorn-oben, mit einem dynamischen Impuls des Beckenbodens – eine Bewegung wie aus einem Guss.

Übung Bücktraining: Bewegung aus einem Guss

Ziel. Lasten heben, ohne das Kreuz übermäßig zu beanspruchen. Vorsicht: Die Übung ist nicht geeignet bei akuten Bandscheibenproblemen!

Start. Stellen Sie sich vor einen Gegenstand, der nicht zu schwer ist und in dieser Übung die Rolle des Wäschekorbes oder Bierkastens abgibt. Ein Hocker taugt gut. Üben Sie erst mit echten Lasten, wenn Ihnen die Übung vertraut ist.

Aktion. Um nach unten zu kommen, teilen Sie die Bewegung auf in Vorbeugen mit geradem Rücken und In-die-Knie-Gehen. Erinnern Sie sich dabei an das lange Kreuz, wie wir es vom Handtuch-Stretch her kennen. Diese Länge soll während der ganzen Hebeaktion beibehalten werden. Greifen Sie, gebeugt in Hüftgelenk und Knien, nach dem Gegenstand, fassen Sie bewusst und kräftig. Nun geht's gleich aufwärts: Spannen Sie den Beckenboden, die tiefen Bauchmuskeln an und richten Sie sich mit diesem Impuls auf. Der Gegenstand bleibt dabei immer ganz nahe am Körper. Im Gegensatz zur vorangegangenen Übung können Sie die Aufrichtung leicht schwungvoll gestalten – am besten wieder mit dem Fahrstuhlgefühl: Die Last wird senkrecht am Körper hochgezogen. Die Kraft kommt aus der Tiefe, aus dem Beckenboden. So bleibt das Kreuz stabil, trägt die

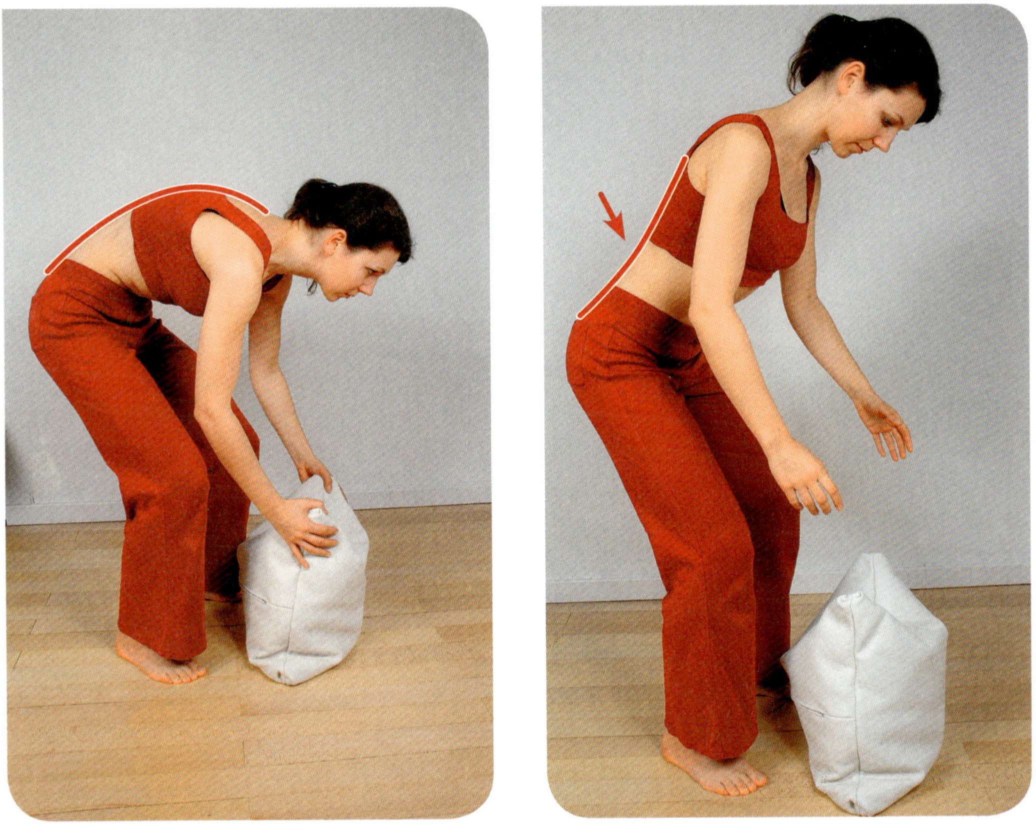

Doppelfehler. Links: Rundrücken – Gefahr für die Bandscheiben. Rechts: Hohlkreuz – der Knick in der Lendenwirbelsäule (Pfeil) löst die gefährliche Meißelwirkung aus.

Last optimal verteilt, und der gefürchtete Meißelschlag wird gezielt vermieden.

Kontrolle. Stehen Sie etwas breit und stabil vor dem zu hebenden Gegenstand. Machen Sie den Rücken lang und behalten Sie ihn lang: Das schafft Platz für Wirbel und Bandscheiben. Keinen Rundrücken machen. Dieser würde die Belastung ungünstig auf die Bandscheiben verteilen. Schon das Anheben leichter Lasten mit Rundrücken (Seite 94) ist Gift für die Bandscheiben. Die Beugung muss in Knie und Hüften stattfinden. Kein Hohlkreuz (Seite 155) machen! Der Platzmangel im Kreuz verursacht die gefährliche Meißelwirkung – die knöchernen Gelenkfortsätze des oberen Wirbels meißeln am empfindlichen Bogen des unteren Wirbelkörpers. Die Kraftlinie würde nach oben-hinten laufen, die Bandscheiben müssten das ausbaden – mit Hexenschüssen und Bandscheibenvorfällen, wenn's übel kommt. Die Kraft für das Aufrichten kommt aus der Körpermitte mit einem Beckenboden-Impuls, nicht aus dem Oberkörper und den Armen. Die sind fürs Festhalten der Last zuständig.

Dosierung. Mit sehr wenig Last so oft, bis die Bewegung harmonisch läuft. Dann mit etwas mehr Gewicht immer im Wohlfühlbereich 5-mal täglich.

Blitzübung. Immer beim Heben im Alltag – auch ein federleichter Papierkorb schult risikofrei den neuen intelligenten Bewegungsablauf.

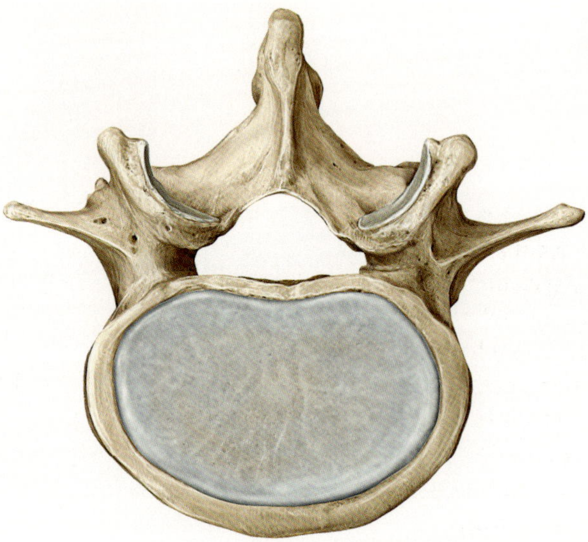

Die Bandscheiben

Die Bandscheiben werden oft erst beachtet, wenn sie wehtun. Wer ihre Funktionsweise kennt, kann für das körpereigene Stoßdämpfersystem viel tun.

Achtzig Prozent aller Rückenschmerzen sind unspezifisch, also nicht klar definierbar. Oft sind es Kombinationen von Ursachen, die wiederum voneinander abhängig sind. Das können verspannte Muskeln sein, Fehlkontakte zwischen den Wirbelknochen und Engpässe wegen ungünstiger Haltung. Die anderen 20 Prozent sind spezifische Schmerzen. Führend unter ihnen sind Probleme mit den Bandscheiben. Die »Unterlagscheiben« der Wirbelsäule sind verantwortlich für die Stoßdämpfung. Es ist wie bei Fahrzeugen: Ist die Stoßdämpfung beschädigt, wird das Geklapper bald immer größer, Strukturen knallen aufeinander, wo sie abgefedert werden sollten – das Gefährt funktioniert nur noch im Kriechgang.

Wird der Schmerz chronisch, ist die Lebensqualität massiv eingeschränkt. Trotzdem ist der untere Rücken für Belastungen und Bewegungsfreiheit geeignet. Bandscheiben mögen Belastung! Es funktioniert, solange wir Bewegung dreidimensional ausführen, solange die Wirbelsäule beim Laufen, Stehen oder Heben dreidimensional auf die Kräfte von außen reagieren kann, um alles »gerecht« zu verteilen. Höchste Zeit, einen Blick in die Anatomie zu wagen und die kleinen runden Polster im Rückgrat nach ihren Wünschen, Träumen und Albträumen zu fragen!

Anatomie

Bauchmuskeln: Das ewige Hin und Her

Nein, Sie sind nicht im falschen Film oder im falschen Kapitel: Die Bauchmuskeln haben entscheidende Bedeutung für die Bandscheiben. Genauer gesagt, die schräg und quer verlaufenden Bauchmuskeln. Sie verlaufen vom rechten Rippenbogen zum linken vorderen Beckenabschluss und umgekehrt, von links oben nach rechts unten. Die Überkreuzung ergibt eine X-Form, die dreidimensionale Bewegung zulässt.

3D-Dynamik: Das ist alles völlig menschlich!

Die Kreuzmuskeln haben beim Gehen und Laufen viel zu tun: Sie ermöglichen, dass der Oberkörper auf die eine Seite drehen kann und der Unterkörper auf die andere. Das ist entscheidend beim Gehen und Laufen. Es ist das, was uns vom Affen, dem Passgänger, unterscheidet – unter anderem selbstverständlich. Diese Gegendrehung von Ober- und Unterkörper ist typisch menschlich und erzeugt viel Drehung in der Wirbelsäule, speziell in der Brustwirbelsäule. Zudem bewegt sich das Becken beim Laufen und Gehen wechselseitig auf und ab – wie eine Beckenwaage: ein Hin und Her und Auf und Ab auf Schritt und Tritt. Für die Bandscheiben bedeutet dies Massageeinheiten bei jedem Schritt – und sie lieben es! Gönnen Sie den fleißigen kleinen Kerlchen diese Wohltat.

Bandscheibenmassage: Frisch gewalkt ist halb gewonnen

Salopp gesagt sind Bandscheiben und Wirbel wie ein Hamburger-Brötchen organisiert: Oben und unten sind die knöchernen Wirbelflächen, also die Brötchenhälften, und in der Mitte die Bandscheibe, die gebratene Frikadelle. Im Innern der Bandscheiben liegt ein weicher, gallertartiger Kern, der saftige Teil der Frikadelle. Die Bandscheibe ist beweglich. Nach außen ist sie durch die Bandscheibenabschlüsse gesichert. Im Hamburger-Beispiel wären das Ihre Finger und die Serviette. Wer so ein Sandwich schon mal gegessen hat, weiß, was passiert, wenn der Druck auf das Brötchen einseitig wird. Das Geklecker ist groß und schlimmstenfalls rutscht die Frikadelle hinten hinaus. Der kulinarische Vergleich ist für Menschen, die unter Bandscheibenproblemen leiden, nicht sehr originell – vom System her aber vergleichbar. Die Bandscheiben nehmen rege Anteil an Bewegung. Das Konstruktionsprinzip ist stabilisierend und flexibel zugleich.

3D-Diskus: Arbeiten macht auch Bandscheiben glücklich

Fahrradfahrer kennen es: Wer sein Gefährt wochenlang stehen lässt, riskiert spröde Reifen und Verlust des Luftdrucks. Wer fleißig radelt, hat geschmeidige Reifen und muss weniger nachpumpen. Durch regen Gebrauch fit bleiben – das gilt für den ganzen Körper und speziell auch für die Bandscheiben. Aber Vorsicht: Der Druck auf die Bandscheiben darf auf Dauer nicht einseitig sein. Regelmäßige Druckverteilung und ständige Abwechslung verhindern frühzeitige und einseitige Abnutzung. Das fordert Beweglichkeit im Rücken und viel Ausgleich bei einseitiger Belastung.

Dreidimensional. Schräge Muskelsysteme überwiegen auf Rücken-, Brust- und Bauchseite (1). Sie ermöglichen die Links-Rechts-Schraubung von Becken, Wirbelsäule und Oberkörper. Schneidermuskel (2), Armbizeps (3) und Kopfwender (4) sind ebenfalls diagonal-spiralig angelegt.

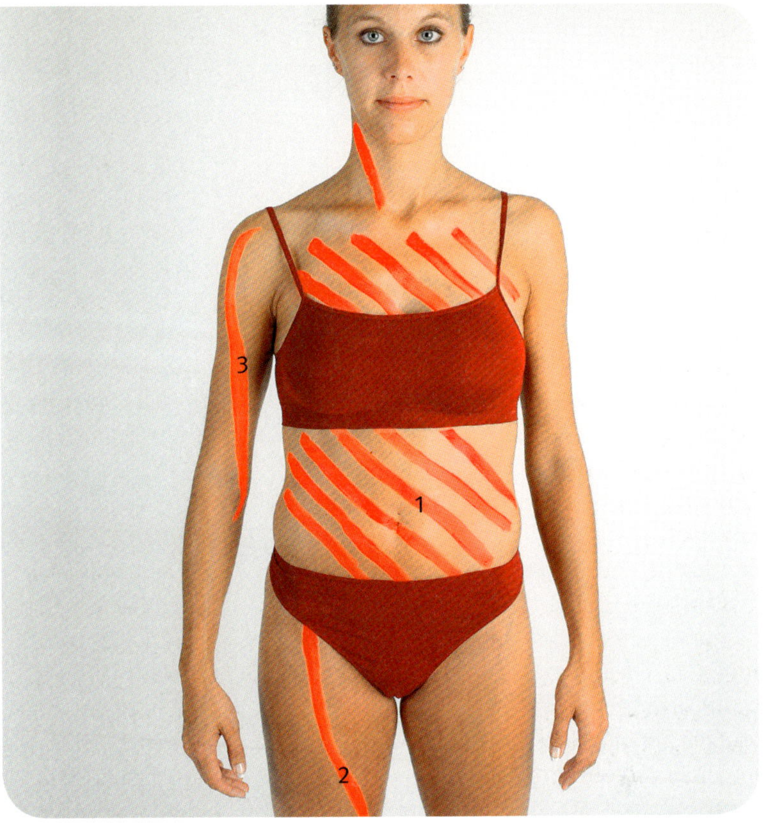

3D-Massage. Die Abwechslung beim Gehen von Standbein (1) zu Spielbein (2) bewirkt eine dreidimensionale, schraubende Gegendrehbewegung in Becken (3) und Wirbelsäule (4). Für die Bandscheiben (5) bedeutet das: dreidimensionale Bewegungsmassage auf Schritt und Tritt.

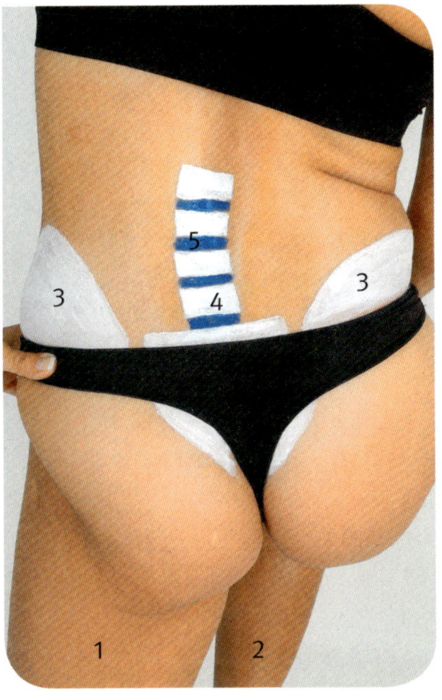

Probleme

Kreuzschmerz: Verstehen und neue Bewegung erlernen

Wichtig bei akuten, einschießenden Kreuzschmerzen: nicht vorbeugen, schon gar nicht unter Belastung. Verspannte Muskeln können vorerst entspannt und gegebenenfalls medikamentös schmerzfreier gemacht werden. Danach ist Stabilisieren angesagt. Das verlangt Übung von Patienten und kompetente Kontrolle durch Ärzte und Therapeuten. Oft ist gezielter Muskelaufbau die beste Lösung. Sind Fehlhaltungen erkannt, können Sie mit Verständnis und Übung zu neuen Bewegungsmustern »umprogrammiert« werden. Machbar ist vieles, Wunder dauern etwas länger. Das Wichtigste dabei: die Bereitschaft, neue Bewegungsmuster zu erlernen. Das bedeutet nicht unbedingt lange Therapieperioden. Vielmehr sind Lernbereitschaft und konsequente Anwendung im Alltag gefragt. Therapie wird zu Training, Physiotherapeuten werden zu Bewegungspädagogen. Spiraldynamik-Fachkräfte leisten Ihnen die Unterstützung, die Sie auf dem Weg zu neuer intelligenter Bewegung brauchen. Nicht immer lassen sich die Beschwerden in den Griff bekommen. Tatsache ist, dass Rückenoperationen zu den heikelsten Eingriffen zählen. Die Beinschmerzen werden meist besser, die Rückenschmerzen bleiben oft bestehen. Therapie und Training sind auch im Falle einer Operation die besten flankierenden Maßnahmen, um in einen möglichst schmerzfreien Alltag zurückzufinden.

Bandscheibenvorfall: Bedrückende Situation für Nerven

Typische Symptome sind ausstrahlende Schmerzen ins Bein, Husten- und Niesschmerzen, Kraftverlust und Gefühlsstörungen, weil die Nerven nicht mehr richtig arbeiten. Er kann in jedem Bereich der Wirbelsäule auftreten. Nacken und Kreuz sind besonders anfällig. Mitverantwortlich sind einseitig fixierte Stellungen der Lendenwirbelsäule wie das echte Hohlkreuz (Seite 146) oder der Flachrücken (Seite 94). Einseitige Belastung scheuert die Knochenmasse weg, die 3D-Massage wird zur einseitigen Dauerbelastung, die Bandscheibe gerät unter einseitigen Druck. Sie quillt zwischen den Wirbelkörpern heraus und drückt im unglücklichsten Fall auf das Rückenmark.

Spätestens jetzt stellt sich die dringliche Frage einer Operation. Unvermeidbar wird ein sofortiger operativer Eingriff – und zwar innerhalb von Stunden –, wenn beidseitige Lähmungserscheinungen oder Blasenlähmungen auftreten. Die heutigen Operationstechniken ermöglichen ein ganzes Spektrum von Lösungen. Bandscheibenvorfälle können entfernt, Wirbelkörper miteinander versteift werden. Es gibt künstliche Bandscheiben, ein enger, knöchern zugewachsener Spinalkanal kann wieder erweitert und die Nerven befreit werden. Wirbelsäulenversteifungen sind immer eine Notlösung: Stabilität auf Kosten von Mobilität – mit allen negativen Folgen der Unbeweglichkeit in diesem Wirbelsäulenabschnitt. Kompensieren, also ausgleichen, müssen die benachbarten Wirbel. Für sie und die Bandscheiben bedeutet es neue Überlastung. Guter Rat scheint teuer.

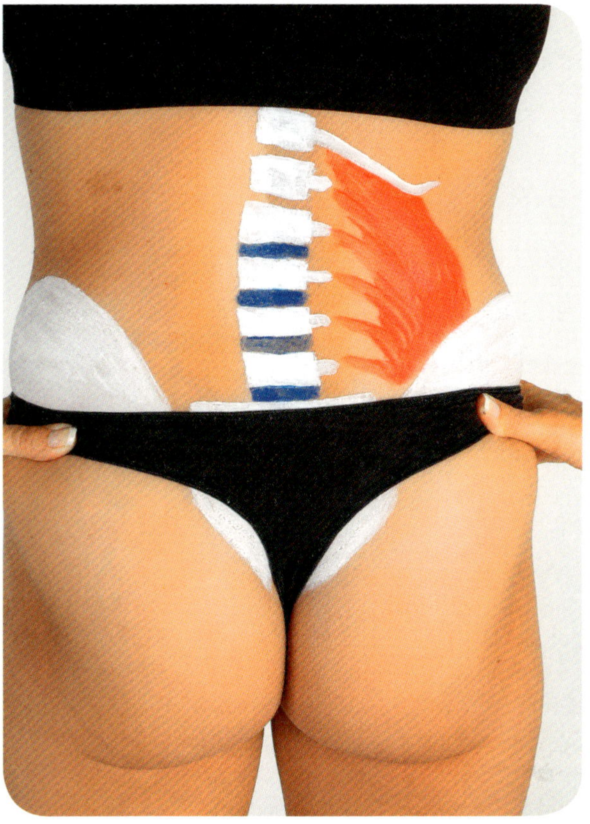

Verspannung. Unspezifische Kreuzschmerzen sind meist auf Muskelverspannungen zurückzuführen. Ein häufiger Verspanner ist der M. quadratus lumborum (rot).

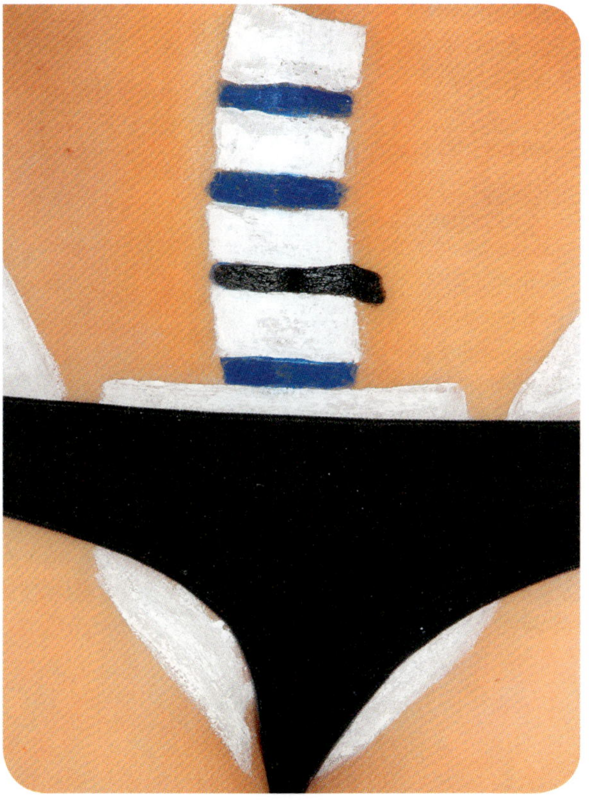

Diskushernie. Der Bandscheibenvorfall sorgt für Engpässe im Rückenmarkskanal und an den Nervenaustrittsorten. Die Bandscheibe zwischen viertem und fünftem Lendenwirbel quillt aus (schwarz), es kommt oft zu schmerzhaftem Druck auf die Nerven.

Übung Beckenspirale: Im Hüftumdrehen mehr Platz schaffen

Ziel. Platz schaffen für gestauchte Lendenwirbel. Entwickeln Sie das Gefühl für Länge in der Lendenwirbelsäule und den Ziehharmonika-Effekt des ganzen Rumpfes. Sensibilisierung für die Schraubbewegung und für mehr Beweglichkeit im funktionellen Bereich von Kreuz und Becken.

Start. Legen Sie sich mit leicht angewinkelten Beinen in Seitlage auf eine Gymnastikmatte. Rechte Hüfte unten, linke Hüfte oben. Das Theraband wird unter der rechten Hüfte fixiert und zieht wie abgebildet über die linke Beckenhälfte nach vorn-oben-innen Richtung Bauchnabel. Mit der linken Hand halten Sie das Bandende auf Brusthöhe fest. So können Sie die Stärke des Zuges regulieren. Das Band steht für die quer verlaufenden Muskeln. Arbeiten Sie gegen den Zug des Therabandes.

Aktion. Geben Sie etwas Zug auf das Theraband und folgen Sie mit der linken Hüfte diesem Zug nach vorn-oben-innen. Die dreidimensionale Bewegung entspricht im Gehen der Spielbeinphase. Die Rippen auf der linken Seite schließen sich nebeneinander wie die Falten einer Ziehharmonika beim Zusammendrücken. Nun kommt die Kunst: Jetzt geht's auseinander. Arbeiten Sie gegen den Zug des Therabandes und führen Sie die linke Beckenschaufel nach hinten-unten-außen. Der Oberkörper bleibt stabil, Rippen und Flanke öffnen sich. Das entspricht beim Gehen der belasteten Standbeinseite. Die Hand kann bei der Bewegungsführung wegweisend und wirkungsvoll am Beckenkamm mithelfen.

Kontrolle. Achten Sie auf die Länge des Kreuzes: Der untere Rücken muss lang bleiben und darf nicht ins Hohlkreuz fallen. Das geschieht, wenn die Kraft fehlt oder die Gewohnheit stärker ist als die Eigenwahrnehmung. Führen Sie sich das Ziehharmonikabild vor Augen: Der lang ausgezogene Blasebalg ist Ihr Thorax. Die unteren Rippen folgen dieser Bewegung, die oberen Rippen bleiben stabil oder ziehen gar in die Gegenrichtung nach vorn oben für noch mehr Länge im ganzen Körper. Atmen Sie dabei bewusst ein, die linke Lunge hat Platz und kann sich voll entfalten. Die Gegenbewegung entspricht dem Ausatmen: Die Ziehharmonika wird zusammengedrückt, die Luft strömt aus. Die Beckenschaufel rutscht nicht einfach hoch, sie kommt in dreidimensionaler Drehbewegung nach vorn-oben-innen. Einen zweiten Fehler gilt es zu vermeiden: Beim Strecken den Oberkörper nicht Richtung Rückenlage drehen. Der Oberkörper soll ruhig und ortsstabil bleiben. Nur das Becken und die Flanken arbeiten. Das Kreuz bleibt lang. So werden die Bandscheiben im Lendenbereich dreidimensional durchbewegt – eine Wohltat!

Dosierung. 3–5 Minuten täglich.

Blitzübung. Nehmen Sie die Beckenspirale beim Gehen wahr, indem Sie bei maximaler Belastung des Standbeins das Becken nach hinten-unten-außen belasten, ohne ins Hohlkreuz einzuknicken. Das schafft auf Schritt und Tritt Platz für das Kreuz.

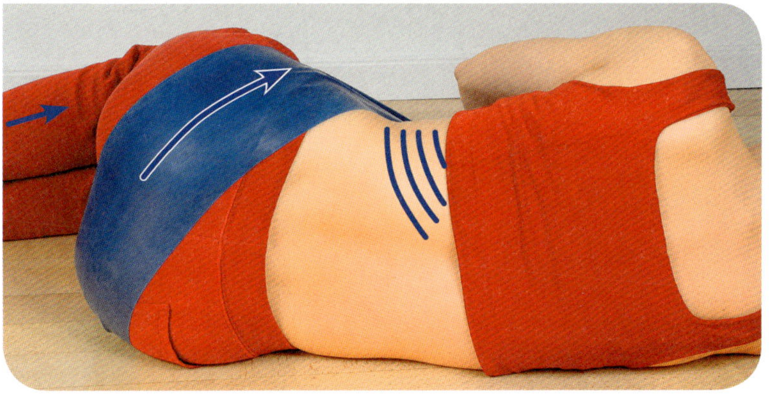

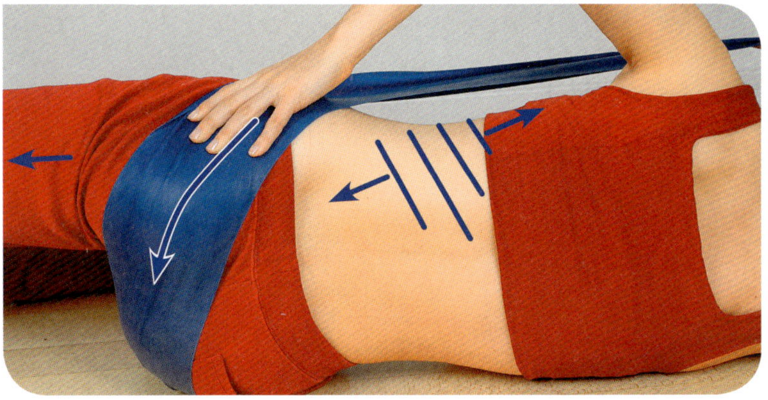

Ziehharmonika-Effekt.
Oben: Die Lendenwirbelsäule folgt dem Becken mit dem Zug des Therabandes nach vorn-oben-innen, die Rippen schließen sich.

Unten: Das Becken dreht gegen den Zug des Therabandes nach hinten-unten-außen, die unteren Rippen folgen der Bewegung.

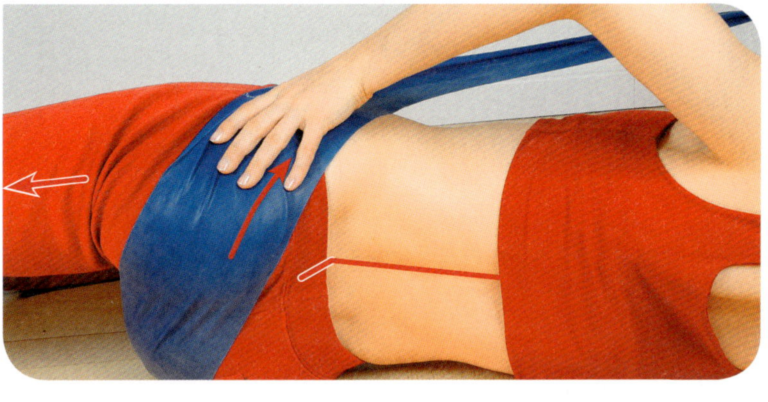

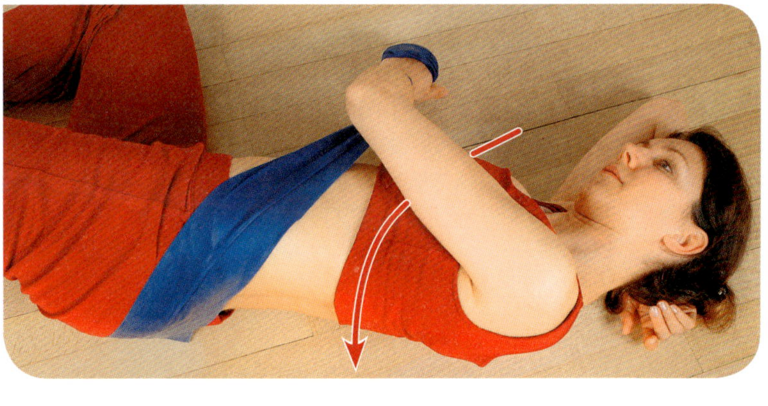

Fehler.
Oben: Beckendrehung nach vorn kombiniert mit Hohlkreuz schadet mehr, als dass es nützt.

Unten: Die Bewegung findet im Oberkörper statt, dieser dreht »auf den Rücken«, der Ziehharmonika-Effekt fehlt.

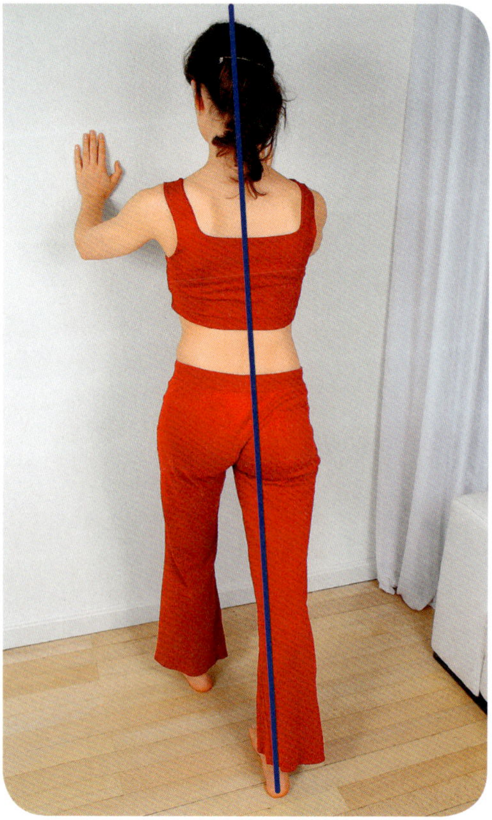

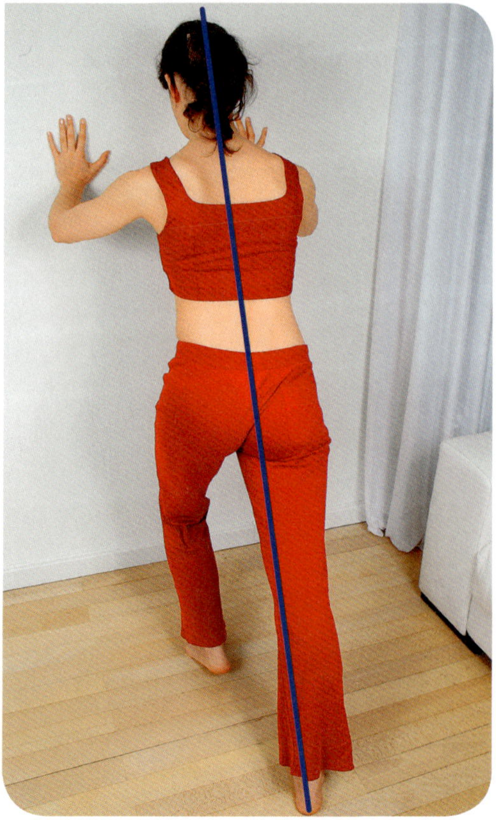

Beckenpower. Links: Ausgangsstellung mit klarer Kraftlinie vom Scheitel bis zur Ferse. Der untere Rücken bleibt lang, offen und ohne Knick. Rechts: In leichter Vorlage gegen die Wand Druck aufbauen. Der untere Rücken bleibt lang, offen, knickfrei.

Übung Beckenpower: Die Kraft aus der Mitte

Ziel. Nach der Wahrnehmungsübung die Kräftigung: Schöpfen Sie Kraft ohne Anstrengung aus dem Körperzentrum.

Start. Stützen Sie die Hände ungefähr auf Schulterhöhe gegen eine Wand oder eine Tür. Heben Sie das linke Bein etwas hoch oder stellen Sie es wie abgebildet ohne Belastung in Schrittstellung nach vorn. Richten Sie Ihre Körperlängsachse mit Vorlage des Oberkörpers diagonal ein von der Ferse des Standbeins über Beinachse, Rücken, langem Nacken bis zum Scheitel. Nützlich ist eine Hilfslinie zur Orientierung. Lassen Sie den Atem während der ganzen Übung ruhig fließen.

Aktion. Geben Sie nun mit beiden Händen tüchtig Druck gegen die Wand nach vorn und volle Kraft in das Standbein nach unten. Behalten Sie die volle Länge und Stabilität auf der Standbeinseite. Nehmen Sie Ihre ganze Länge, Stärke und Stabilität wahr. Lassen Sie den Druck nach und entspannen Sie sich. Nun die Gegenseite: Das linke Bein wird zur Standbeinseite, das rechte etwas vorgestellt oder angehoben. Bauen Sie den Druck Ihrer Hände gegen die Wand und

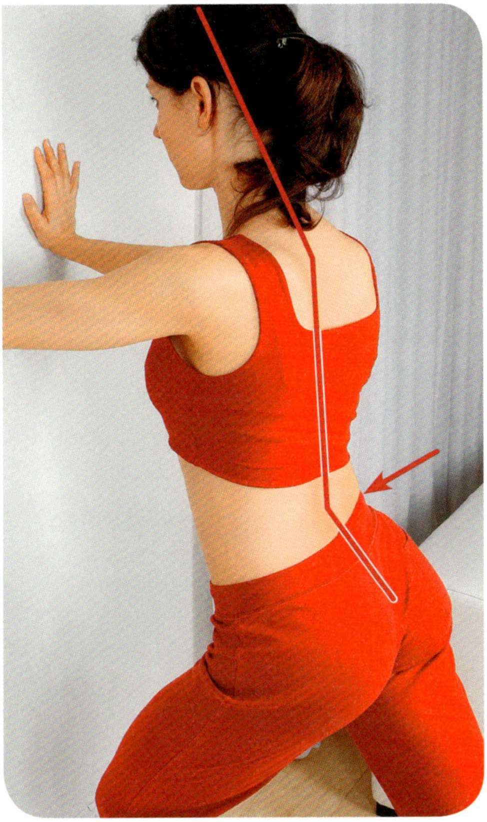

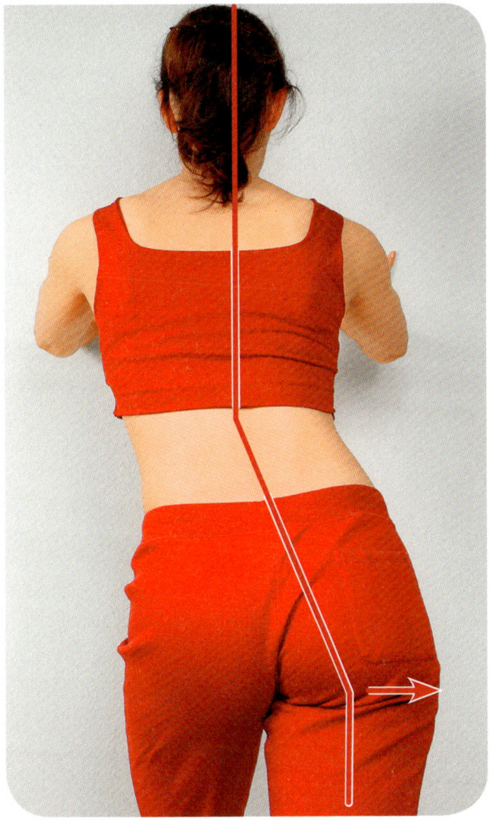

Schleuderkurs. Vermeiden Sie diesen Doppelfehler! Links: Der Druck knallt ins Hohlkreuz (Pfeil), der Meißeleffekt droht. Rechts: Die Hüfte der Standbeinseite kippt seitlich weg.

die kräftige Stabilisierung des Standbeins wieder auf. Von der Ferse bis zum Scheitel. Konzentrieren Sie sich auf die Kraftquelle Ihrer Körpermitte. Der untere Rücken und der Beckenboden leisten die entscheidende Stabilisierungsarbeit.

Kontrolle. Sie arbeiten mit Stabilität und Kraft. Perfekte Körperkoordination ist jetzt besonders wichtig. Kein Hohlkreuz machen. Die angewandte Kraft schießt sonst ins Kreuz. Bleiben Sie auf der ganzen Linie lang, stark und stabil. Zweitens: Achten Sie darauf, dass Ihr Becken auf der Standbeinseite nicht zur Seite wegrutscht. Der Oberschenkelkopf verliert sonst seine stabile Verschraubung im Gelenk. Das bedeutet harte Zeiten für zarte Knorpel. Die Kraft kommt aus dem Bein, die Stabilität aus Becken, Lendenwirbelsäule und Schultern. Das ist Teamwork!

Dosierung. 3–5 Minuten täglich, 2-mal 20 Wiederholungen je Seite.

Blitzübung. Im Fahrstuhl, wenn der Kaffee in die Tasse läuft oder zu Hause zwischendurch – Rückgrat mit Länge, die Kraft der eigenen Mitte und tiefes Durchatmen geben Ihnen das Gefühl von Standhaftigkeit und Sicherheit.

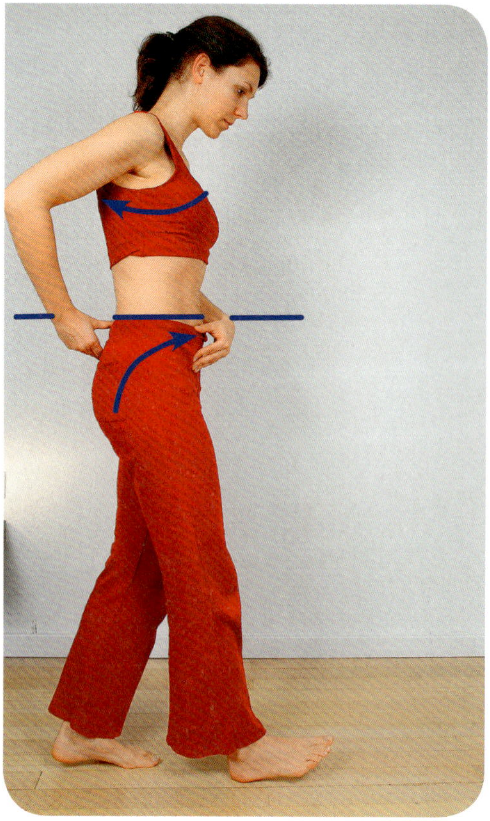

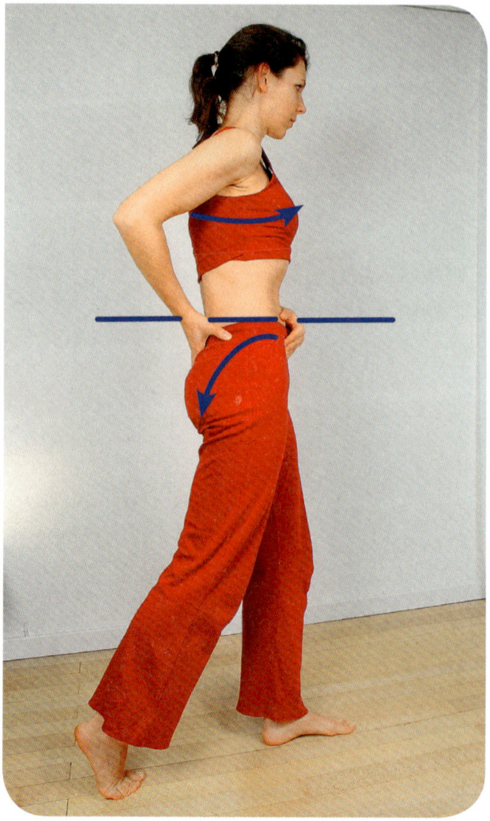

Kreuzgang. Links: Zeitlupengehen mit alternierender Links-Rechts-Verschraubung im Rumpf. Rechts: Der entscheidende Moment ist der Abstoß des Standbeins rechts – der untere Rücken bleibt lang und offen.

Übung Kreuzgang: Das volle dreidimensionale Programm

Ziel. Integration des kraftvoll stabilen Ganges in den Alltag. Federnde Energie im Kreuz anstelle unkontrollierter Schläge.

Start. Schaffen Sie sich einige Meter Platz zum ultimativen Zeitlupengang. Denken Sie dabei an Ihre quer und schräg verlaufende Bauchmuskulatur und auf ihre kleinen Verbündeten, die Bandscheiben. Erleben Sie bewusst die Gegenschraubbewegung zwischen Becken und Oberkörper während des Gehens.

Aktion. Gehen Sie im Zeitlupentempo los: Lassen Sie vorerst die Arme mitpendeln. Besonders locker geht dies in Zeitlupe nicht, dafür können Sie die Verschraubung im Körper umso besser wahrnehmen. Danach legen Sie die Hände wie abgebildet vorn und hinten an Ihr Becken. Achten Sie vor allem beim Abstoßen darauf, dass Ihr Kreuz lang bleibt, dass der Bauch keineswegs nach vorn gedrückt und so das Becken nach vorn »ausgekippt« wird. Dies würde unvermeidlich Hohlkreuz bedeuten. Der Schlüssel der Übung liegt im Beibehalten der Länge des Kreuzes.

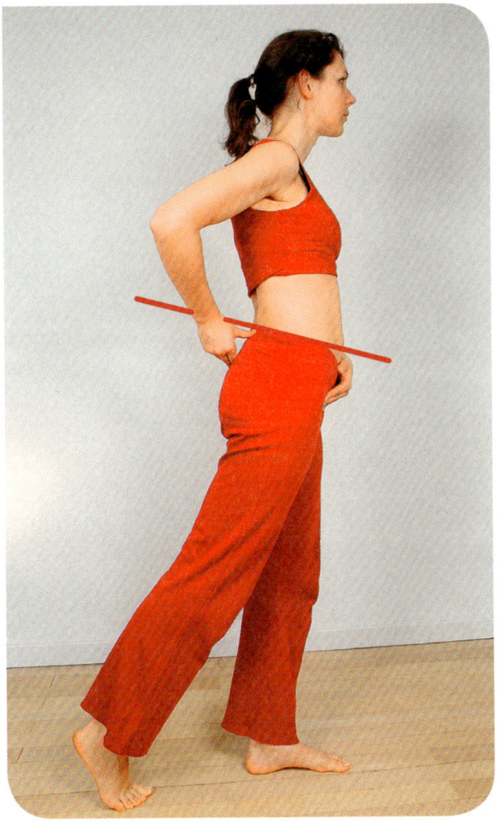

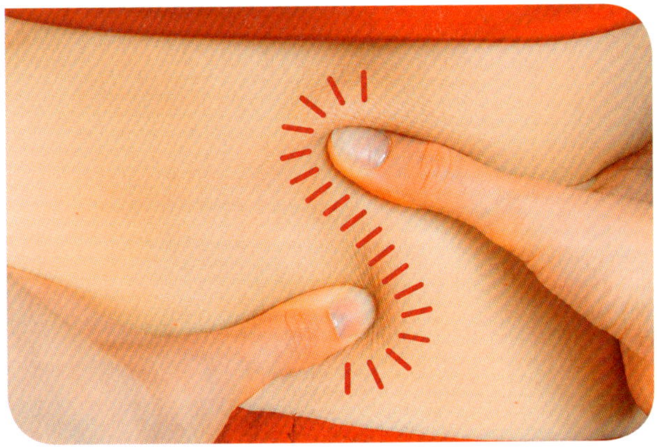

Fehler. Links: Das Becken kippt im Moment des Abstoßens Schritt für Schritt nach vorn ins Hohlkreuz und staucht mit bitterer Regelmäßigkeit die Lendenwirbelsäule. Rechts: Becken und Kreuzbereich bleiben starr, es kommt keine dreidimensionale Bewegung ins Spiel.

Kontrolle. Üben Sie vorerst in Zeitlupe und konzentrieren Sie sich auf die Wahrnehmung in Becken und Kreuz. Vermeiden Sie den Schlendergang, das seitliche Ausweichen des Beckens, sobald das Gewicht auf die Standbeinseite kommt. So gehen Models auf dem Laufsteg, sie zelebrieren den Hüftschwung zur Seite – aber nur auf dem Laufsteg, dort ist das ja auch in Ordnung! Verhindern Sie den Knick im Kreuz. Bleiben Sie aufgerichtet und trotzdem locker genug für die Verschraubung. Entscheidend für die Befreiung gestauchter Strukturen ist die dreidimensionale Bewegungsfreiheit im Becken, kombiniert mit der knickfreien Längsausrichtung der Lendenwirbelsäule. Legen Sie nach einer ersten Zeitlupenphase ein schnelleres Tempo ein.

Dosierung. 3–5 Minuten täglich, in Zeitlupe.

Variante. Soeben haben wir Ihnen den Schlendergang ausgeredet. Probieren Sie ihn einmal aus, um danach die Aufrichtung des Beckens und die Verlängerung der Lendenwirbelsäule umso intensiver zu realisieren.

Blitzübung. Gelegenheit zum Üben haben Sie, sobald Sie sich in Bewegung setzen! Das ist Gesundheitsförderung in Eigenverantwortung auf Schritt und Tritt.

Für Balance und Wohlbefinden

Entdecken Sie das Geheimnis Ihrer Körpermitte, gewinnen Sie Vitalität und mehr Freude in der Sexualität. An- und Entspannung sind dabei gleichermaßen gefragt.

Das Becken ist von zentraler Bedeutung. Schon seine Lage in der Körpermitte macht dies deutlich. Seine Funktion ist zentrierend – der Homo erectus musste nach seiner Aufrichtung vom Vierfüßler zum Zweibeiner seine Balance neu finden. Die steht und fällt im wahrsten Sinne des Wortes mit der Zentrierung des Beckens. Das ganze Gewicht des Oberkörpers ruht darauf. Der Beckenboden (Seite 169) erlangte in den letzten Jahren speziell in der Fit- und Wellness-Branche große Bedeutung. Die Ausscheidungsorgane und ihre Funktion sind wichtige Kriterien des Wohlbefindens. Schließlich ist es das Wunder der Menschwerdung, Zeugung, Schwangerschaft und Geburt, die das Becken zur einzigartigen anatomischen Konstruktion macht. Die werdende Mutter trägt ihr Kind neun Monate lang in ihrem Schoß, und die Geburt fasziniert selbst Gebärspezialisten immer wieder von Neuem.

Im Folgenden erhalten Sie Einblick in die Funktionsweise des Beckens und seiner genialen Konstruktion. Dieses Selbstverständnis schafft die Grundlage für mehr Vitalität, Kraft und Wohlbefinden; nicht nur für die Beckenregion, ebenso für befreite Atmung und für mehr Bewegungsfreiheit und Wohlbefinden im ganzen Körper.

Vorsicht. Bevor Sie mit den Übungen im Einzelnen beginnen, sollten Sie bitte klären, ob bei Ihnen mögliche Gegenanzeigen bestehen. Falls Sie sich in diesem Punkt nicht sicher sind, suchen Sie einen Arzt Ihres Vertrauens auf und besprechen mit ihm die Frage. Generell gilt Vorsicht bei: frisch Operierten, Verletzten oder wenn Sie akute Schmerzen haben.

Schmerzen. Bei richtig ausgeführten Dehnübungen macht sich leichter Zugschmerz in der Dehnposition bemerkbar. Bei gutem Gesundheitszustand darf mit dieser Grenze gespielt werden, solange das Ziehen nicht ruckartig zunimmt, sondern langsam gesteigert wird. Muskelkater am nächsten Tag ist in Ordnung. Aber Vorsicht vor zu viel Ehrgeiz. Medaillen gibt es keine zu gewinnen – nur Gesundheit!

Vitales Becken

Der aufrechte Gang des Menschen steht in direkter Abhängigkeit zu einer guten Balance der Körpermitte: dem Becken. Ein vitales Becken führt zu Wohlbefinden.

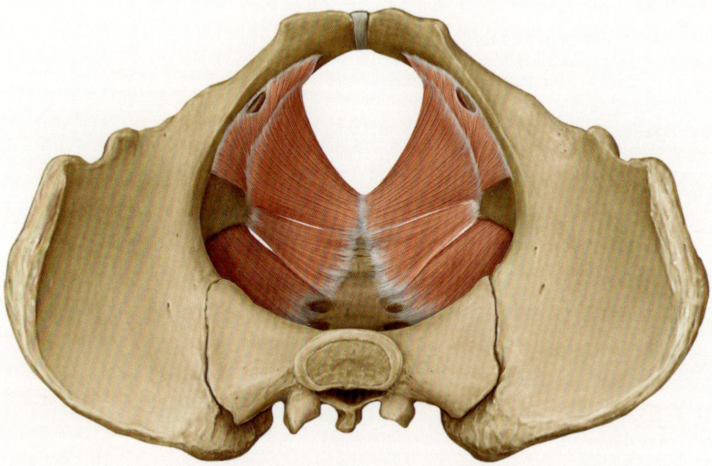

Der Beckenboden

Die Körpermitte verstehen. Der Beckenboden hat es zu großer Berühmtheit gebracht und genießt diese Aufmerksamkeit zu Recht. Er ist im wahrsten Sinne des Wortes zentral für unser Wohlbefinden.

Das Becken heißt nicht nur so, es ist auch eins. Gefüllt mit lebenswichtigen Organen, ausgeklügelten Muskelzügen und -flächen, alles von raffiniert gestalteten, massiven Knochen umgeben. Um den Beckenboden geht es im ersten Teil: Dank der Fitnesswelle ist der gestählte Beckenboden in aller Munde. Anspannen lautet das Motto! Da dies aber nur die halbe Wahrheit ist, schießen viele Trainierende gern übers Ziel hinaus: Verkrampfung ist die Folge, die Sensibilität nimmt ab, Darmträgheit bis zu Verstopfung sind unliebsame Symptome.

Wer dem Beckenboden auf die Spur kommt, versteht seine Körpermitte besser: Das Geheimnis des vitalen Beckens liegt in der richtigen Spannung und Entspannung des Beckenbodens und – dies im zweiten Teil des Buches – in der aufgerichteten Stellung und dynamischen Beweglichkeit des knöchernen Beckens.

Lernen Sie Ihr Becken kennen und lassen Sie sich keinesfalls durch Berührungsängste davon abhalten. Die Bilder geben Ihnen hilfreiche Anhaltspunkte, die Sie benötigen, um die wahrhaft vielschichtige Bauweise des Beckens ergründen zu können. Da gehört die Sexualität natürlich dazu und profitiert ebenso von Ihrer neuen Achtsamkeit Ihrem Becken gegenüber. Wecken Sie Ihren Forschergeist!

Anatomie

Beckenknochen: Stabilität durch Beweglichkeit

Die knöcherne Form des Beckens ist genial konstruiert: Der Beckenring ist dreiteilig und besteht aus zwei Hüftbeinen und dem Kreuzbein. Zusammen bilden sie eine starke knöcherne Schale. Drei Fugen sorgen zudem für Flexibilität. Vorn hält eine breite knorpelige Verbindung das Becken zusammen, die Schambeinfuge. Sie erlaubt eine unabhängige Bewegung der linken und rechten Beckenhälfte. Die Form der Knochen bildet einen breiten runden Beckenrand, der nach unten etwas schmaler wird, wie ein Becken eben. Den unteren knöchernen Abschluss bilden die beiden Sitzbeinhöcker: zwei massive abgerundete und praktischerweise gut ertastbare Knochen.

Iliosakralgelenke: Keilprinzip der hohen Baukunst

Hinten zwischen der linken und der rechten knöchernen Beckenschale befindet sich in Verlängerung der Wirbelsäule das Kreuzbein. Es ist die Fortsetzung der Wirbelsäule nach unten und endet mit dem Steißbein. Zwischen Kreuzbein und Beckenschaufeln findet sich je eine Fuge. Dies sind die Iliosakralgelenke, die die notwendige Bewegungsfreiheit im knöchernen Becken zulassen und – richtig positioniert – die Verkeilung des Kreuzbeins zur Stabilisierung des Beckens gewährleisten.

Schließmuskeln: Partner für kleine und große Geschäfte

Schaut man das Becken von unten an, so bilden die Schließmuskeln die äußerste Schicht des Beckenbodens. Sie verlaufen von vorn nach hinten, vom Schambein zum Steißbein, und beschreiben dabei eine Achterform: So entstehen starke Ringmuskeln, die, richtig eingesetzt und bewusst steuerbar, dafür verantwortlich sind, dass Harnröhre und Darmausgang im richtigen Moment fest schließen und in entscheidenden Momenten, in den Toilettenpausen, loslassen können.

Beckenboden: Ein Flechtwerk der kunstvollen Art

Eine Lage tiefer entdecken wir einen architektonischen Trick, das Keilprinzip. Denken Sie dabei an einen klassischen Torbogen oder eine römische Brücke. Der Bogen ist stabil, sobald der obere keilförmige Abschlussstein eingesetzt wird. Je mehr Druck auf das System ausgeübt wird, desto stabiler wird es. Genauso funktioniert das Becken, wenn die Muskeln des Beckenbodens zwischen den Sitzbeinen richtig arbeiten. Zieht sich diese Muskelplatte zusammen, werden die Sitzbeine zueinandergezogen. Das Becken wird unten schmal und geht oben leicht auseinander. Das Kreuzbein sinkt zwischen die Beckenschaufeln und verkeilt sich. Lässt der Beckenboden nach, gehen die Sitzbeine auseinander, das Keilbein ist nicht mehr verkeilt, die Strukturen lockern sich. Die innere Muskelplatte dient schließlich der Abfederung der inneren Organe. Sie werden wie auf einem Trampolin auf Schritt und Tritt vom Beckenboden sanft aufgefangen.

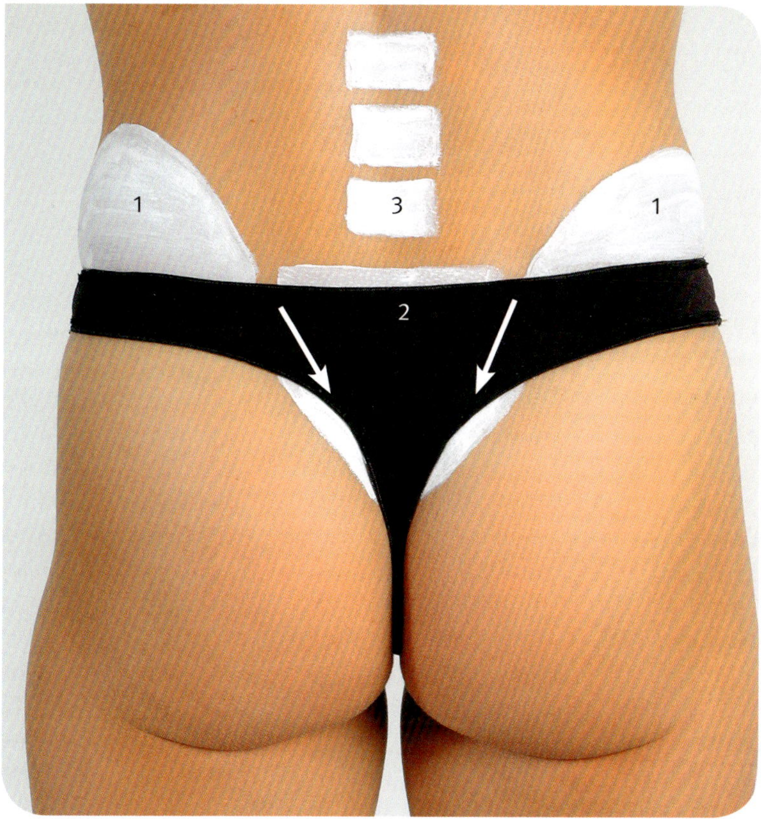

Beckenknochen. Der gesamte Beckenring besteht aus den rechten und linken Beckenschaufeln (1) und dem Kreuzbein (2), hinten in der Verlängerung der Wirbelsäule (3). Dazwischen liegen die Iliosakralgelenke (Pfeile).

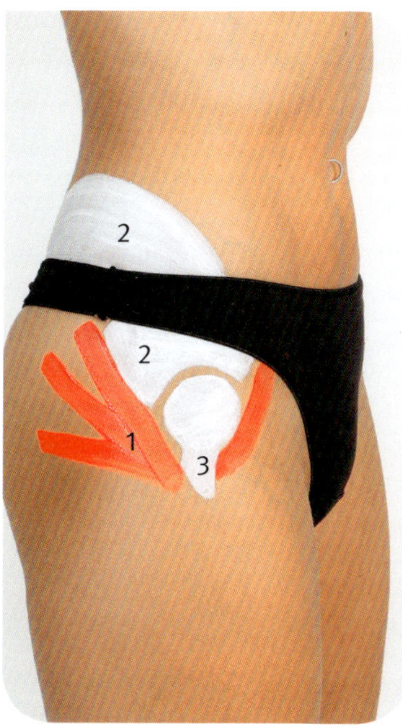

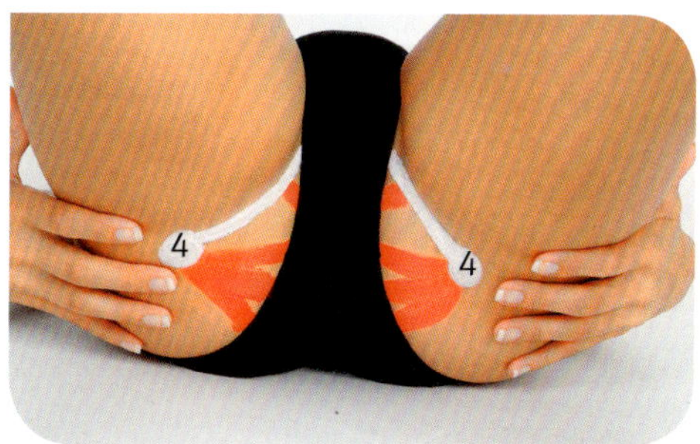

Gesäßmuskeln. Oben: Der stärkste Muskel im Körper ist der große Gesäßmuskel (1). Er zieht vom Beckenknochen (2) aus an den äußeren Oberschenkelknochen (3).

Unten: Der Beckenboden ist eine kräftige Muskelplatte und verbindet die Sitzbeine (4) miteinander.

Probleme

Inkontinenz: Wenn die »Dichtungen« versagen

Von Inkontinenz spricht man, wenn Urin abgeht, ohne dass man das möchte. Passieren tut es fast jedem einmal: Spätestens, wenn man auf die Toilette sollte, keine da ist und man dreimal niesen muss! Diese kleine Explosion löst eine Mini-Schockwelle im Körper aus, das Zwerchfell (Seite 92) sackt nach unten direkt auf die überfüllte Blase, und schon haben wir die Bescherung: Der Schließmuskel kann dem Überdruck nicht standhalten.

Ist der Beckenboden zu schwach, kann es bereits bei geringer Belastung zu Harnverlust kommen, beim Lachen, Husten, Laufen, Heben und schließlich auf Schritt und Tritt. Nicht immer ist der schwache Beckenboden verantwortlich; auch Lähmungserscheinungen, Reizblase, Durchblutungsstörungen, Demenz und anderes können Ursachen für Inkontinenz sein. Viele Frauen leiden nach der Geburt unter erschlafftem Beckenboden. Für die Betroffenen ist es nicht nur unangenehm, sie werden von Schamgefühlen geplagt und gehen verständlicher, aber auch fälschlicherweise nicht zum Arzt. Oft jedoch kann das Problem behoben werden. Im Falle eines zu schwachen Beckenbodens können Sie mithilfe dieses Buches sofort mit sinn- und wirkungsvollem Aufbautraining beginnen!

Verspannungen: Wenn Sie nicht so müssen können, wie Sie wollen

Die Verspannung des Beckenbodens ist ein häufiges, doch selten erkanntes Phänomen. Anspannen im Beckenbereich ist schon fast eine Tugend: Wenn es um Tanz, Ballett und Fitness geht, kommt es schnell zum Übereifer: »Po anspannen«, lautet die Devise, »Bauch rein, Brust raus« ist die militärische Form. Der ganze Unterleib einschließlich des Beckenbodens steht unter Hoch- und Dauerspannung. Weil schmale Hüften und flacher Bauch dem Schönheitsideal entsprechen, werden die Muskeln auch außerhalb von Sport und Training weiter gehalten, was das Zeug hält. Das bleibt oft nicht ohne Folgen. In harte Muskeln eingepanzert, kommt die Verdauung in Staulage. Der Beckenboden kann zu wenig entspannt werden, der Gang zur Toilette wird schwierig. Die natürliche Reaktion: mehr Druck geben. Das führt mittel- und langfristig zu gesundheitlichen Problemen wie Fissuren, Hämorrhoiden, Schmerzen im Unterbauch und Blähungen. Ein verspannter Beckenboden kann auch zu Sensibilitätsverlust und eingeschränktem sexuellen Lustempfinden führen. Zudem schränkt ein verspannter Beckenboden die Bewegungsfreiheit des Beckens ein, was direkten negativen Einfluss auf die menschliche Fortbewegung hat.

Durchhänger. Ist der Beckenboden zu schwach, hängt er wie ein schlaffes Netz durch. Die Sitzbeine sind geöffnet (Pfeile) und können nicht mehr kraftvoll zusammengezogen werden, das »Keilprinzip« des Beckens ist außer Kraft.

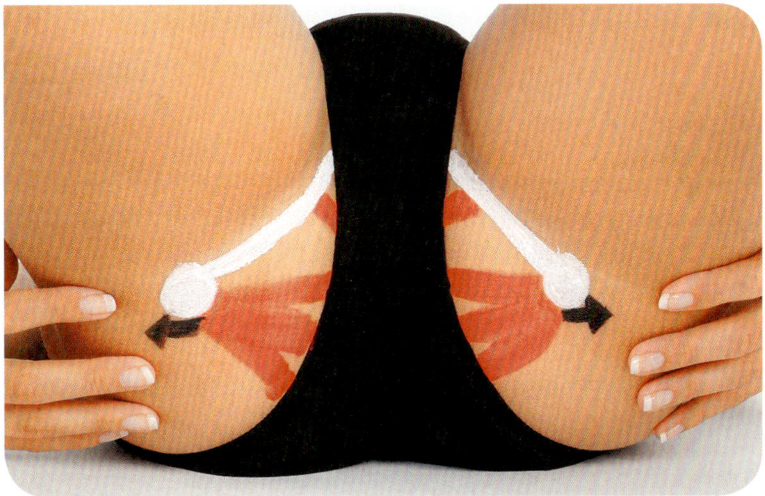

Verkrampft. Steht der Beckenboden unter Dauerspannung, werden die Sitzbeinhöcker unablässig zueinander gezogen (Pfeile), und Entspannung wird unmöglich. Eine Reihe unliebsamer Symptome ist die Folge.

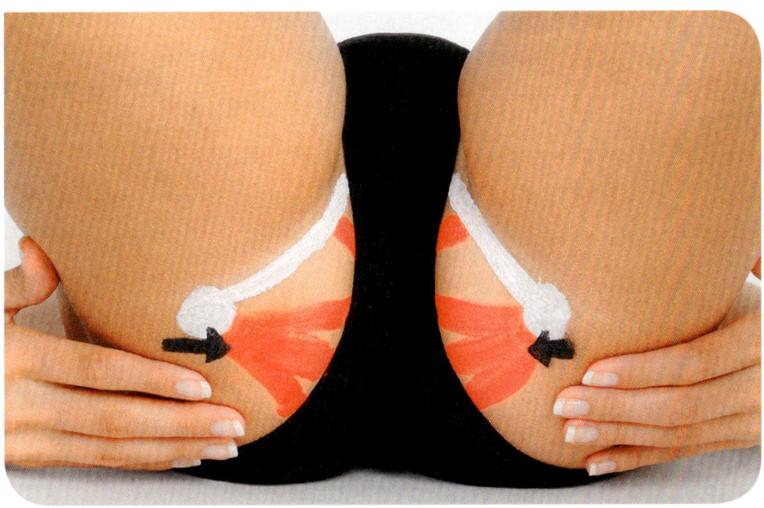

Übung Pelvic-Rhythmus: Spielen Sie Pelvis Presley

Ziel. Die Atmung nutzen, um den Beckenboden zu aktivieren. Der Titel der Übung kommt von der lateinischen Bezeichnung des Beckens, Pelvis.

Start. Legen Sie sich auf den Boden, auf eine Gymnastikmatte. Stellen Sie die Beine angewinkelt auf und legen Sie die Hände an die Hüften oder auf die Sitzbeinhöcker. Wenn Sie diese nicht gleich finden, setzen Sie sich gerade auf und finden Sie die Höcker leicht, indem Sie sich auf die Hand setzen – wie gesagt vorsichtig!

Aktion. Verfolgen Sie Ihre Atemzüge und lassen Sie die Luft beim Einatmen bewusst in die Tiefe des Beckens strömen. Das Zwerchfell (Seite 92) senkt sich durch die einströmende Luft beckenwärts. Durch diesen leichten Druck springt der Reflex des Beckenbodens an. Er reagiert brav physikalisch – auf Druck mit Gegendruck: Die Sitzbeine ziehen leicht gegeneinander. Beim Ausatmen hebt sich das Zwerchfell etwas nach oben, weil es Platz gibt in den Lungen. Der Druck auf den Beckenboden lässt nach, der Beckenboden entspannt sich, die Sitzbeine gleiten mit abnehmender Spannung leicht voneinander weg. Nun wieder einatmen, Zwerchfell und Beckenboden aktivieren.

Kontrolle. Achten Sie vorerst nur auf Ihre Atmung. Nehmen Sie das Heben und Senken Ihrer Bauchdecke wahr. Verfolgen Sie die Atmung nach unten, wie das Zwerchfell die Lunge sanft nach unten zieht. Diese Druckwelle setzt sich über den Beckenboden fort und initiiert das Ausatmen. Lassen Sie sich Zeit und atmen Sie ruhig und entspannt, ohne die Bauchdecke absichtlich zu heben und zu senken. Vergessen Sie das falsche Bild vom Einatmen mit Druck auf die Schließmuskeln. Der verkehrte Impuls lässt die Sitzbeine auseinander gleiten – ein häufiger Grund für einen zu laschen, durchhängenden Beckenboden. Dieser ist ein relativ kleiner Muskel. Passen Sie auf, dass Sie nicht übers Ziel hinausschießen und die gesamte Körpermitte verkrampfen. Rhythmisch und locker soll es bleiben. Nur der Beckenboden arbeitet. Das Gesäß bleibt entspannt, ebenso der Bauch. Wenn Sie diese Finesse einmal raus haben, sind Sie auf dem besten Weg zum perfekt tonisierten Beckenboden!

Dosierung. 3–5 Minuten täglich.

Variante. Verfolgen Sie die Längsmuskulatur des Beckenbodens vom Schambein zum Steißbein, von vorn nach hinten: Auch diese Muskelfasern arbeiten im gleichen Rhythmus. Beim Ausatmen, wenn der Lungenunterdruck abnimmt, hebt sich das Kreuz leicht vom Boden ab in Richtung Bauchnabel. Beim Einatmen hebt sich der Bauch, das Kreuz schafft Platz und senkt sich gegen den Boden, die Flanken öffnen sich. Achten Sie darauf, die Bewegung nicht selbst künstlich zu verstärken. Zwerchfell und Beckenboden schaffen das ganz allein!

Blitzübung. Verfolgen Sie dieses Wechselspiel, wann immer Sie Zeit und Lust haben – es funktioniert immer! Am besten beim Einschlafen.

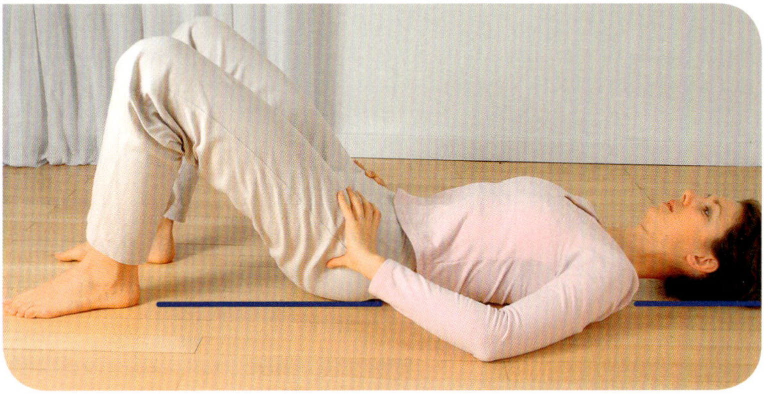

B&B-Dynamik. Oben: Ausgangslage mit entspanntem Beckenboden.

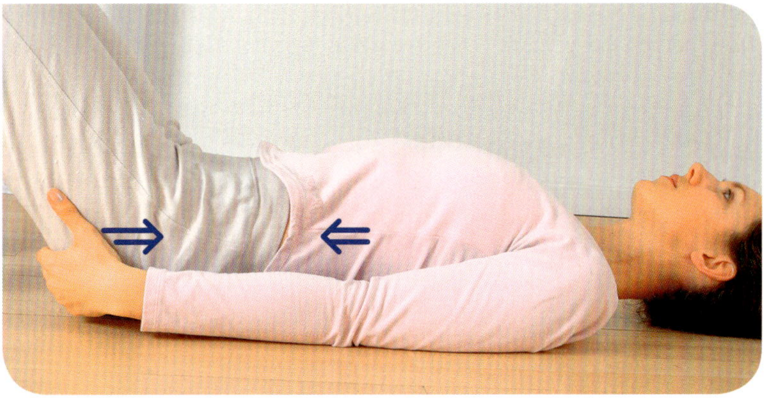

Unten: Beim Einatmen drückt das Zwerchfell die Bauchorgane nach unten, der Beckenboden erhält einen leichten Druckimpuls und zieht sich mit sanftem Reflex zusammen, die Sitzbeine gleiten zueinander, die Hände begleiten die Bewegung.

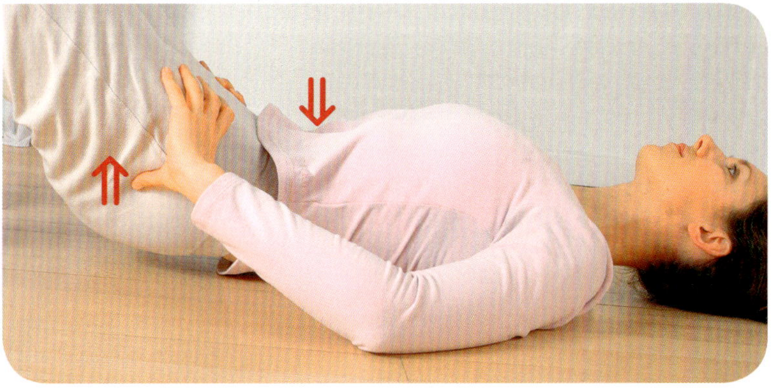

Fehlerquellen. Die Bauchmuskulatur verkrampft sich, der Gesäßmuskel spannt an, das Becken hebt vom Boden ab, der Beckenboden bleibt inaktiv. Das Gesäß soll bei der ganzen Übung auf dem Boden aufliegen, der Bauch entspannt bleiben und die Atmung frei fließen.

Übung Atemstütze: Aus vollem Atem schöpfen

Ziel. Aktivierung des Beckenbodens in den Alltag übertragen.

Start. Setzen Sie sich auf einen Hocker oder idealerweise auf einen Gymnastikball. Der Gymnastikball unterstützt die Wahrnehmung des federnden Beckenbodens. Ein Hocker tut es aber auch. Legen Sie die Hände an die Flanken. Die Daumen umspannen den Rippenbogen nach vorn, die Finger nach hinten.

Aktion. Verfolgen Sie nun sitzend Ihre Atemzüge. Schieben Sie beim Einatmen bewusst die Hände mit dem Rippenbogen seitlich auseinander, die Flanken öffnen sich, der Beckenboden spannt sich. Mit dem Ausatmen schließt sich der Brustkorb wieder, der Beckenboden entspannt. Wiederholen Sie dieses Öffnen und Schließen einige Male und richten Sie die Konzentration aufs Becken. Atmen Sie bewusst das Zwerchfell nach unten, so wie Sie es liegend in der vorangegangenen Übung Pelvic-Rhythmus gemacht haben, um die Reflexantwort des Beckenbodens zu spüren.

Kontrolle. Die Übung funktioniert, wenn die Atmung bewusst bis in die Tiefe des Körpers fließt – die oberflächliche Brustatmung, wie sie in hektischen Zeiten überhandnimmt, reicht nie bis ins Körperzentrum. Zu viel Mühe geben taugt nicht: Erstarrt der Brustkorb in Ehrgeiz, öffnen sich die Flanken nicht. Es entsteht kein Kontakt zum Beckenboden.

Zweiter häufiger Fehler: Der Bauch ist eingezogen und wird angespannt. Bewusst atmen heißt für Bauch und Gesäß bewusst loslassen. Spannen und Entspannen sind hier Aufgabe des Beckenbodens.

Dosierung. 3–5 Minuten täglich.

Blitzübung. Konzentrieren Sie sich, wann immer möglich, auf diesen Atem-Automatismus: Gönnen Sie Ihrem Beckenboden etwa 17 000 Massageeinheiten täglich! Mit jedem Atemzug wird der Beckenboden tonisiert.

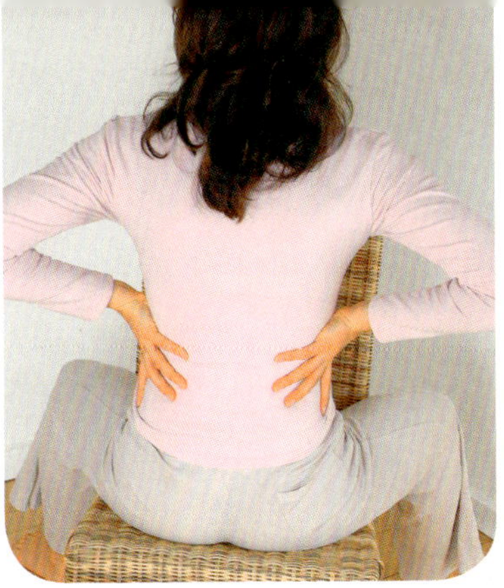

Atemstütze.
Oben: Ausgangsposition vor dem Einatmen.

Unten: Beim Einatmen schiebt das Zwerchfell die Flanken nach hinten-außen in die Breite, die Rippen öffnen sich, das Zwerchfell senkt sich und gibt einen sanften Impuls an den Beckenboden.

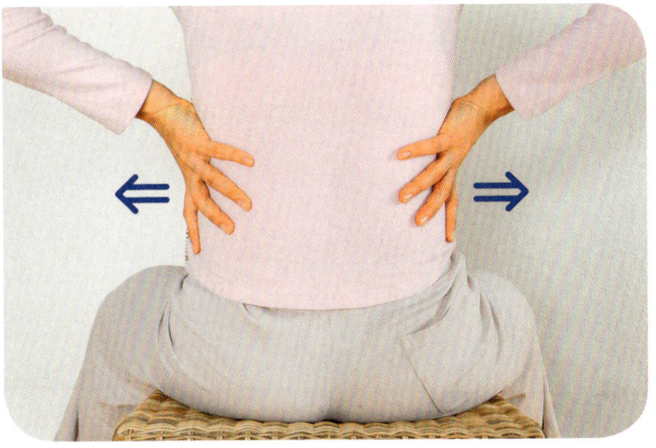

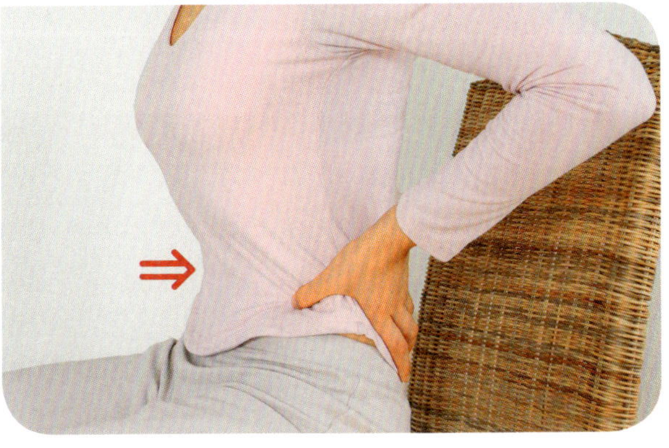

Geschnürt.
Oben: Ehrgeiziges Zusammenschieben beim Ein- oder Ausatmen. Zu viel Spannung und Aktivität im Bauch; er soll sich lediglich passiv mitbewegen.

Unten: Fehlende Weite und Breite der Flanken.

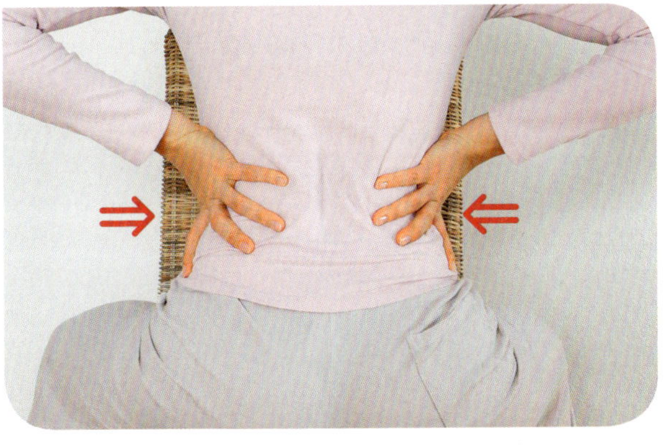

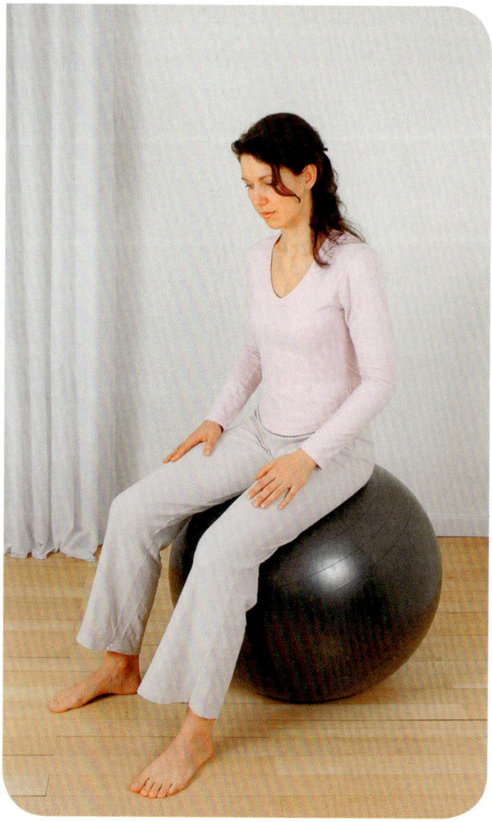

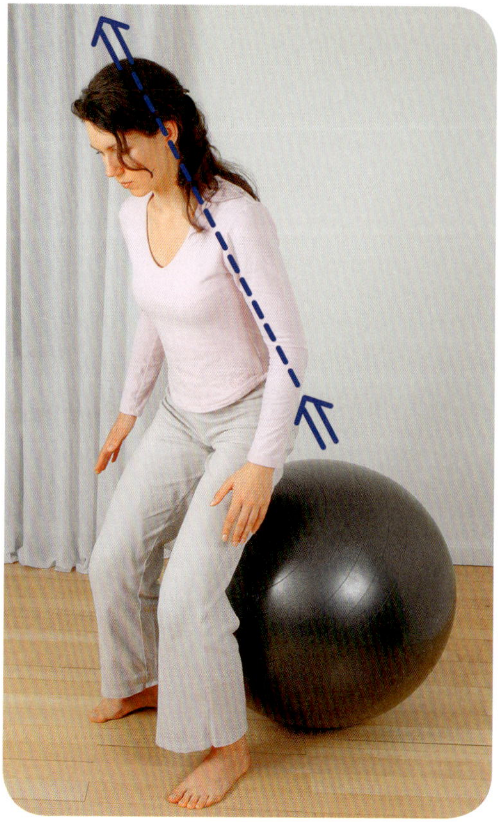

Impuls. Links: Ausgangsposition – aufrecht und mit aktionsbereitem Beckenboden. Rechts: Zielposition – Aufstehen mit einem dynamischen Impuls des Beckenbodens – eine Bewegung wie aus einem Guss.

B&B-Impuls: Erleben Sie erhebende Momente

Ziel. Nach zwei beschaulichen Übungen wird der Beckenboden als Impulszentrum für dynamische Bewegung eingesetzt.

Start. Setzen Sie sich wieder auf einen Hocker oder auf einen Gymnastikball. Die Beine ruhen genau nebeneinander, sodass Füße, Knie und Hüften zwei parallele Linien bilden. Denken Sie nun an einen Hochspringer, der im Augenblick des Absprungs explosiv in die Höhe schnellt: ein Paradebeispiel für die reflexartige, impulsive Präzisionsarbeit des Beckenbodens. Diese Kraft können auch Sie nutzen.

Aktion. Mit dem Gedanken an den Hochspringer beginnen Sie, rhythmisch auf dem Ball zu wippen. Auf dem Hocker wippen Sie etwas diskreter, die Bewegung kommt ausschließlich aus dem Beckenboden, indem Sie die Sitzbeinhöcker zusammenziehen. Zählen Sie nun im gleichen Rhythmus auf drei – und stehen Sie auf »drei« mit dem kräftigen Impuls des Beckenbodens auf. Setzen Sie sich wieder, wippen Sie erneut und richten Sie sich mit der Geschmeidigkeit einer springenden Katze auf. Suchen Sie Ihr Tempo, Ihre Dynamik, in der die Übung am meisten Spaß macht.

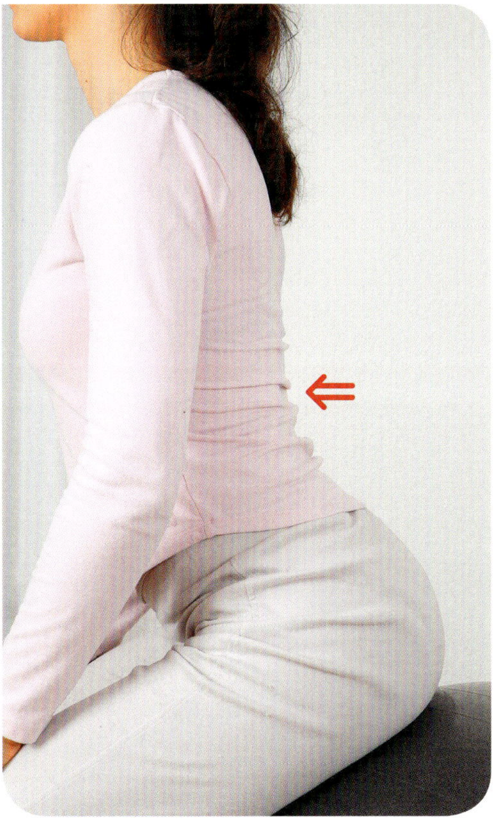

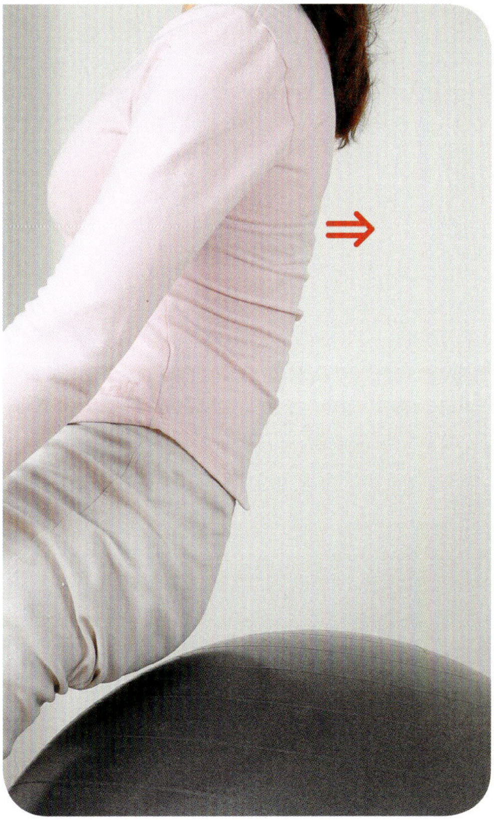

Doppelfehler. Links: Hohlkreuz im Augenblick des Aufstehens. Rechts: Rücklage, entweder durch mangelndes Timing von Impuls und Bewegung oder durch Rücklage beim Sitzen auf dem Ball.

Kontrolle. Lehnen Sie sich bei dieser Übung leicht nach vorn und achten Sie darauf, dass Ihre Füße guten Stand haben. Der Befehl Ihres Hirns, sich zu erheben, und der Beckenboden-Impuls müssen perfekt zusammenwirken. Dann erleben Sie die ersehnte dynamische Beschwingtheit! Fehler Nummer eins bei dieser Übung ist dann auch das Timing: Aufstehen und Beckenboden-Impuls sind leicht verschoben – eine Zehntelsekunde reicht da schon, um wackelig und angestrengt auf die Beine zu kommen. Achten Sie darauf, dass wirklich der Beckenboden arbeitet und nicht das Gesäß. Übermäßige Spannung im Gesäß schadet bei dieser Übung mehr, als sie nützt!

Dosierung. 2 Minuten täglich.

Blitzübung. Stehen Sie nur noch so auf! Quälen Sie sich nicht mehr aus Stühlen, Sesseln oder von Bänken empor. Erheben Sie sich lieber beschwingt mit dem B&B-Impuls. Wer sich ächzend erhebt, macht den Beckenboden arbeitslos.

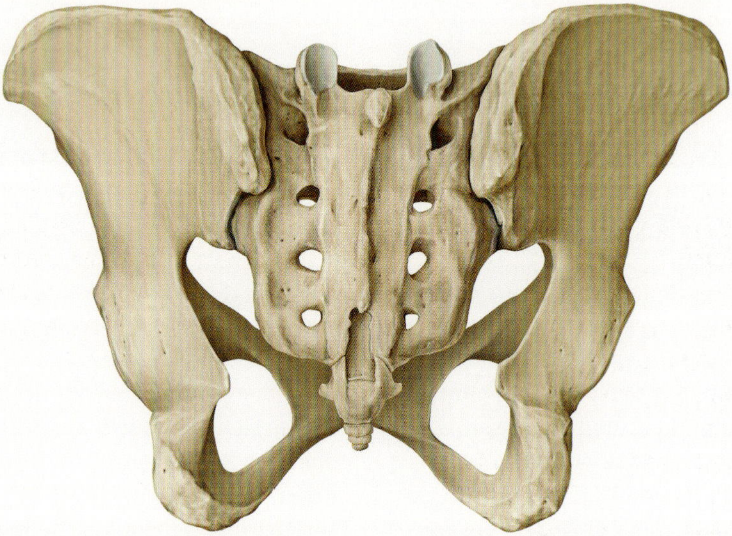

Die Beckenbewegung

Das Becken ist sehr beweglich und äußerst stabil. Fast alle Bewegungen des Körpers – insbesondere die Fortbewegung – stehen und fallen mit der Funktion des Beckens.

Schauen wir das Becken in seiner Gesamtheit an, sehen wir, dass es eine wahrhafte Relaisstation, einer der wichtigsten Knotenpunkte des Körpers ist. Zwei kugelrunde Einhöhlungen sind für die »Montage« der Beine vorgesehen. Das Kreuzbein ist der Übergang zur Wirbelsäule und entscheidendes und oft problembehaftetes Thema: das Kreuz mit dem Kreuz! Dass die Positionierung des Beckens dabei eine zentrale Rolle spielt, leuchtet ein. Gehen wir davon aus, dass das Becken eben wirklich ein Becken ist, das gerade gehalten oder ausgekippt werden kann, wird die Bedeutung augenfällig. Das Gute daran ist, dass Sie mit Grundverständnis und Übung die Aufrichtung des Beckens mit Erfolg üben und stabilisieren können. Wichtig zu unterscheiden: Stabilisierung bedeutet nicht Fixierung! Stabilisierung lässt Beweglichkeit zu, das eine setzt das andere voraus. Paradebeispiele dafür finden wir im Sport – und ganz besonders in der vielleicht faszinierendsten Kunstform, die das Becken zu bieten hat: dem orientalischen Bauchtanz! So weit müssen Sie es nicht bringen, als Vorbild hilft es Ihnen trotzdem weiter: Halten Sie sich bei dem folgenden Exkurs immer wieder die erstaunliche Dynamik der Körpermitte vor Augen: die zuverlässige Stabilität des knöchernen Beckens und die sensible Impulskraft des Beckenbodens.

Anatomie

Beckenstatik: Finden Sie Ihr persönliches Zentrum

Kaum ein Körperteil spricht anatomisch eine bildlichere Sprache als das Becken. Seine funktionell ideale Haltung ist dann auch schnell geklärt. Tragen Sie Ihr Becken grundsätzlich gerade und unverdreht! Wirbelsäule und Beine sind auf diese Balance angewiesen, um ohne vorzeitige Abnutzungserscheinungen ein Leben lang funktionieren zu können. Kein Mensch ist symmetrisch, perfekt oder absolut ebenmäßig gebaut. Unterschiede zwischen links und rechts gibt es im ganzen Körper, im Gesicht, in den

Beinlängen, in den Kräfteverhältnissen. Nur allzu viel Unterschied ist ungesund – vor allem, wenn er unentdeckt bleibt. Finden Sie Ihre Eigenart heraus.

Schwangerschaft: Das Kind unter dem Herzen tragen

In der Schwangerschaft kommt der Aufrichtung des Beckens allergrößte Bedeutung zu. Mit dem Bild eines mit Wasser gefüllten Beckens leuchtet dies ein. Und genau das ist die Realität in der Schwangerschaft. Das Baby ruht und strampelt im Wasser – eine Gewichtszunahme der Mutter von 10–20 Kilogramm ist normal, ein Großteil dieses Gewichtes ruht im Becken der Mutter: Kippt das Becken nach vorn, drückt das Gewicht von innen gegen die ohnehin schon stark belastete Bauchwand. Der Bauch wirkt riesig ausladend. Im Rücken ist's nicht besser: Das nach vorn »ausgeschüttete« Becken bringt die Statik ins Wanken, die Lendenwirbel werden gestaucht, die Rückenmuskeln müssen zurückziehen, was die Kraft hergibt. Eine Überforderung, die sich durch starke Kreuzschmerzen und Verspannungen bemerkbar macht. Der Volksmund sagt, dass die Mutter das Kind unter dem Herzen trägt. Treffender ist es nicht zu sagen.

Geradstand: Bitte nichts verschütten

Die großen Beckenschaufeln bilden den oberen Beckenrand. Ihre Lage ist entscheidend für die gesamte Körperstatik. Liegt eine Schaufel höher als die andere, geraten Beinachsen und Wirbelsäule ins Wanken. Verschiedene Faktoren sind verantwortlich dafür, das Becken im Lot zu halten, denn kippen kann es auf alle Seiten – wie man es beim Servieren eines vollen Suppentellers nachvollziehen kann.

Schiefstand: Abwechslung macht das Leben süß

Während des Gehens, Laufens und besonders bei Sport und Tanz soll das Becken seine volle Beweglichkeit ausschöpfen können. Schieflage ist erlaubt und natürlich, solange die Haltung nicht fixiert, das heißt andauernd gehalten wird. Schritt um Schritt bewegt sich das Becken beim Gehen auf allen drei Bewegungsebenen. Nach oben oder unten, nach hinten oder vorn, nach links oder rechts. Ist das Becken beim aufrechten Stillstehen nicht im Lot, kippt es zu einer Seite weg, sind die Ursachen vielfältig. Beobachten Sie an sich selbst, wie Sie in Ruheposition stehen. Belasten Sie beide Beine gleich stark? Entlasten Sie ein Bein häufiger als das andere? Muss eines mehr arbeiten als das andere? Idealerweise wechseln Sie diese Position immer wieder: Mal trägt das linke Bein mehr, mal das rechte, mal stehen Sie ausbalanciert. So wird das Becken nicht einseitig belastet, Schrägstand wirkt nicht zwingend überbelastend für die eine Beckenhälfte.

Statik.
Links: Häufigste Fehlstellung im Stehen ist das nach vorn gekippte Becken mit Hohlkreuz und gestauchten Lendenwirbeln.

Rechts: In der Ruheposition soll das Becken waagerecht stehen.

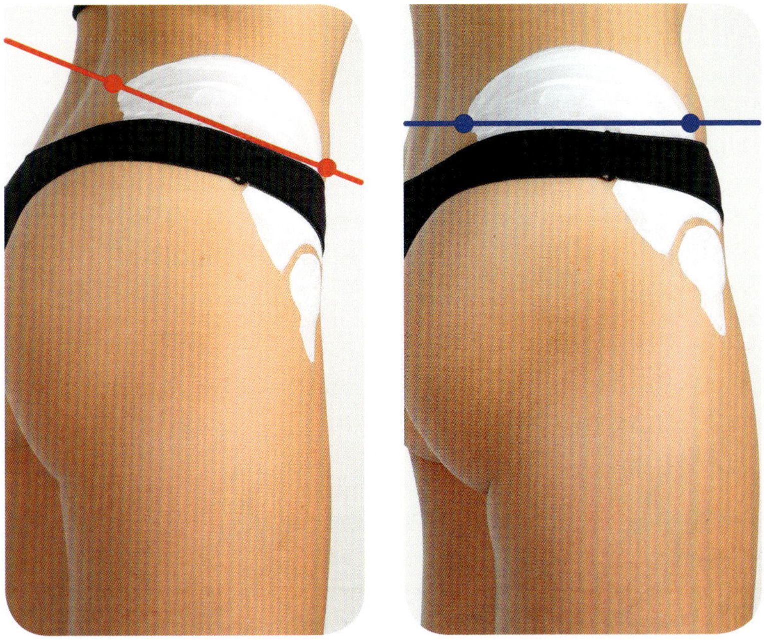

Beckensymmetrie.
Links: Die waagrechte Ausrichtung ist wichtig bei langem Stehen.

Rechts: Das Becken ist geboren für Bewegung. Erst die Links-rechts-Beweglichkeit macht Fortbewegung, Tanz und Bewegungsfreiheit überhaupt möglich.

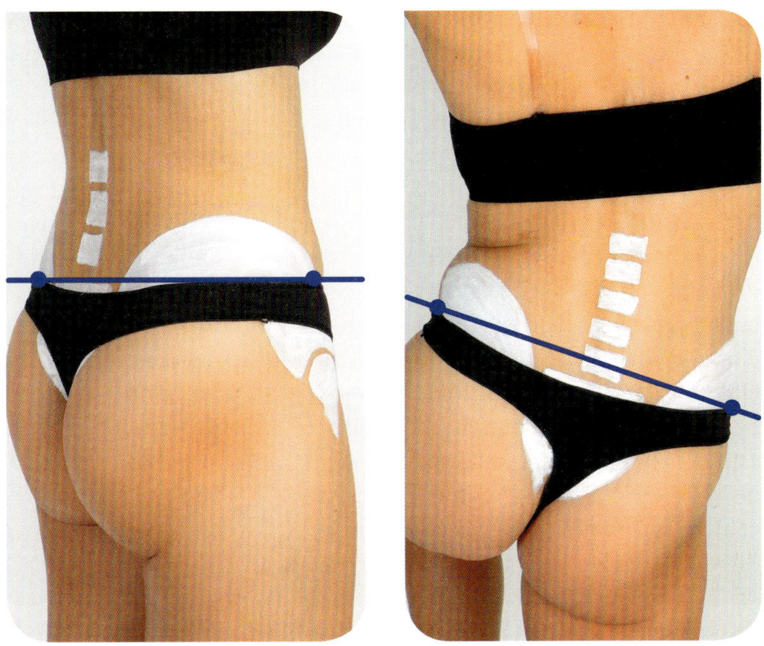

Probleme

Beckenschiefstand: Kleiner Unterschied mit großen Folgen

Zwei Hauptursachen führen zum Beckenschiefstand: eine Verkrümmung der Wirbelsäule oder unterschiedliche Beinlängen. Ist die Wirbelsäule etwa nach links gekrümmt, ziehen die Rückenmuskeln, die an Wirbelsäule und Becken befestigt sind, die linke Beckenschaufel unvermeidlich mit nach oben. Das hat Einfluss auf die ganze Körperstatik. Zudem geraten die Bandscheiben einseitig unter Druck. Noch problematischer wird es in der Dynamik, beim Gehen. Die hochgezogene Beckenseite zieht das Bein mit nach oben. Die Überhöhe wirkt auf Schritt und Tritt mit zu viel Wucht beim Aufsetzen des Fußes, hinzu kommt die Überbelastung im Hüftgelenk. Das bedeutet noch mehr einseitige Belastung für Kniegelenke, Hüftgelenke sowie für Bandscheiben. Dreidimensionale Wirbelsäulentherapie schafft Linderung, Aufklärung und Gangschulung bringen gezielte Entlastung.

Beckenschrägstand kann auch als ungesunde Angewohnheit zum Verlust der bewussten Beckenzentrierung sein. Ist der Schiefstand bewusst gewählt, wie zum Beispiel bei einem Model, das für ein schönes Bild die eine Hüfte zur Seite kippt, so ist das elegant und in Ordnung. Zumindest solange es nicht zur fixen Angewohnheit wird und beim Geradestehen die Symmetrie verloren geht. In stehenden Berufen ist es wichtig, die eigenen Angewohnheiten zu überprüfen, die Belastung mal auf das linke, mal auf das rechte Bein zu verlagern. Ideal sind kleine Schemel, um Abwechslung im Becken und Entlastung im Rücken zu fördern.

Beinlängendifferenz: Wenn das Becken aus dem Lot fällt

Ist das eine Bein länger als das andere, wird das Becken auf der einen Seite förmlich aufgebockt. Kleine Unterschiede sind kaum problematisch – je größer die Längendifferenz, desto negativer jedoch die Auswirkungen. Bei den Beinachsen wirkt sich das genauso aus wie bei einem wackeligen Tisch. Instabilität und Abnutzung drohen. Für die Wirbelsäule bedeutet die unterschiedliche Höhe der beiden Beckenseiten zwingend ein Ausweichen: Ist die linke Beckenseite angehoben, muss die Wirbelsäule nach rechts ausweichen und umgekehrt. Die Symptome sind die gleichen wie beim Beckenschrägstand, einseitige Überbelastungen führen zu verfrühten und verstärkten Abnutzungserscheinungen und Bewegungseinschränkung.

Der Mensch ist grundsätzlich nicht symmetrisch gebaut. Abweichungen in der Symmetrie sind weitgehend natürlich. Auf den Millimeter genau gleich lang sind die Beine selten. Im Sitzen spielt es ohnehin keine große Rolle. Problematischer wird es beim Gehen, vor allem, wenn die Differenz unerkannt bleibt. In der Regel beginnen die Symptome mit Schmerzen in der Hüfte oder im Rücken. Der Vorteil: Echte Beinlängendifferenzen sind verhältnismäßig einfach mit Einlagen, Absatzerhöhung oder mit Spezialschuhen zu beheben.

Beckenschrägstand.
Oben: Das schräge Becken bereitet im Stehen und Gehen oft Probleme.

Unten: Sitzend wird der Schräg- oder Schiefstand meist ausgeglichen und hat weniger negative Auswirkungen.

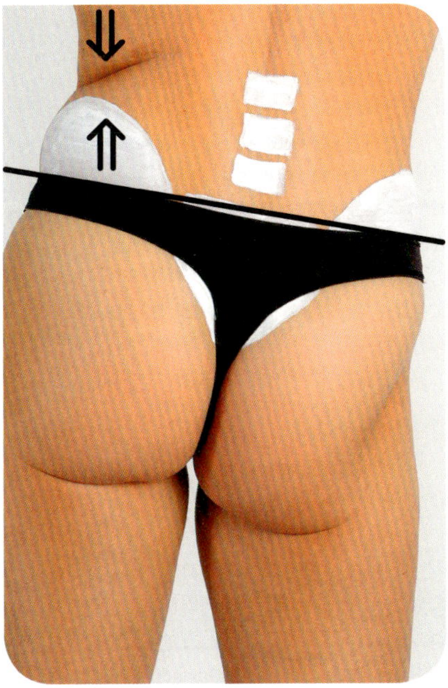

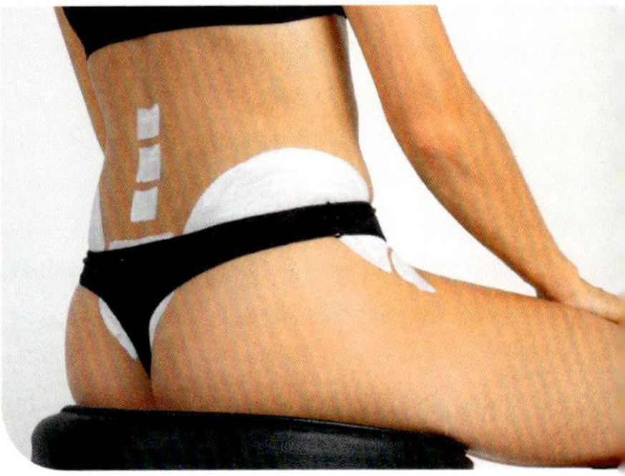

Beinlängendifferenz.
Die beiden Punkte auf den Knien geben bei fixiertem Becken einfachen Aufschluss.

Links: Von oben ist die unterschiedliche Länge der Oberschenkel erkennbar.

Rechts: Von vorn betrachtet sind die Unterschenkel offensichtlich ungleich lang.

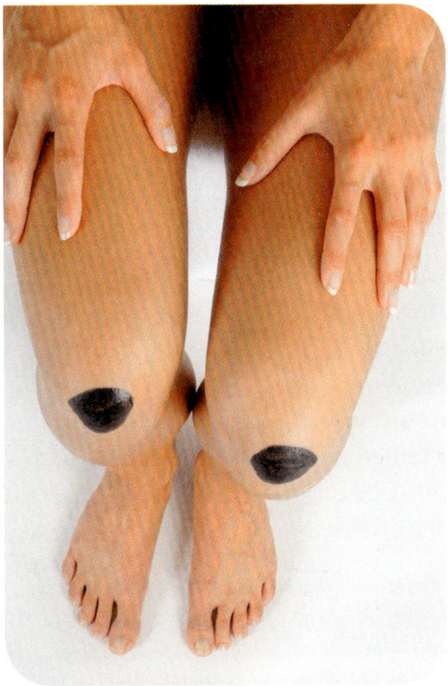

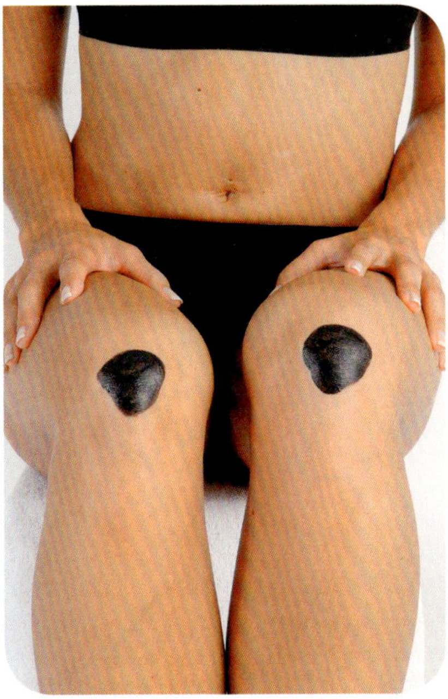

Übung Beckenachter: Kommen Sie im Rückwärtsgang voran

Ziel. Die volle Beweglichkeit des Beckens ausschöpfen.

Start. Setzen Sie sich aufrecht auf einen Gymnastikball oder auf einen gepolsterten Stuhl oder Sessel. Die Beine stehen parallel nebeneinander, sodass Füße, Knie und Hüften zwei parallele Linien bilden. Legen Sie die Hände seitlich an Ihr Becken, Daumen nach hinten, Finger nach vorn.

Aktion. Beginnen Sie die Achterbewegung mit der rechten Hüfte und führen Sie die Bewegung mit der Hand aktiv mit. Der rechte Beckenkamm – also der obere Rand des Beckens – beschreibt einen Kreis nach hinten unten und außen, die Bewegung geht rund weiter nach vorn oben. In diesem Moment richten Sie die Aufmerksamkeit auf die linke Beckenschaufel: Die Bewegung wird links übernommen, führen Sie jetzt den linken Beckenkamm nach hinten-unten-außen, währenddessen die rechte Beckenhälfte die Kreiselbewegung nach vorne-oben-innen fortsetzt und in die Ausgangsposition zurückfließt. Denken Sie dabei an eine Paddelbewegung: Ihre Hände halten zwei Paddel und paddeln damit rückwärts. Mit dem rechten Hüftpaddel tief nach hinten-unten-außen »unter Wasser« nach vorn ziehen und das Paddel nach oben innen führen, und gleichzeitig das linke Paddel nach hinten-unten-außen ins Wasser sinken lassen.

Kontrolle. Nehmen Sie sich Zeit für diesen komplexen Bewegungsablauf: Die Hüfte soll wie ein Rad nach hinten drehen und gleichzeitig nach außen gleiten. Also keinesfalls nach innen drücken, sondern bewusst die Breite nach außen betonen. Das gibt beim Gehen und Laufen die notwendige Stabilität für das Standbein. Die Innenbewegung gehört nach vorn-oben, auf die Spielbeinseite, wenn das Bein gehoben wird und ohne Belastung zum neuen Schritt ausholt. Lassen Sie sich nicht durch die Rückwärtsbewegung irritieren: Sie entspricht der funktionellen Beckenbewegung beim Gehen. Eine Wohltat für Hüftgelenke und Bandscheiben, die so mobilisiert und bewegt werden. Tun Sie ihnen den Gefallen. Achten Sie darauf, dass Sie wirklich rückwärts paddeln. Vorwärts verliert die Übung an Wirksamkeit und wird unphysiologisch, fürs Gehen unwirksam. Diese Logik ist dem sesshaften Menschen oft abhandengekommen. Erst recht, seit aus dem Sesshaften ein »Sesselhafter« geworden ist.

Dosierung. 3–5 Minuten täglich.

Blitzübung. Nehmen Sie die Achterbewegung beim Treppensteigen oder beim Gehen wahr, indem Sie bei maximaler Belastung des Standbeins das Becken nach hinten-unten-außen belasten, ohne einzuknicken. Ihr Hüftgelenk wird jubeln!

Beckenachter.
Oben: Ausgangsposition, locker und aufrecht auf dem Ball sitzend mit aktiviertem Beckenboden.

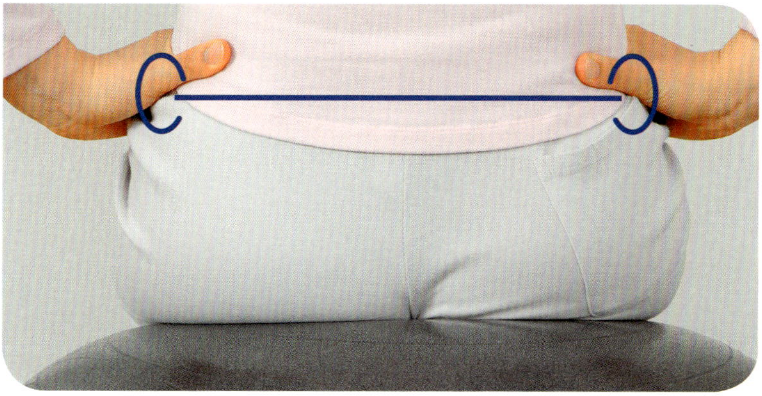

Unten: Äußerste Position bei der Achterschlaufe nach hinten-unten-außen-rechts.

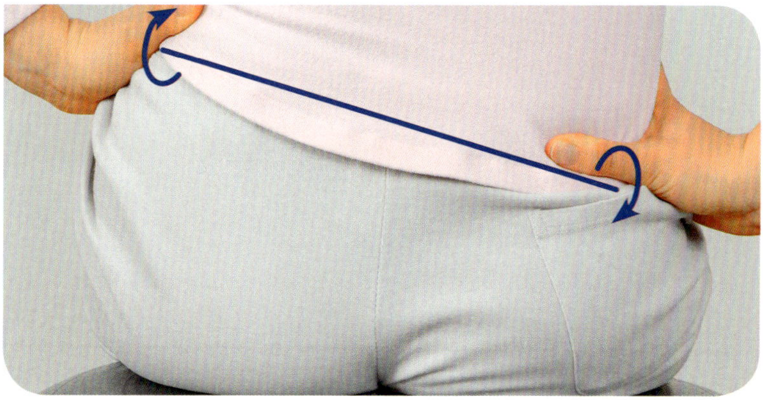

Fehler.
Links: Die Bewegung findet im Oberkörper statt, das Becken rutscht auf dem Ball zur Seite weg.

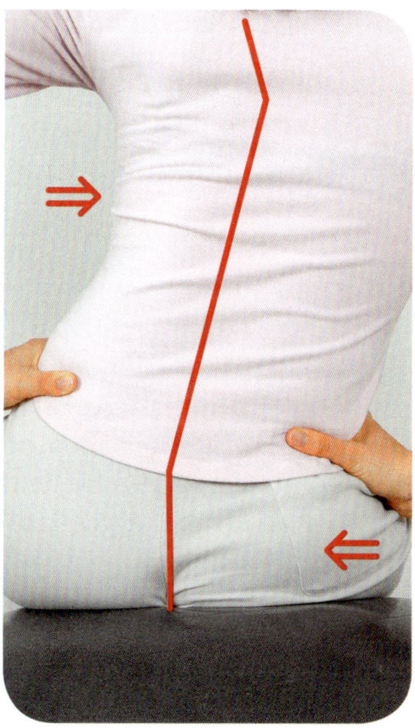

Rechts: Die Paddelrichtung ist verkehrt, vor- statt rückwärts – die rechte Beckenseite dreht nach vorn, nicht nach hinten.

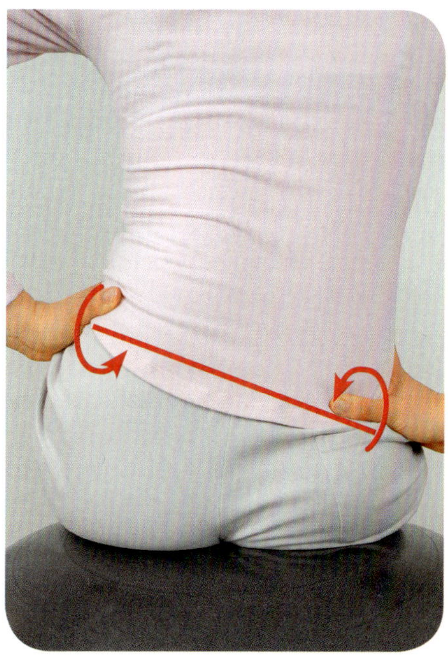

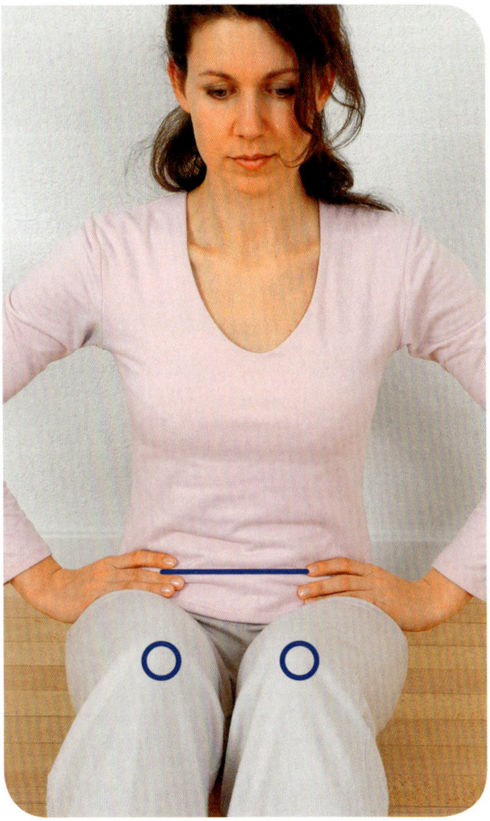

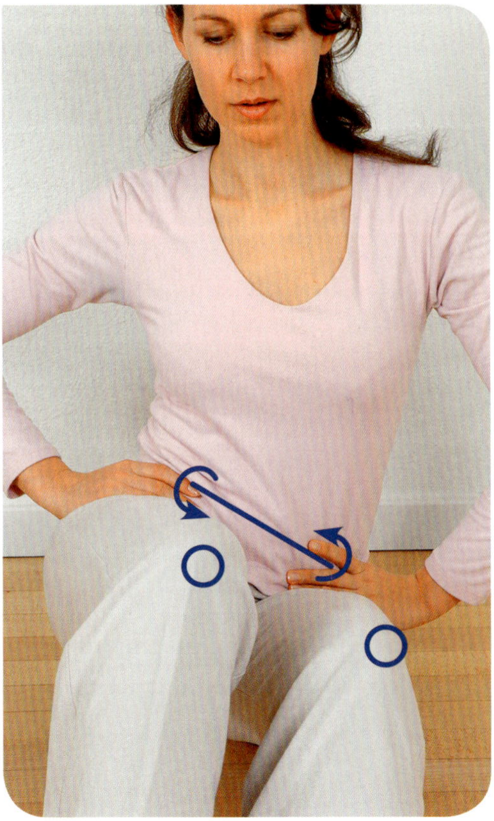

Schinkengang. Links: Ausgangsstellung. Setzen Sie sich genau auf die Sitzbeine. Rechts: Losmarschieren mit einer Achterbewegung des Beckens.

Übung Schinkengang: Machen Sie sich auf die Sitzbeine

Ziel. Dreidimensionale Hüftbewegung und gezielte Aktivierung des Beckenbodens.

Start. Setzen Sie sich auf den Boden, auf eine Gymnastikmatte oder einen Teppich, die Beine nicht ganz gestreckt, den Oberkörper gut aufgerichtet, wenn möglich leicht nach vorn gebeugt. Setzen Sie sich bewusst gerade auf Ihre Sitzbeine und schaukeln Sie vorerst etwas hin und her, um den Sitzbeinen »Beine zu machen«. Auf diesen wandern Sie gleich los, und zwar vorerst rückwärts.

Aktion. Heben Sie Ihre rechte Beckenhälfte und bringen Sie diese mit einer schrittförmigen, dreidimensional-runden Bewegung nach hinten-unten-außen. Im Moment der Belastung hebt sich die linke Beckenhälfte – geben Sie den Impuls, den Start der Bewegung, bewusst aus dem Beckenboden! Machen Sie den Schritt mit dem linken Sitzbein nach hinten. Das Bein wird beim Rückwärtsschritt locker nach hinten mitgezogen, mal links, mal rechts. Erreichen Sie den Rand der Gymnastikmatte, schalten Sie in den Vorwärtsgang. Achten Sie dabei auf parallele Beinachsen: Im Vorwärtsgang besteht die Gefahr von X-Beinen!

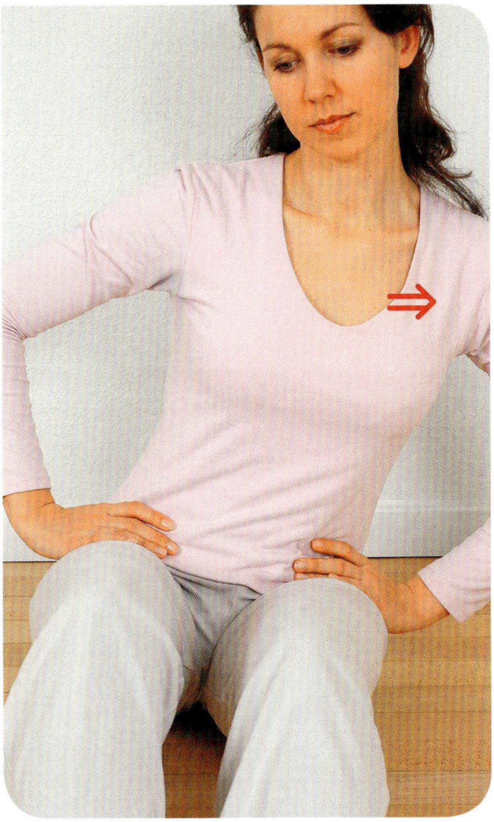

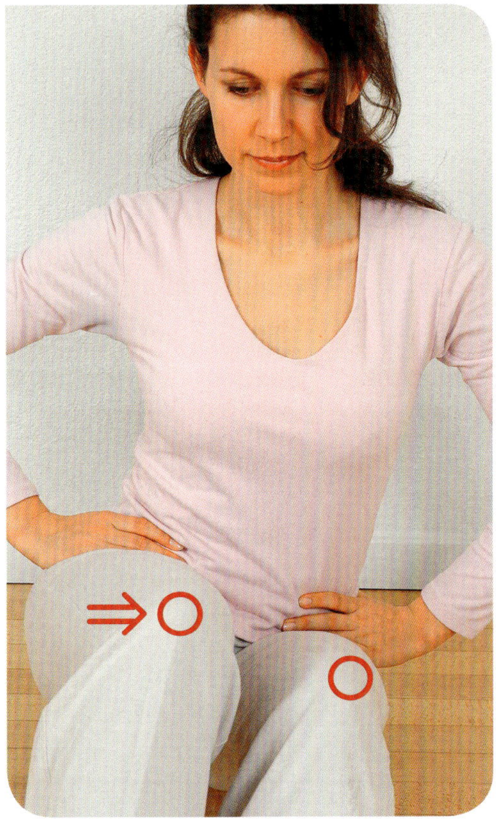

Schleudergang. Links: Falsch – der Oberkörper pendelt von einer Seite auf die andere. Rechts: Auch falsch – das Bein links geht in die X-Bein-Stellung.

Kontrolle. Achten Sie auf Ihr Gleichgewicht. Die Brustwirbelsäule dreht elastisch mit der Bewegung. Dreidimensionale Drehung ist gefragt, nicht zweidimensionales Hin- und Herkippen des Oberkörpers. Richten Sie die Beine möglichst parallel aus: keine X-Beine, drehen Sie die Oberschenkel eher nach außen, nie nach innen. Die Kraft kommt aus dem Beckenboden. Machen Sie sich bewusst, dass im Moment der stärksten Belastung des Sitzbeins der Oberkörper auf derselben Seite stabil und aufgerichtet bleibt und so für die Gegenseite Platz und Entspannung schafft, um die Beckenschaufel nach vorn-oben-innen Richtung Bauchnabel zu ziehen. Weitere Fehlerquelle: Hohlkreuzgefahr. Heben Sie das Becken nicht mit der tiefen Rückenmuskulatur. So entsteht ein Hohlkreuz. Heben Sie das Becken mit der vorderen schrägen Bauchmuskulatur an, wie im rechten Bild »Schinkengang« eingezeichnet. Auch die Füße haben mal Ferien: Ziehen oder schieben Sie sich nicht mit den Fersen vor- oder rückwärts.

Dosierung. 3–5 Minuten täglich, 2-mal 20 Wiederholungen je Seite.

Variante. Gehen Sie im Schinkengang vorwärts und rückwärts.

Blitzübung. Machen Sie die Übung in Miniausführung auf dem Stuhl im Büro. Für den ganzen Körper ein willkommenes Bewegungs-Intermezzo!

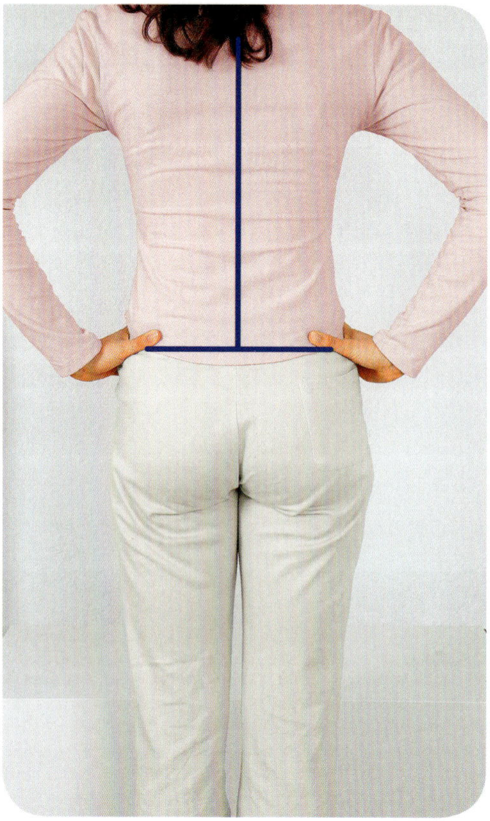

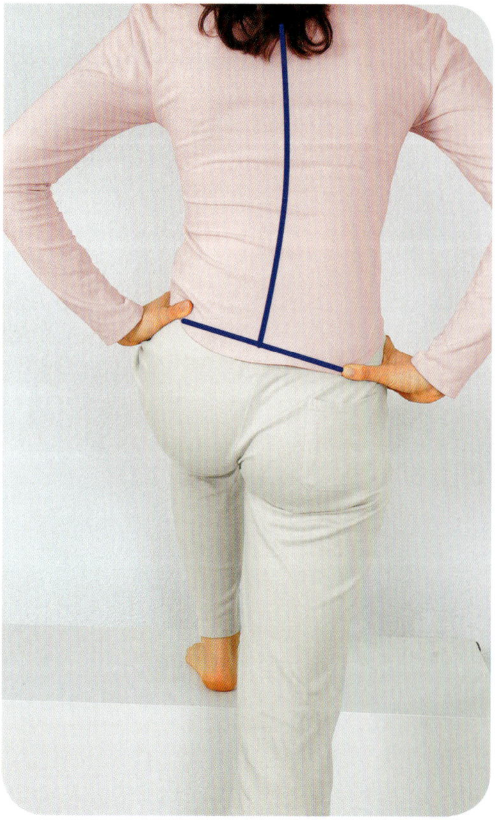

Treppensteigen. Links: Ausgangsstellung stehend vor einer Treppe. Rechts: Linkes Bein auf die erste Treppenstufe stellen, die Körperachse bleibt senkrecht. Nun mit einem Impuls des Beckenbodens hochsteigen und gerade bleiben.

Übung Beckentreppe: Das volle dreidimensionale Programm

Ziel. Dreidimensionale Beckenbewegung und Beckenbodenaktivierung werden ohne Trainingsaufwand ins tägliche Leben integriert.

Start. Sie stehen vor einer Treppe, bereit zum Hochsteigen.

Aktion. Heben Sie das linke Bein mit Beckenboden-Impuls auf die erste Treppenstufe. Die rechte Beckenhälfte sinkt bewusst in die superstabile Position nach hinten-unten-außen auf Ihr Standbein. Nun kommt der entscheidende Moment: Das ganze Körpergewicht wird mit dem Hochsteigen impulsartig auf das andere Bein verlagert. Geben Sie diesen Bewegungsauslöser bewusst mit dem Beckenboden. Denken Sie dabei an einen Gummiball, der elastisch in die Höhe springt: Impuls und hoch auf die nächste Treppenstufe. Richten Sie sich ganz über dem neuen Standbein auf, die Beckenhälfte sinkt nach hinten-unten-außen, ohne abzuknicken. Die Spielbeinseite führt mit der Beckenbewegung nach vorn-oben-innen den Fuß auf die nächste Treppenstufe. Mit einem weiteren Beckenboden-Impuls erklimmen Sie die nächste Stufe – Schritt für Schritt die

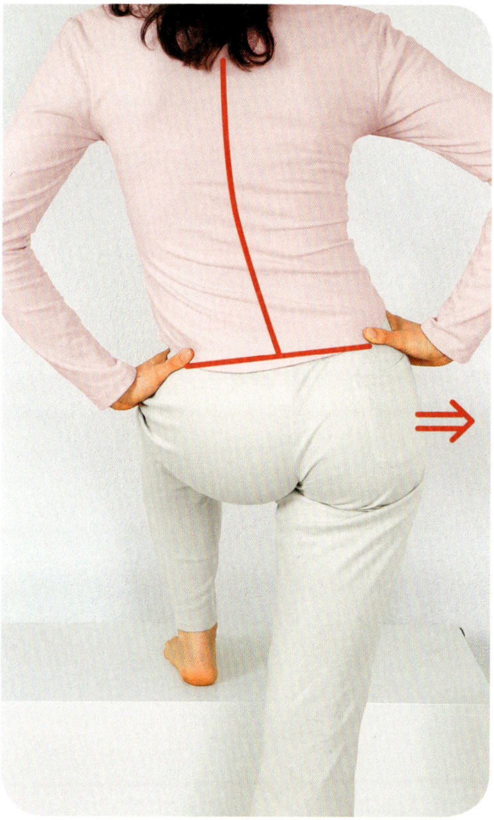

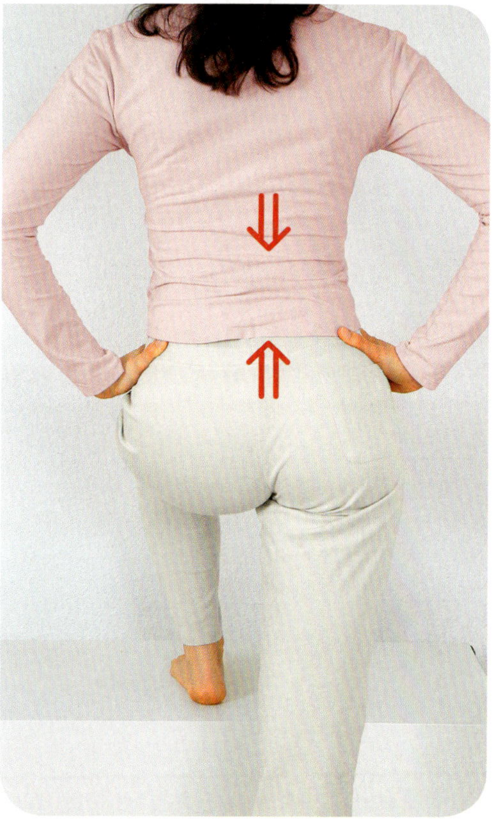

Fehler. Die Statik gerät ins Wanken. Links: Das Becken kippt zur Seite weg. Rechts: Druck ins Kreuz im Moment der Belastung – das Becken kippt nach vorn, die Wirbelsäule knickt ins Hohlkreuz.

ganze Treppe hoch – aufgerichtet, elastisch und stabil. Das Becken bleibt aufgerichtet – und Sie damit ebenfalls.

Kontrolle. Üben Sie vorerst in Zeitlupe und konzentrieren Sie sich auf die Wahrnehmung im Becken auf der Standbeinseite: Das Becken sinkt über den Oberschenkelkopf nach hinten-unten-außen. Achtung: Außen heißt nicht wegknicken! Nehmen Sie außen als eine Tendenz wahr, die zur optimalen Aufrichtung des Beckens führt. Das ergibt eine superstabile Überdachung des Oberschenkelkopfs und schont das Hüftgelenk dank intelligenter Belastung. Achten Sie als Nächstes auf die Gegenbewegung der Spielbeinseite: Das Becken kommt hier nach vorn-oben-innen. Beachten Sie schließlich die Bein- und Fußachsen: keine X-Beine und möglichst parallel gerichtete Füße.

Dosierung. 3–5 Minuten täglich.

Variante. Treppe hinuntersteigen, die Kraft wird nun zum Bremsen gebraucht. Achten Sie auf ein aufgerichtetes Becken, und federn Sie jeden Tritt ab. Das vermindert die Schockwelle durch den Körper, vermeidet bestmöglich Abnutzung und verleiht den eleganten Raubkatzengang.

Blitzübung. Jede Treppenstufe ist Ihre Herausforderung! Treppe statt Lift – dafür gibt es jetzt mindestens zwei Gründe: Herz-Kreislauf-Training und Beckenbeweglichkeit.

Naturgelenke leben länger

Beweglichkeit, Geschmeidigkeit, Stabilität sind die Markenzeichen des Hüftgelenks. Durch aktive Gesundheitsförderung werden sie erhalten, denn Naturgelenke leben länger.

Das Hüftgelenk ist evolutionsgeschichtlicher Dreh- und Angelpunkt der Aufrichtung des Menschen. Vor vier Jahrmillionen entwickelte sich der Urmensch vom Vierbeiner zum Zweibeiner – eine gewaltige Veränderung für die Hüftgelenke: Der Oberkörper drehte von der Waagerechten in die Senkrechte. Heute garantieren die massiven Beckenknochen eine stabile Aufrichtung und Zentrierung der Körpermitte, zwei Kugelgelenke sorgen für volle Bewegungsfreiheit der Beine, raffiniert geschlungene Bänder und Muskeln sichern und bewegen das System. Mit dem richtigen Dreh im Hüftgelenk werden Höchstleistungen ermöglicht.

Welche brillante Bio-Hightech in der Leiste am Übergang zwischen Bein und Rumpf steckt, wie Beweglichkeit, Stabilität und Leistungsfähigkeit erhalten und gefördert werden können, erfahren Sie auf den folgenden Seiten. Mit der Zeit werden Sie Ihre Hüftgelenke bewusster wahrnehmen und bewegen. Genau dies ist das Ziel: Die Wiederentdeckung der eigenen Körperintelligenz für optimale und schmerzfreie Bewegungsabläufe. Tauchen Sie ein in die Tiefen der menschlichen Anatomie: Eine ganz persönliche Erlebnisreise ist Ihnen garantiert!

Vorsicht. Bevor Sie mit den Übungen im Einzelnen beginnen, sollten Sie bitte klären, ob bei Ihnen mögliche Gegenanzeigen bestehen. Falls Sie sich in diesem Punkt nicht sicher sind, suchen Sie einen Arzt Ihres Vertrauens auf und besprechen mit ihm die Frage. Generell gilt Vorsicht bei: Rückenproblemen, akuten Hüftschmerzen, Entzündungen, Bandscheibenproblemen mit Hüft- oder Beinschmerzausstrahlung. Gilt auch für Kinder mit Hüftschmerzen.

Schmerzen. Auch hier gilt: Im Zweifelsfall den Arzt fragen. Bei richtig ausgeführten Dehnübungen macht sich leichter Zugschmerz in der Dehnposition bemerkbar. Bei gutem Gesundheitszustand darf mit dieser Grenze gespielt werden, solange das Ziehen nicht ruckartig zunimmt, sondern langsam gesteigert wird. Muskelkater am nächsten Tag ist in Ordnung.

Freie Hüften

Das Hüftgelenk lebt von Bewegungsqualität! Oft wird diese unnötig eingeschränkt. Entdecken Sie die dreidimensionale Hüftbeweglichkeit. So fördern Sie dauerhaft Ihre Gesundheit.

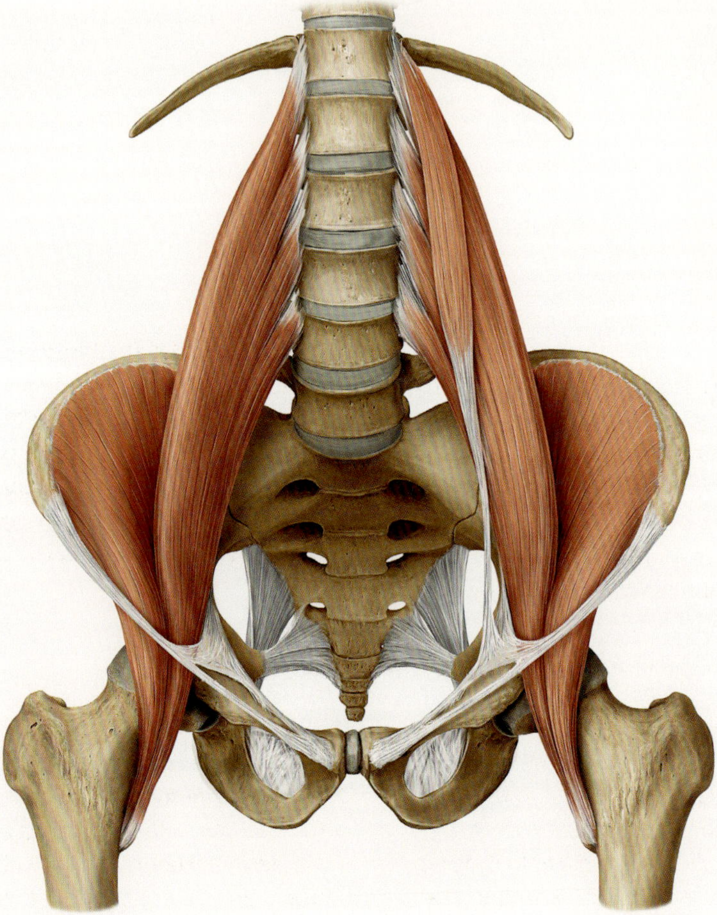

Die Hüftbeugung

Bei Hüftarthrose, Steifigkeit oder Schmerzen in der Hüfte hilft die dreidimensionale Hüftbeweglichkeit. Diese Rundumbeweglichkeit hält die Hüftgelenke gesund und fit.

Das Hüftgelenk ist als Kugelgelenk dreidimensional beweglich. Bei vielen Menschen ist diese Bewegungsvielfalt eingeschränkt, weil das Gelenk nicht optimal bewegt und genutzt wird: Es wird als Scharniergelenk wahrgenommen, die Gehbewegung wird zur Klappbewegung. In seinen Möglichkeiten unterschätzt und unterfordert, verliert das Hüftgelenk immer mehr an Beweglichkeit, Geschmeidigkeit und Stabilität. Hinzu kommen chronische Fehlbelastungen, die sich fatal auswirken können: Das ursprünglich perfekte Gleichgewicht zwischen Kugelkopf und Pfanne kommt ins Wanken. Muskelverspannungen, Schmerz und frühzeitige Abnutzung sind die Folgen. Fehlbelastung gehört – zusammen mit genetischen Faktoren, Entzündungen und Unfällen – zu den wichtigsten Ursachen der Hüftarthrose (Seite 198).

Entdecken Sie die Bewegungsvielfalt der Hüftgelenke wieder, lernen Sie deren clevere Bauweise gezielt und effizient einsetzen. Eine Investition, die sich lohnt! Gesunde Hüften finden zur angeborenen Bewegungsintelligenz zurück. Bei Hüftproblemen lassen sich die Bewegungs- und Belastungsmuster optimieren. Knorpel werden entlastet, beginnende Arthrose kann verlangsamt werden. So können Sie die Lebenserwartung der Hüftgelenke verlängern.

Anatomie

Kugelgelenk: Wo es rund läuft

Das Hüftgelenk besteht aus der Gelenkpfanne (1) und dem kugelförmigen Gelenkkopf (2). Die Pfanne befindet sich vorn-seitlich am Becken. Dieser Teil wird als Hüftbein bezeichnet. Die Gelenkkugel wird vom Oberschenkelknochen gebildet, genau genommen durch dessen Kopf, und passt perfekt in die gegenüberliegende Knochenpfanne hinein. Seitlich ist eine massive Verdickung des Knochens sichtbar, der große Rollhügel (4). Zwischen Gelenkkopf und Rollhügel ist der Oberschenkelknochen zu einem »Hals« tailliert (3). Diese Eindellung ist seitlich besonders gut sichtbar: Der taillierte Oberschenkelhals ist wichtig für die Bewegungsfreiheit des Gelenkkopfs in seiner Pfanne.

Gelenkbänder: So bleiben Sie gut verbunden

Der Oberschenkelknochen und das Becken sind die beiden massivsten Knochen des menschlichen Körpers. Das Becken besteht aus linkem und rechtem Hüftbein, dazwischen ist das Kreuzbein. Im Fokus stehen hier die seitlichen Teile, die Hüftbeine mit den Gelenkpfannen. Das Y-Band (5) entspringt knapp oberhalb der Gelenkpfanne und zieht über den Gelenkkopf bis zum Oberschenkelhals. Es verbindet Oberschenkel und Becken und stabilisiert das Hüftgelenk. Sie können den Begriff »Band« ganz wörtlich nehmen: Bänder binden, verbinden. Die Y-Form gibt ihm den Zunamen. Seine Aktion kommt bei voller Streckung des Beines zur Geltung. Es verhindert, dass der Körper bei jeder Abstoßbewegung der Beine nach hinten wegkippt. Bei der Hüftbeugung ist das Y-Band entspannt. Ohne diese ausgeklügelte Bandstabilität wäre Gehen nicht möglich.

Beugemuskeln: Ausgeklügelte Zugkraft

Der Iliopsoas-Muskel ist der Hauptakteur der Hüftbeugung. Er setzt weit hinten-oben an zwei Stellen an: an der Beckenschaufelinnenseite und an der Lendenwirbelsäule. Der Hüftbeugemuskel zieht durch die Leistengegend und setzt kurz unterhalb des Hüftgelenks auf der Innenseite des Oberschenkelknochens an. Richtig eingesetzt beugt er die Hüfte und dreht dabei den Oberschenkel samt Knie in die perfekte Position, leicht nach außen.

Außenroller: Muskelfächer für Standfestigkeit

Das Hüftgelenk ist das beweglichste Gelenk des menschlichen Körpers. Die volle Hüftbeugung entsteht durch das Prinzip von dreidimensionaler Bewegung und Gegenbewegung. Diese beiden Beugemöglichkeiten im Hüftgelenk probieren Sie am besten gleich selbst aus: einerseits durch Anheben des Oberschenkels, wie beim Treppensteigen. Hier bewegt sich der Oberschenkel, die Pfanne bleibt stabil. Genau umgekehrt ist es bei der Rumpfbeuge, wie beim Schuhebinden: Hier kippt das Becken vor, der Oberschenkel bleibt stabil. Damit bei so viel Bewegung auch Stabilität garantiert ist, braucht es ein kräftiges Muskelpaket, das den Oberschenkelkopf fest in der Gelenkpfanne stabilisiert: die Außendreher im Gesäß.

Hüftgelenk und Y-Band.
Links: Die Gelenkpfanne (1) gehört zum Beckenknochen, die Gelenkkugel (2) zum Oberschenkelknochen. Deutlich zu erkennen sind der schmale Schenkelhals (3) und der große Rollhügel (4).

Rechts: Das stärkste Band im menschlichen Körper wird wegen seiner Anordnung auch Y-Band (5) genannt.

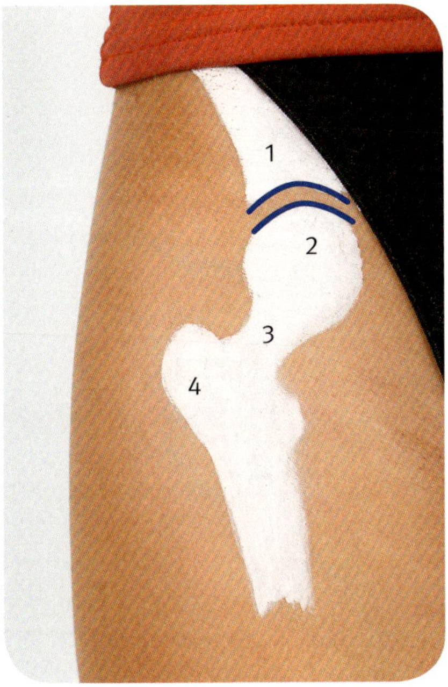

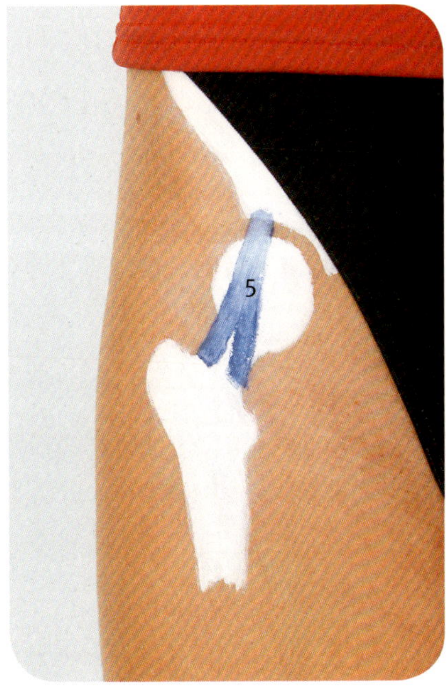

Hüftmuskel.
Links: Der Iliopsoas-Muskel (1) vorn beugt im Hüftgelenk und dreht den Oberschenkel in die perfekte Position.

Rechts: Die fächerförmigen Außendreher (2) hinten garantieren Standfestigkeit dank Außenrotation im Hüftgelenk.

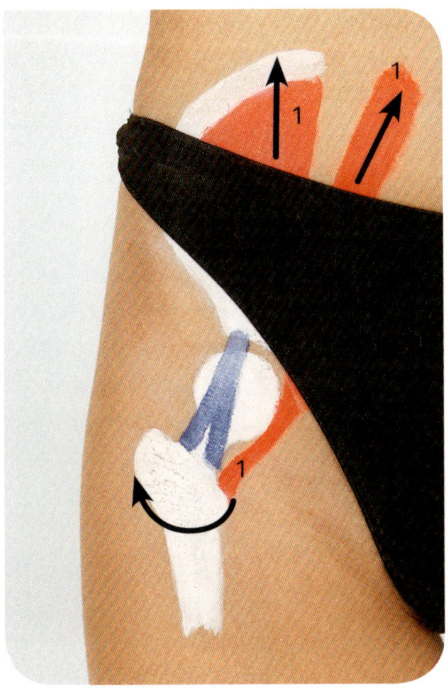

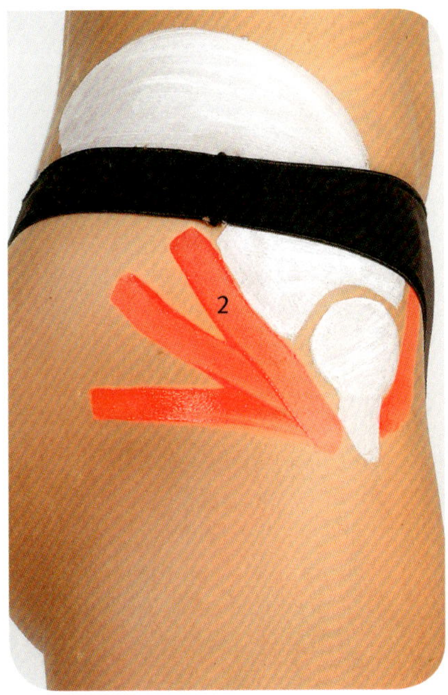

Probleme

Hüftarthrose: Greifen Sie rechtzeitig ein

Die Unbeweglichkeit ist oft der Vorläufer des Schmerzes und erstes Zeichen einer beginnenden Hüftarthrose. Chronische Unbeweglichkeit führt zwangsläufig zu einseitiger Belastung. Die Knorpelschicht gerät immer am selben Ort unter Druck. Hüftarthrose und im schlimmsten Fall Kunstgelenk heißen die Folgestationen. Die beste Prävention: richtige Belastung am richtigen Ort im richtigen Moment.

Damit das Hüftgelenk auch bei extremen Beugebewegungen reibungslos funktioniert, müssen zwei Bedingungen erfüllt sein: Erstens muss die Platzierung des Beckens stimmen. Zweitens müssen Lage und Form von Gelenkpfanne und Gelenkkopf zueinander »normal« sein. Von dieser Norm gibt es mehrere Abweichungen, die den Kugelgelenkkopf und die Gelenkpfanne des Oberschenkelhalses betreffen.

Typisch für Hüftprobleme ist ein stellungs- oder bewegungsabhängiger Leistenschmerz. Gerade bei jungen Sportlern und Tänzerinnen sind fehlende Überdachung der Gelenkpfanne, mangelnde Taillierung (siehe kleines Bild »Knochenkollision«) und entrundeter Gelenkkopf recht häufig und sehr undankbar! Die stetige Fehlbelastung erzeugt chronische Leistenschmerzen, was oft einem Karriere-Aus gleichkommt. Häufig kann mittels dreidimensionaler Beweglichkeitsschulung Abhilfe geschaffen werden: Durch präzise Bewegungsführung des Beckens kann zusätzlicher Bewegungsspielraum für den verdickten Schenkelhals gewonnen werden.

Pfanne – Hüftkopf: Werden Sie ja nicht obdachlos!

Ein häufiges Hüftproblem betrifft die Stellung und die Ausbildung der Gelenkpfanne. Sie ist oft »unreif» und »steil gestellt«: Die Überdachung des Gelenkkopfes durch die Gelenkpfanne ist ungenügend (siehe rechtes Bild »Arthroserisiko«). Aus diesem Grund werden die Hüftgelenke von Neugeborenen mittels Ultraschall untersucht und Säuglinge nötigenfalls breit gewickelt. Viele Erwachsenen haben eine solche steil gestellte Gelenkpfanne. Durch Fehlbelastung – insbesondere durch das Hochkippen des Beckens auf der Standbeinseite – gerät das Kugel-Pfannen-System völlig aus dem Gleichgewicht. Die Überdachung nimmt ab, der Oberschenkelkopf rutscht tendenziell aus seiner Gelenkpfanne heraus. Frühzeitiger und übermäßiger Knorpelverschleiß ist programmiert. Derartige Fehlbelastungen können und müssen vermieden werden.

Schenkelhals: Angeborene Engpässe

Bei fehlender Taillierung knallt der verdickte Oberschenkelhals an den knöchernen Pfannenrand. Bei starken Beugebewegungen, wie sie beispielsweise bei allen Ballsportarten vorkommen, kommt es so wiederholt zur Knochenkollision. Zudem kann die Gelenkkapsel zwischen Gelenkkopf und Pfanne eingeklemmt werden, was zusätzliche Schmerzen verursacht. Eine weitere Deformität, die bereits in jungen Jahren Probleme verursachen kann, ist der entrundete Gelenkkopf: Er zwängt seine dickeren Anteile in die enge Gelenkpfanne hinein und »sprengt« dort den empfindlichen Knorpel.

Arthroserisiko. Beckenschrägstand zur falschen Seite bringt die ganze Konstruktion ins Wanken.

Links: Richtig ist ein Absinken.

Rechts: Falsch ist ein Hochrutschen des Beckens auf der Standbeinseite. Die Überdachung des Gelenkkopfes geht verloren.

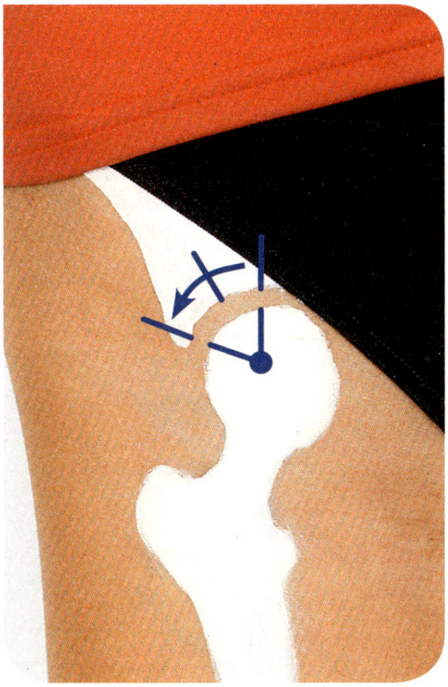

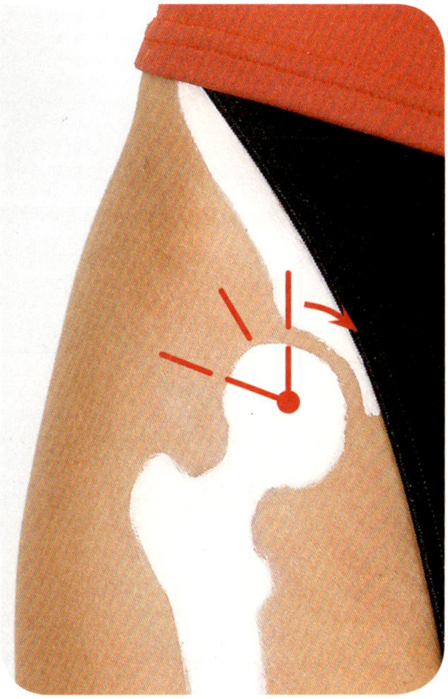

Knochenkollision. Links: Ist der Oberschenkelhals verdickt (schwarz), wird es eng.

Rechts: Bei kräftiger Beugung prallt der Oberschenkelknochenhals gegen den empfindlichen Pfannendachrand – kombiniert mit Innenrotation (Pfeil).

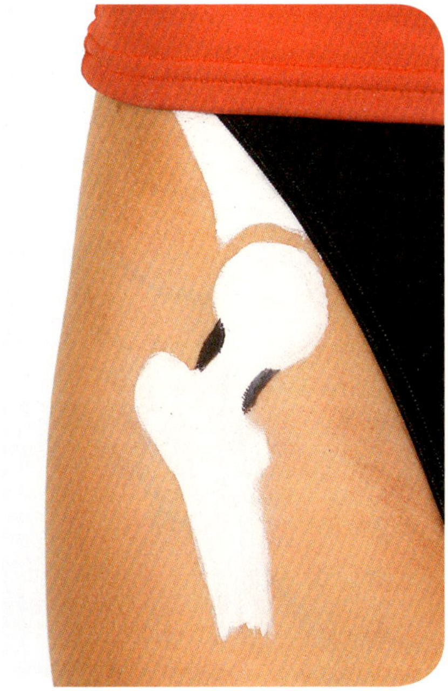

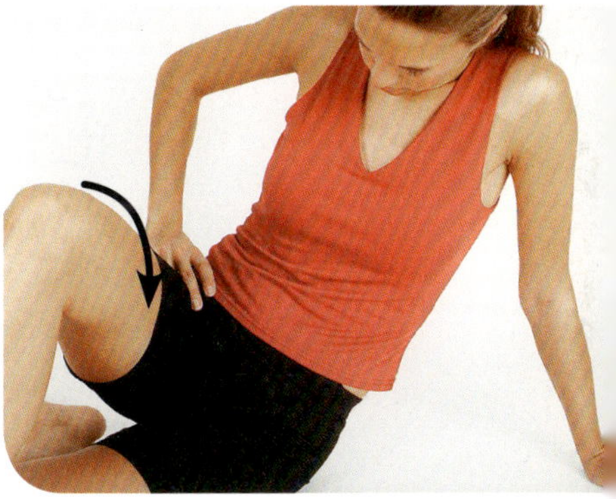

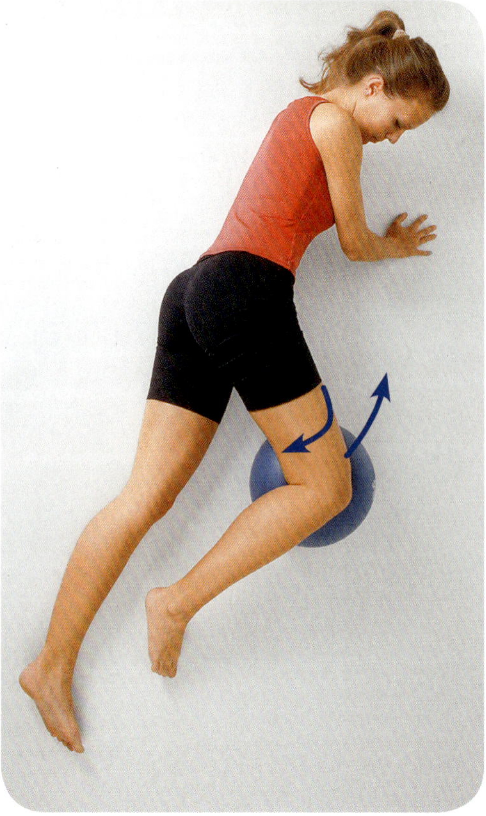

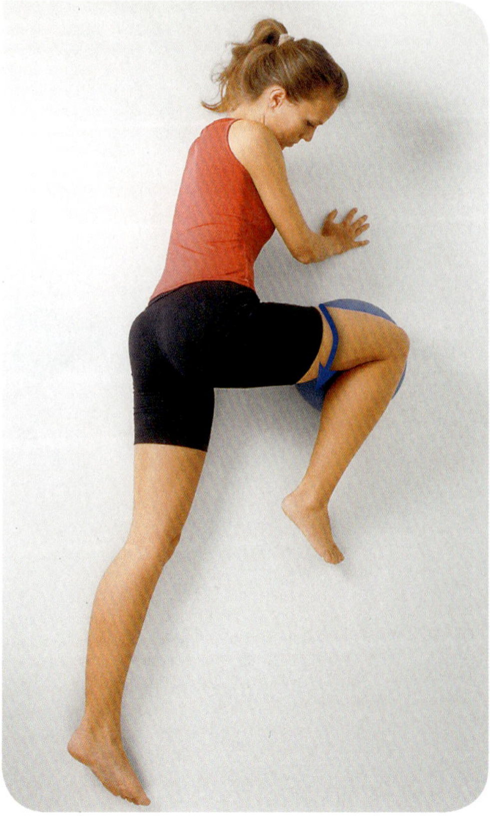

3D-Hüftbeugung. Der Ball hilft, die Bewegung aus dem Kugelgelenk dreidimensional zu führen. Weg von Schiebe- und Klappbewegungen, hin zu spiralig-lebendigen Hüftbeugebewegungen. Links: Ausgangsstellung mit Schraubbewegung im Oberschenkel. Rechts: Maximale Hüftbeugung.

Übung 3D-Hüftbeugung: Beweglichkeit dreidimensional

Ziel. Diese Übung fördert die Beweglichkeit der Hüftgelenke, sensibilisiert Sie für neue Möglichkeiten der dreidimensionalen Bewegung, kräftigt die Muskulatur und verfeinert Ihre Körperwahrnehmung. Hilfsmittel: Matte oder Decke, Ball 20–30 cm Durchmesser.

Start. Seitenlage links, das linke Bein leicht angewinkelt bis gestreckt, aber nicht durchgedrückt. Oberes Bein 90 Grad angewinkelt. Das rechte Knie ruht auf dem Ball, bereit für die Beugebewegung. Die rechte Hand stützt sich vor dem Oberkörper ab oder umfasst den Hüftknochen, um die Gegenbewegung aktiv mitzuführen.

Aktion. Führen Sie den rechten Oberschenkel jetzt nach vorn-oben – über den Ball rollend. Dabei wird der Oberschenkelkopf leicht aus seiner Pfanne gedreht, einer Schraubbewegung gleich. Der Druck des Knies auf den Ball wird schwächer, weil die Außenrollermuskulatur arbeitet und das Gewicht des Beines hält. Zeitgleich dreht die rechte Hand die rechte Beckenschaufel in Richtung Bauchnabel. So ist das Hüftgelenk

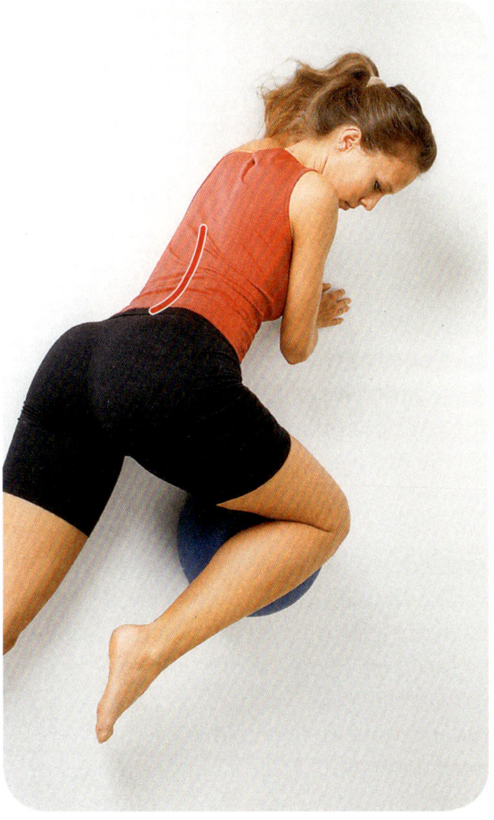

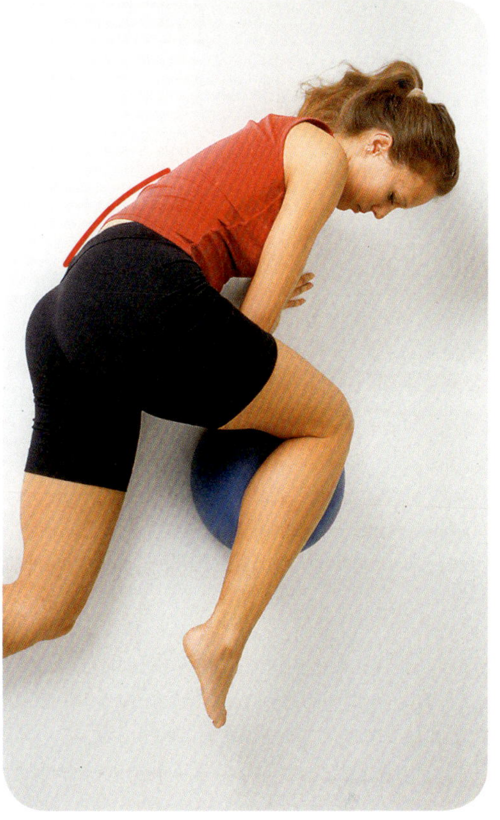

Vermeiden. Links: Kein Ausweichen ins Hohlkreuz. Rechts: Kein Ausweichen in einen Rundrücken. Das Becken muss stabil, der Rücken gerade bleiben.

maximal gebeugt und ohne Anschlag des Schenkelhalses am Pfannenrand. Jetzt führt die rechte Hand das Becken wieder zurück nach hinten-unten in die Ausgangsstellung, das Bein streckt sich. Bewegung rhythmisch wiederholen.

Kontrolle. Achten Sie darauf, dass Hüfte und Oberschenkel nicht wie ein einziger Teil en bloc hin und her geschoben werden. Becken und Oberschenkel drehen dreidimensional gegeneinander, nicht miteinander. Das schafft Platz und neue Bewegungsqualität. Eine Wohltat für das ganze Hüftgelenk, das dreidimensional durchgearbeitet wird! Bei dieser Übung kann geschummelt werden, was meist unbewusst geschieht. Vielen Menschen ist ihr Hohlkreuz so vertraut, dass es bereits zum normalen Haltungsbewusstsein gehört. Oder tendieren Sie eher zum Rundrücken (Seite 94)? Konzentrieren Sie sich immer wieder auf den unteren Teil Ihrer Wirbelsäule. Gerader Rücken, stabiles Becken. Übertragen Sie diese Aufmerksamkeit in den Alltag!

Dosierung. 3–5 Minuten täglich, linke wie rechte Seite.

Variante. Heben Sie das obere Knie etwas vom Ball ab. Dadurch werden die tiefen Gesäßmuskeln noch gezielter aktiviert.

Übung Rotatorentraining: Kleine Bewegung mit großer Wirkung

Ziel. Stärkung der oft schwachen Muskelgruppe der tiefen Außendreher. Sie sind zuständig für die perfekte Platzierung des gebeugten Beines und für die wichtige Rotation nach außen. Deshalb heißen die Hüft-Außendrehermuskeln in der Fachsprache Außenrotatoren. Hilfsmittel: Matte oder Decke.

Start. Seitenlage links, linkes Bein leicht gebeugt, rechtes Bein parallel zum Boden angehoben, in Knie- und Hüftgelenk je 90 Grad angewinkelt.

Aktion. Das Knie bleibt auf derselben Höhe, die Ferse sinkt langsam gegen den Boden ab, ohne diesen zu berühren. Dabei dreht der Oberschenkel nach außen. Zurück in die Ausgangsposition. Durch die Schraubbewegung des Oberschenkels gleitet das Knie etwas in der Verlängerung des Oberschenkels nach vorn. Nach einigen Wiederholungen quittieren die stark geforderten tiefen Außenrotatoren das Training mit leichtem Brennen. Sie fühlen die Anstrengung zwischen Rollhügel und Sitzbeinhöcker in der Tiefe der Gesäßmuskulatur: Gut gemacht und weiter so!

Kontrolle. Weichen Sie bei dieser Übung nicht aus – weder mit dem Becken nach hinten noch mit dem Knie nach unten. Halten Sie die Bewegung eher klein, dafür präzise und sehr kontrolliert. Die Ferse wird nur durch die Außendrehung des Oberschenkels gegen den Boden geführt. Fühlen Sie der Außendrehung im Hüftgelenk aufmerksam nach. Diese Bewegung hat absolute Schlüsselfunktion. Genießen Sie diese neue Bewegungsmöglichkeit in ihrer Wirkung! Weicht das Knie wie im oberen Bild »Vermeiden« nach unten aus, ist die Übung wirkungslos. Achten Sie darauf, dass die Drehung wirklich aus den tiefen Außenrotatoren kommt. Das Becken aktiv stabilisieren, nicht wie im unteren Bild »Vermeiden« auf den Rücken drehen.

Dosierung. 10–40 Wiederholungen pro Seite.

Variante. Führen Sie die Übung mit unterschiedlichen Beugestellungen im oberen Hüftgelenk aus. Die sportliche Variante: Steigern Sie den Effekt mit einem Theraband, das Sie auf Kniehöhe straff um beide Beine schlingen, den Fuß vor dem Knie auf den Boden stellen.

Außenroller. Klein und wichtig! Gleich einem Kontrollzentrum sind die Außenroller tief im Gesäß verantwortlich für die präzise Bewegungsführung im Hüftgelenk.

Oben: Ausgangsposition.

Unten: Endposition.

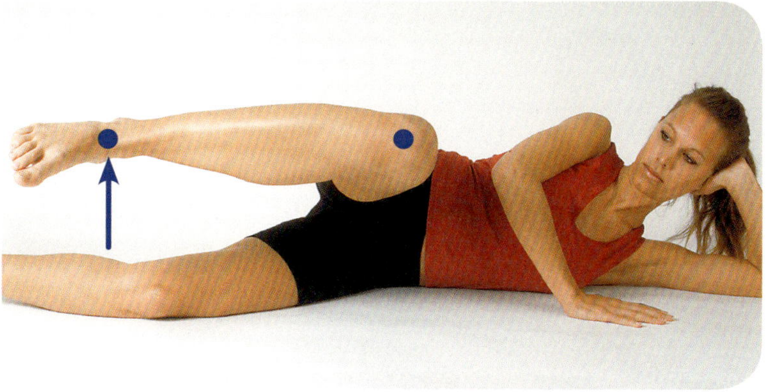

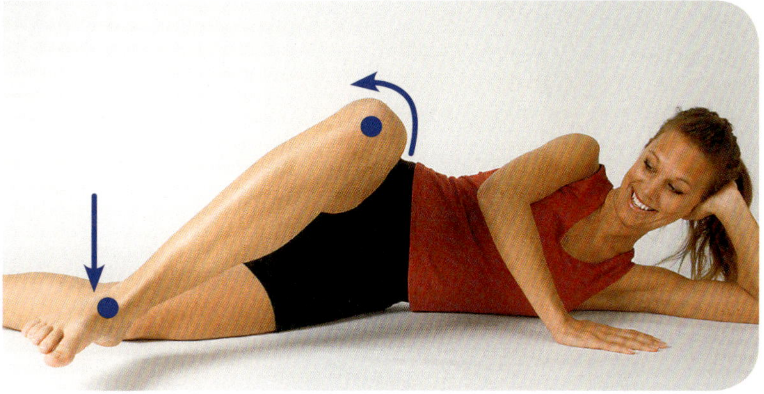

Vermeiden. Oben: Das Knie weicht nach unten aus.

Unten: Das Becken dreht in Richtung Rückenlage. Beide Fehler bitte vermeiden. Knie und Becken bleiben stabil nach vorn gerichtet. So wird die Übung wirkungsvoll.

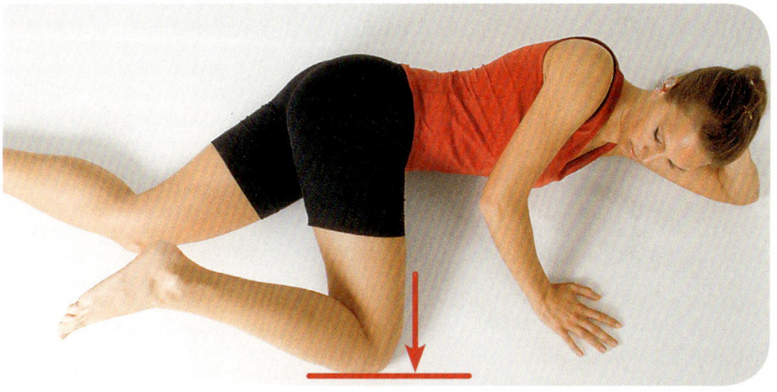

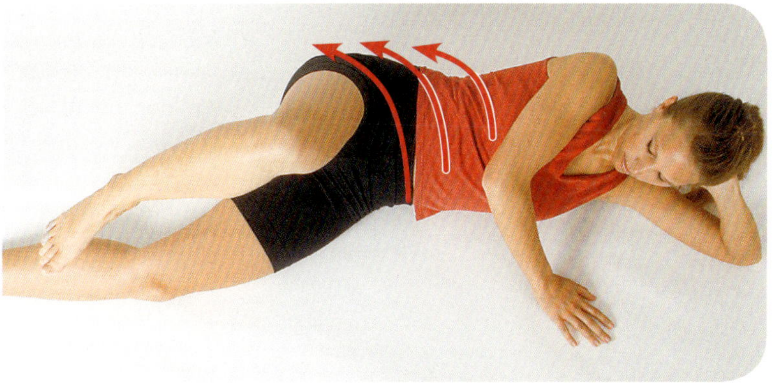

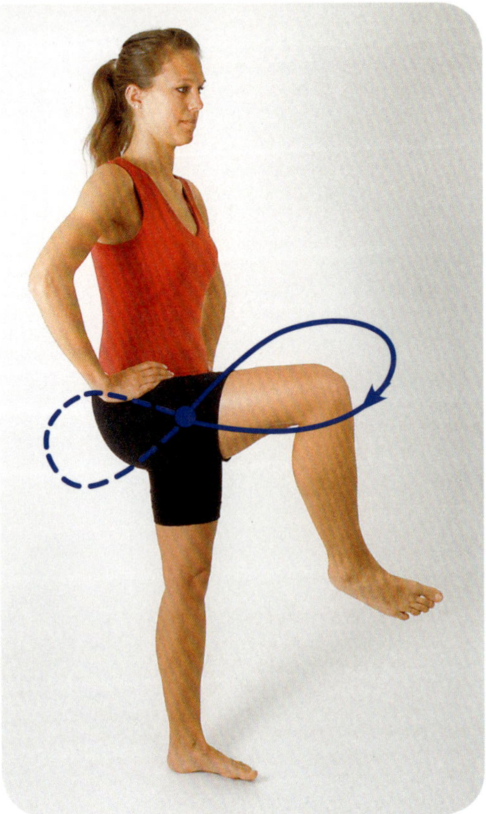

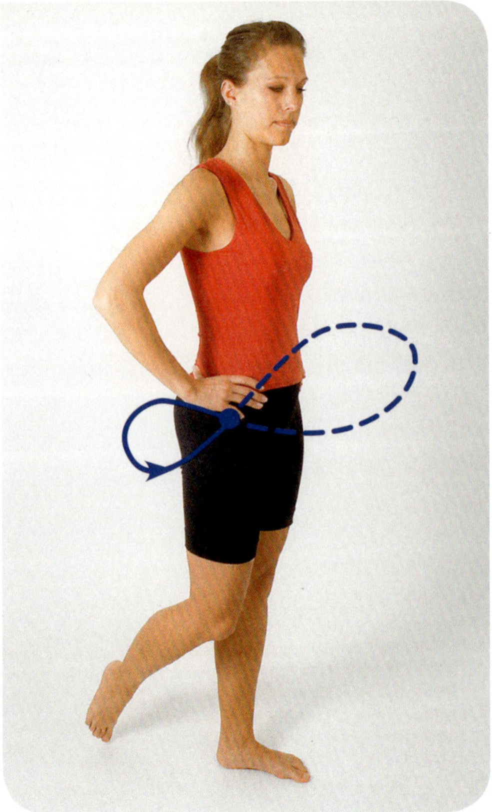

Hüftachter. Links: Schlaufe nach vorn, das Bein bewegt sich nach vorn, in einer großen Schlaufe zuerst nach innen, dann nach außen. Rechts: Kleinere Gegenschlaufe nach hinten, das Becken bleibt stabil, kein Hohlkreuz.

Übung Hüftachter: Präzision in Bewegung und Timing

Ziel. Die Übung steigert die Hüftbeweglichkeit und verankert das Gefühl für die kombinierte Bewegung Beugen-Außenrotieren. Hilfsmittel: keine; eventuell eine Stuhllehne oder ein Geländer zum Abstützen.

Start. Einbeinstand links, das rechte Bein wird vor der Körpermitte angehoben, das Knie ist ebenfalls gebeugt. Der Fuß ist entspannt rund 20 Zentimeter über dem Boden. Wirbelsäule lang ziehen, Becken gerade aufrichten, kein Hohlkreuz. Das Becken steht links auf der Standbeinseite tiefer.

Aktion. Die Bewegung entspricht einer liegenden Acht, die Sie mit dem Fuß über den Boden in die Luft malen. Beginnen Sie mit der Schlaufe nach vorn und innen zur Mitte hin. Drehen Sie jetzt – wie gelernt mit den tiefen Außenrollern – den Oberschenkel nach außen, während Sie die vordere Achterschlaufe nach außen zeichnen. Der Fuß darf bei dieser Bewegung etwas höher gehoben werden. Dies entspricht dem natürlichen dreidimensionalen Bewegungsablauf. Der Bogen endet nach hinten und mündet in die kleinere Gegenschlaufe rückwärts. Diese

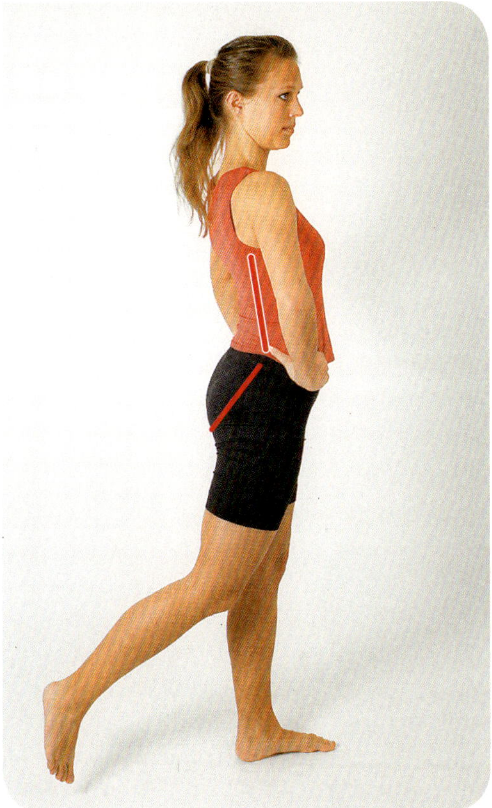
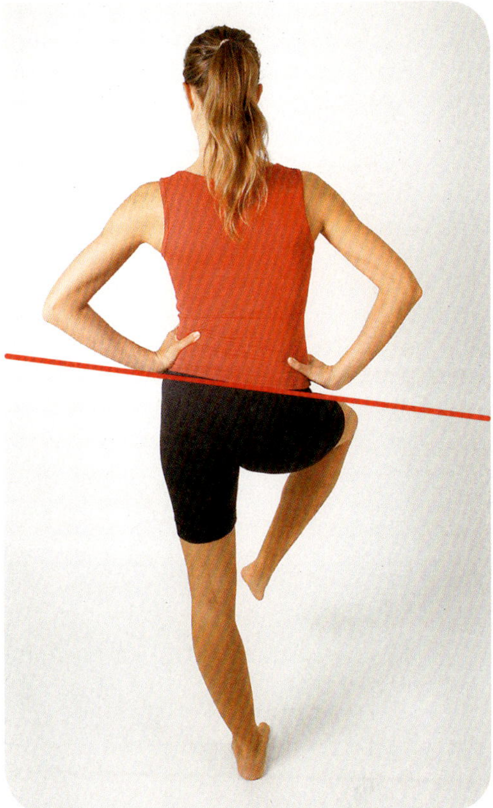

Vermeiden. Links: Hohlkreuz bei der Schlaufe nach hinten staucht die Wirbelsäule. Rechts: Hochrutschen des Beckens auf der Standbeinseite. Der Oberschenkelkopf rutscht aus der Gelenkpfanne, anstatt sich stabil darin zu verschrauben.

beginnt nach innen und endet wieder in der Mitte zur Ausgangsposition.

Kontrolle. Rhythmus ist die Einteilung der Bewegung in Raum und Zeit. Der Hüftachter wirkt als perfekte Integration für rhythmisches, effizientes und präzises Bewegen. Die Achterbewegung im Hüftgelenk entspringt purer Dynamik – ein wohltuender spielerischer Energiespender. Bewahren Sie bei dieser Übung Haltung: Das linke Bild »Vermeiden« zeigt die klassische Ausweichbewegung ins Hohlkreuz bei der hinteren Schlaufe. Fehlt dem Hüftgelenk die volle Beweglichkeit, zwingt dies den unteren Rücken ins Hohlkreuz. Stellen Sie sich das Becken als randvolle Schale vor. Das Becken heißt nicht nur so, es ist auch eines. Achten Sie darauf, dass nichts verschüttet wird, also keine Hula-Hoop-Bewegung! Das rechte Bild »Vermeiden« zeigt die abgesenkte Hüfte auf der Spielbeinseite. Was bei Models auf dem Laufsteg elegant wirken mag, ist hier untersagt!

Dosierung. 2-mal täglich eine Minute pro Seite.

Variante. Versuchen Sie beim normalen Gehen die Achterbewegung andeutungsweise nachzufühlen. Die Seitbewegungen sind hier viel schmaler, die Drehrichtungen bleiben.

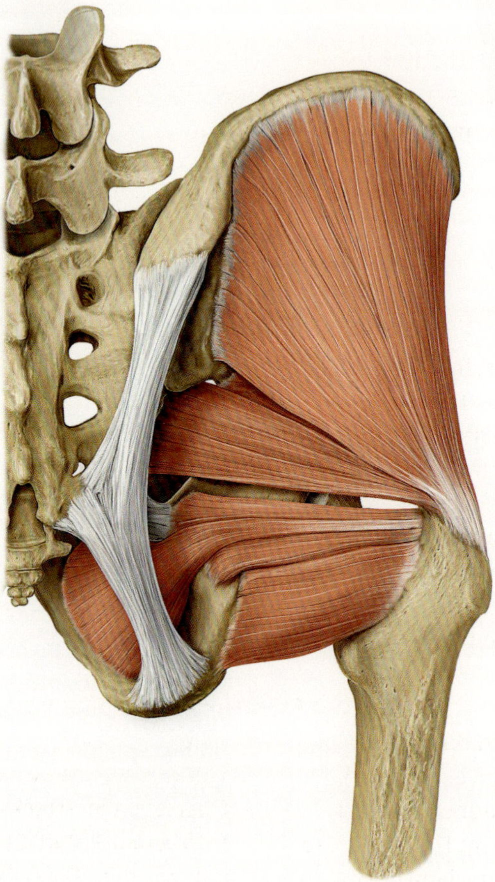

Die Hüftstreckung

Die körperliche Veränderung vom Vierbeiner zum Zweibeiner ist heute noch eine Herausforderung. Die vollständige Hüftstreckung ist dabei tagtäglich entscheidend.

Aufgerichtete Menschen sind Vorbilder, auch im übertragenen Sinn. In Jahrmillionen Evolutionsentwicklung richtete sich der Mensch vom Vierbeiner zum Homo erectus auf. Was Körperintelligenz anbelangt, hat der Homo sapiens inzwischen einiges verlernt und vergessen. Genaues Hinschauen, Nachfühlen und Verstehen lohnt sich. Das neue Verständnis vermittelt Kraft, Standfestigkeit und Beweglichkeit.

Um trotz Zweibeinstand stabil zu bleiben, greift die Natur auf das universelle Prinzip der spiraligen Verschraubung zurück. Bänder und Muskeln sind im Hüftgelenk so angelegt, dass sie den Oberschenkelkopf im Moment der vollen Streckung im Hüftgelenk fest in die Hüftpfanne hineinschrauben. Die Muskeln entwickeln so ihre volle Kraft, die Bänder sorgen für die perfekte Position.

Anatomie

Streckdefizit: Teamwork kraftvoll und zuverlässig

Beim Gehen ist der Moment des Abstoßens entscheidend für die Fortbewegung. Genau jener Moment, in dem der Oberschenkel weit nach hinten ausholt und der Fuß kräftig vom Boden abstößt. Die Hüfte ist nun maximal gedehnt, die Belastung am stärksten. Idealerweise arbeiten Becken und Oberschenkel zusammen: Wiederum das Prinzip von »Bewegung und Gegenbewegung«. Der Oberschenkel streckt sich nach hinten, das Hüftbein dreht in die Gegenbewegung. Genau wie eine Hand die andere wäscht: Beide sind in rotierender Bewegung. Die Beckenschaufel dreht im Augenblick der größten Belastung dreidimensional nach hinten-unten-außen. Das Pfannendach schiebt sich über den Oberschenkelkopf und überdacht ihn mit knöcherner Stabilität.

Bandschraube: Stabil und flexibel im richtigen Moment

Bewegt sich das Bein nach hinten, dreht die Kugel im Hüftgelenk nach vorn, die Hüftpfanne nach hinten. Nun treten die Bänder in Aktion: Durch die Gegenbewegung von Kugelkopf und Pfanne werden die Y-Bänder gespannt. Sie pressen den Oberschenkelkopf in die Hüftpfanne, wirken führend und stabilisierend. Ist das Abstoßen vollbracht, schwebt der Fuß wieder über dem Boden, um zum nächsten Schritt auszuholen. Die Bänder entspannen und schaffen Platz für die freie Hüftbeugung. Der Zyklus von Hüftstreckung und Hüftbeugung schließt sich.

Gesäßmuskel: Hüftstreckung dank Popo-Power

Der Gesäßmuskel besteht aus drei Hauptteilen: dem großen, dem mittleren und dem kleinen Glutaeus. Zusammen sind sie ein wahres Power-Pack, der stärkste Muskel des menschlichen Körpers. Seine Aufgabe ist entsprechend wichtig: Er ist für die Aufrichtung der menschlichen Mitte, für die Hüftstreckung verantwortlich. Er ist der Gegenspieler des Iliopsoas, des Hüftbeugemuskels (Seite 196). Im Zusammenspiel gewähren sie die perfekte Balance des Beckens, vergleichbar mit einer Waage. Die verschiedenen Anteile drehen das Becken dreidimensional nach hinten-unten-außen. Der Gesäßmuskel verläuft mit seinen verschiedenen Muskelanteilen vom Beckenkamm, dem oberen hinteren Rand des Beckenknochens, zum großen Rollhügel (2), dem markanten Knochenwulst auf der Außenseite des Oberschenkels.

Beckenwaage: Beweglich und doch Ausgewogenheit

Was Gesäßmuskel und Iliopsoas für die Beckenschaukel nach vorn und hinten, sind die Adduktoren und Abduktoren, die Anzieher und Abspreizer, für die seitliche Bewegung des Beckens. Auch hier sind Beweglichkeit und Stabilität entscheidend für die Balance der Waage: Mal ausgeglichen, mal links, mal rechts kippend, stehen Adduktoren und Abduktoren zusammen mit der Rumpf- und Beinmuskulatur im Dienste der Aufrichtung des Menschen.

Hüftstreckung. Links: Nutzen Sie auf Schritt und Tritt die Beweglichkeit im Hüftgelenk zur Aufrichtung. So wirkt auch das Y-Band stabilisierend.

Rechts: Das nach vorn gekippte Becken führt zum Verlust der Streckung im Hüftgelenk.

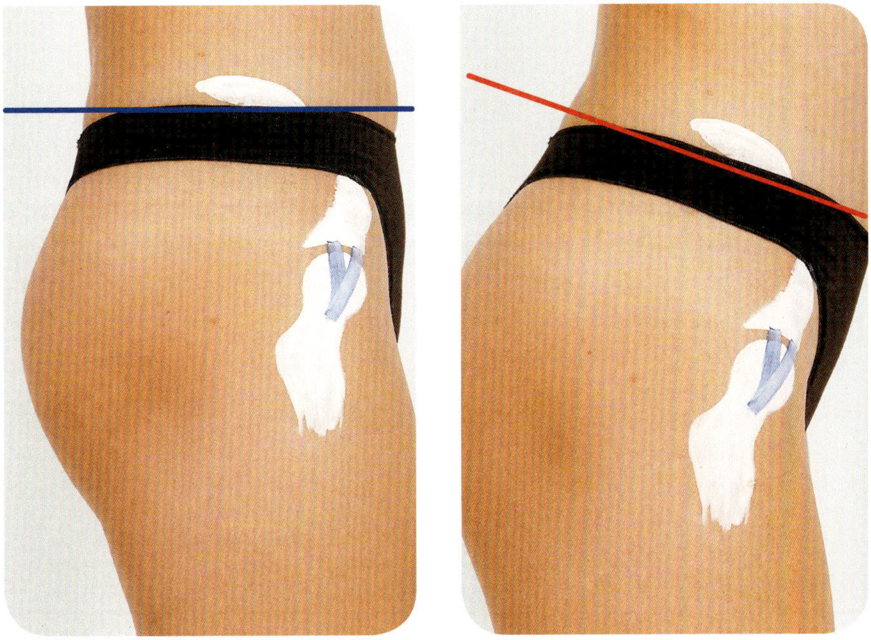

Muskelbalance. Der Glutaeus maximus (rot) setzt am großen Rollhügel (2) des Oberschenkels an und dreht ihn kräftig nach außen.

Links: Der aktivierte Gesäßmuskel richtet mit dem Beckenboden das Becken auf, streckt die Hüfte und formt das Gesäß.

Rechts: Der passive Glutaeus führt zu Beckenkippung, Dysbalance und Hohlkreuz.

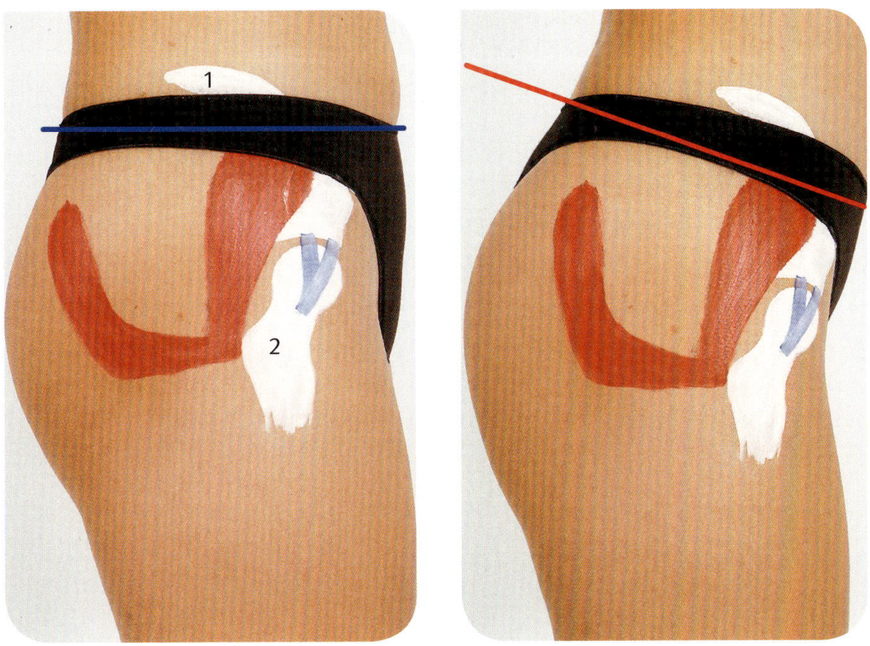

Probleme

Unbeweglichkeit: Wege aus dem Teufelskreis

Hüftarthrose (Seite 198) geht mit Bewegungseinschränkung einher. Diese ist selten sofort wahrnehmbar: Der bewegungsarme Alltag, überlanges Sitzen mit gebeugter Hüfte und wenig Bewegung lassen mangelnde Beweglichkeit unbemerkt fortschreiten. Schmerzen treten auf, wenn die Knorpelschicht bereits angegriffen ist. Das Gefühl, Sand im Getriebe zu haben, lässt auf Knorpelverlust schließen. Mit gezielter Bewegungsschulung kann die Beweglichkeit zumindest teilweise wiedererlangt werden. Durch anatomisch richtige Bewegung wird die Belastung auf die unversehrten Knorpelareale gelenkt. Achten Sie grundsätzlich auf Beweglichkeitsverlust und dessen Ursachen: Bewegungsmangel und Fehlbelastung. Ein typisches Früh- und Warnzeichen ist das Hohlkreuz-Bäuchlein. Dieses entsteht, wo gar kein Fett ist. Viele Menschen könnten sich mühevolle Diäten ersparen, indem sie ihr Becken aufrichten und die Beweglichkeit ihrer Hüftgelenke trainieren.

Operation ja oder nein: Eigenverantwortung bleibt

Neben den quälenden Schmerzen ist die Beuge-, Streck- und Drehbeweglichkeit im gestreckten Hüftgelenk eine wichtige Entscheidungshilfe, wenn es um die Frage eines künstlichen Hüftgelenks geht. Ist Beweglichkeit vorhanden und kann diese durch Therapie verbessert werden, kann mit einer Operation meist gewartet werden. Wenn trotz guter Therapie keine Besserung der Beweglichkeit und der Beschwerden festgestellt wird, scheint eine Operation unumgänglich. Fehlbelastung ist neben Alter, familiärer Vererbung, Unfall und Entzündung ein Hauptfaktor. Lernen Sie, Ihren Körper neu und intelligent einzusetzen! Idealerweise bereiten Sie Ihren Körper bereits vor der Operation auf die neu zu erlernenden Bewegungsmuster vor. Im Anschluss an eine Operation sind – nach einer angemessenen Ruhezeit – intensive Therapie und regelmäßiges Training angesagt.

Bewegungs-qualität. Unbeweglichkeit bedeutet Bewegungsmangel. Intelligente Bewegung ist in diesem Fall besonders wichtig. Verständnis für das Problem ist der Anfang sinnvoller Therapie.

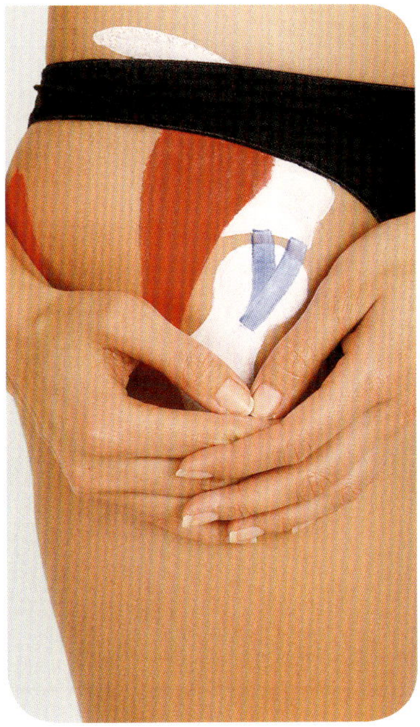

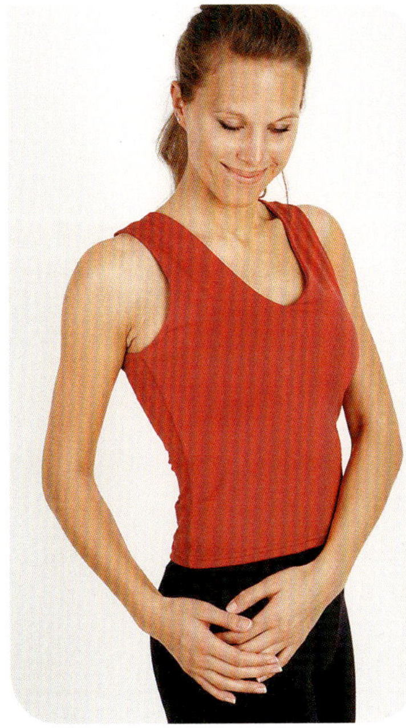

Operation. Bleibt sinnvolle Bewegungstherapie wirkungslos, muss eine Operation in Betracht gezogen werden. Bewegungsschulung ist jetzt erst recht angesagt.

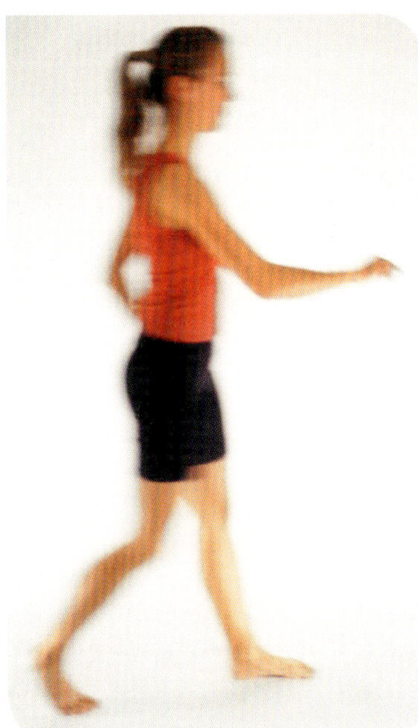

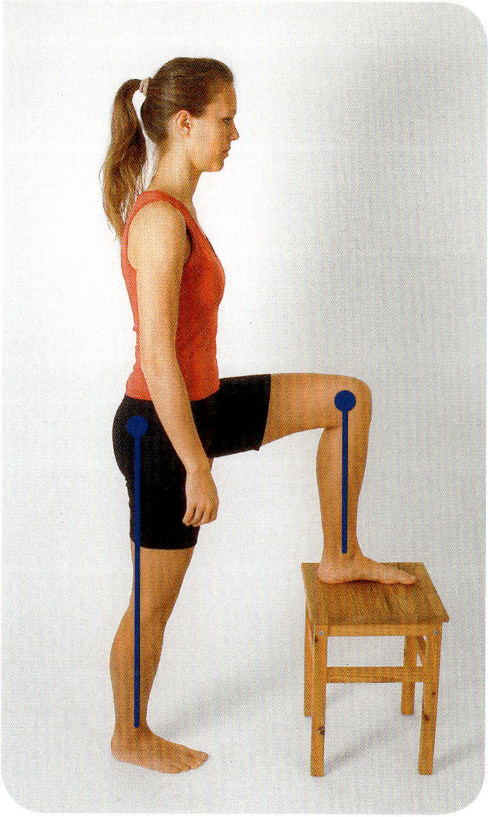

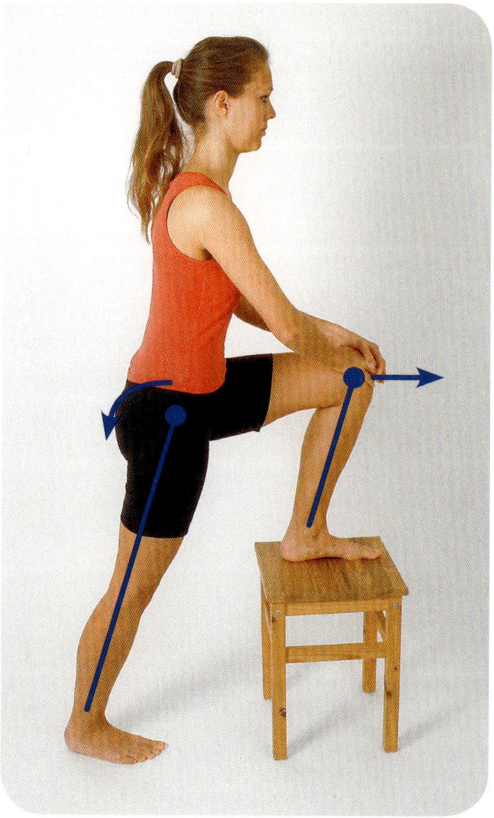

Iliopsoas-Dehnung. Richtig ausgeführt ist die Iliopsoas-Dehnung ein Schlüssel zur Lösung vieler Hüftprobleme. Links: Ausgangsposition. Rechts: Endposition.

Übung Iliopsoas-Dehnung: Spannung und Entspannung im Gleichgewicht

Ziel. Steigerung von Dehnbarkeit und Geschmeidigkeit des wichtigen Muskels. Hilfsmittel: Hocker oder Stuhl.

Start. Einbeinstand rechts, das Bein ist gestreckt, der rechte Fuß ist geradeaus nach vorn gerichtet. Den linken Fuß auf einen Hocker stellen, das Knie 90 Grad angewinkelt. Die Hände ruhen auf dem angewinkelten Knie oder auf dem oberen Beckenrand und führen die nachfolgende Bewegung mit. Richten Sie Becken und Wirbelsäule gerade auf.

Aktion. Kommen Sie langsam mit Becken und Oberkörper nach vorn, indem sie das linke Knie sachte vorschieben. Geben Sie etwas Gegensteuerung, indem Sie das Becken nach hinten-unten-außen »schieben«. Der Rücken bleibt lang. Konzentrieren Sie sich auf Entspannung in der Leistengegend, damit sich der Iliopsoas dehnen und sanft nachgeben kann. Sobald das Ziehen in der Leiste in ein feines Brennen umkippt, ist die Leistendehnung zu stark. Becken wieder etwas lösen. In die Ausgangsposition zurück, atmen Sie tief durch, schieben Sie Knie und Becken wieder sachte nach vorn mit etwas

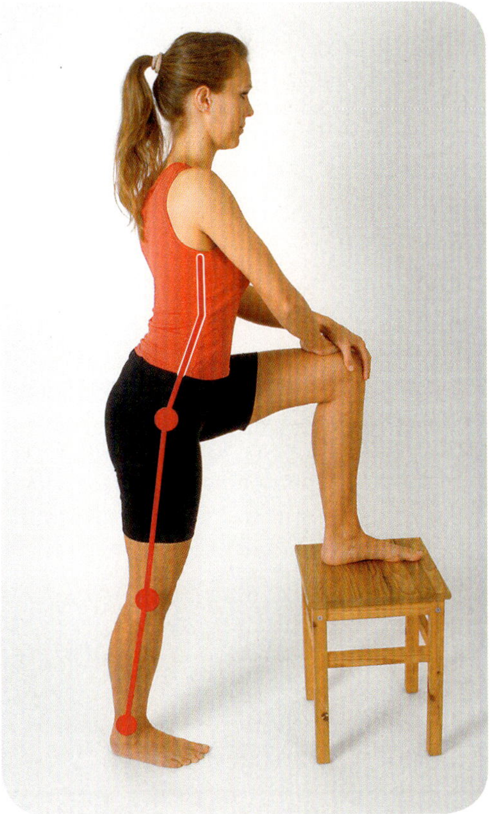

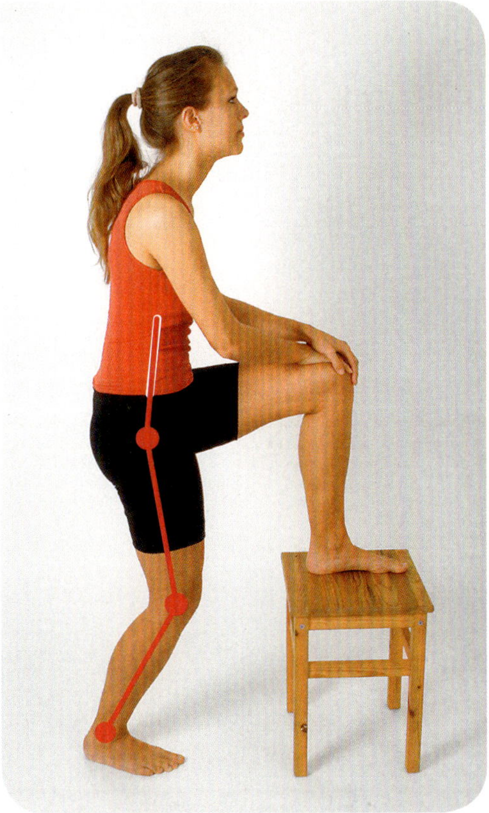

Nicht ausweichen. Links: Ein verkürzter Iliopsoas zieht automatisch ins Hohlkreuz; er bleibt kurz, anstatt sich zu dehnen. Rechts: Oft wird mit dem Knie des Standbeins gemogelt. Mit gebeugtem Knie bleibt die Übung jedoch wirkungslos.

Rückwärtszug auf der rechten Beckenschaufel.

Kontrolle. Die Übung ist in allen Trainingszentren als »Psoas-Stretch« ein Muss: Die Hälfte aller Sportbegeisterten dehnt aber falsch! Der Fettnäpfchen sind viele: Das beste Rezept, wirkungsvoll zu dehnen, ist die Kombination von Know-how und präziser sachter Bewegungsführung. Das linke Bild »Nicht ausweichen« zeigt das Ausweichen ins Hohlkreuz (Seite 146), den populärsten Fehler, der die Übung wirkungslos macht und eher dem Kreuz schadet, als dem Iliopsoas nützt. Dieser gibt keinen Millimeter nach, sondern zieht die Lendenwirbel, an denen er befestigt ist, einfach am Stück mit nach vorn. Unbedingt vermeiden! Führen Sie den oberen rechten Beckenrand bewusst nach hinten in die Gegenbewegung. Findige Schummler weichen auf die zweite Variante aus: Sie beugen das Knie des Standbeins – und die Dehnung ist weg (siehe rechtes Bild »Nicht ausweichen«). Unschädlich, aber nutzlos. Suchen Sie bewusst, das senkrechte Ziehen im Leistenbereich auszulösen. Wenn's brennt, etwas nachlassen. Sie liegen genau richtig, nur sind Sie etwas zu zielstrebig!

Dosierung. 2-mal 2 Minuten täglich auf beiden Seiten.

Variante. Erfühlen Sie den Iliopsoas beim Treppensteigen. So wird er aktiviert, gedehnt und richtig eingesetzt, Stufe um Stufe.

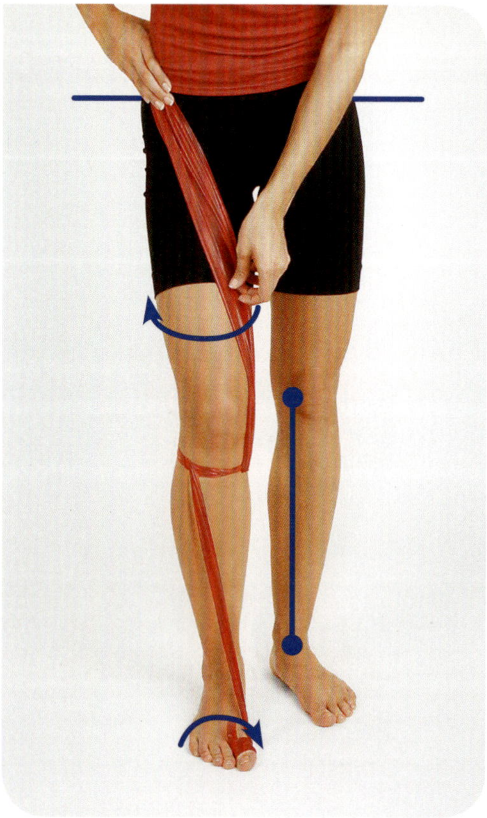

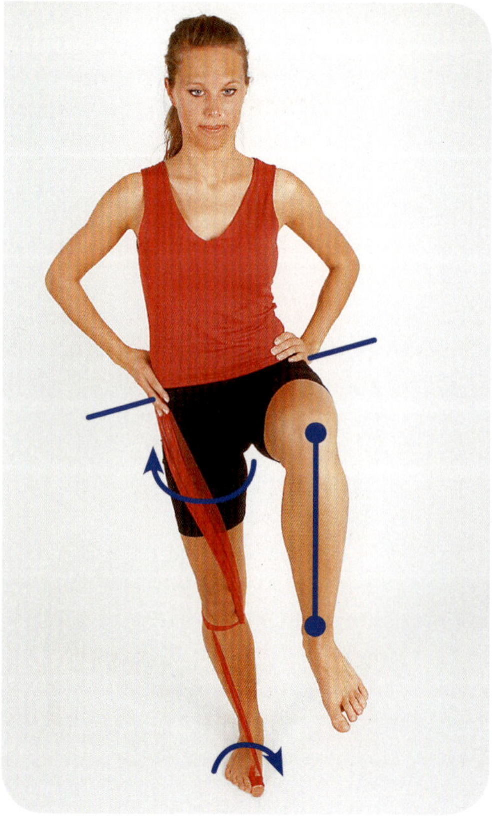

Muskelsimulation. Links: Das elastische Theraband entspricht, so geschlungen, dem Verlauf der spiralig angelegten Muskulatur von Fuß, Bein und Hüfte. Rechts: Zielposition.

Übung Einbeinstand: Glücksbringer für Hüftknorpel

Ziel. Förderung der Stabilität und gezielte Wahrnehmung der Überdachung des Hüftkopfs im Einbeinstand. Hilfsmittel: Theraband, Sockel oder Treppenstufen.

Start. Klemmen Sie das Theraband unter der Großzehe des rechten Fußes fest, indem Sie das Band um die große Zehe schlingen. Schlingen Sie das Band vorn über das Schienbein, via Kniekehle um den Oberschenkel, von dort zum Beckenkamm. Halten Sie das Band dort mit der Hand gut fixiert: Einbeinstand rechts, der rechte Fuß ist geradeaus nach vorn gerichtet. Das linke Bein ist in Hüft- und Kniegelenk jeweils 90 Grad gebeugt. Für mehr Standfestigkeit kann der Fuß auf einen Sockel oder auf eine Treppenstufe gestellt werden.

Aktion. Die rechte Hand führt das Hüftbein entgegen dem Zug des Therabandes nach hinten-unten-außen. Das Hüftbein schraubt spiralförmig nach hinten Richtung Ferse. Gleiten Sie in die Ausgangsposition zurück und verlängern Sie die Bewegung Richtung Bauchnabel nach vorn-oben-innen. Wiederholen Sie die Bewegung abwechslungsweise nach hinten-unten-außen, verharren Sie einige Sekunden in dieser Position; das ist die Außenspirale des Hüftbeins. Zurück bis nach vorn-oben-innen, in die Innenspirale des Hüftbeins.

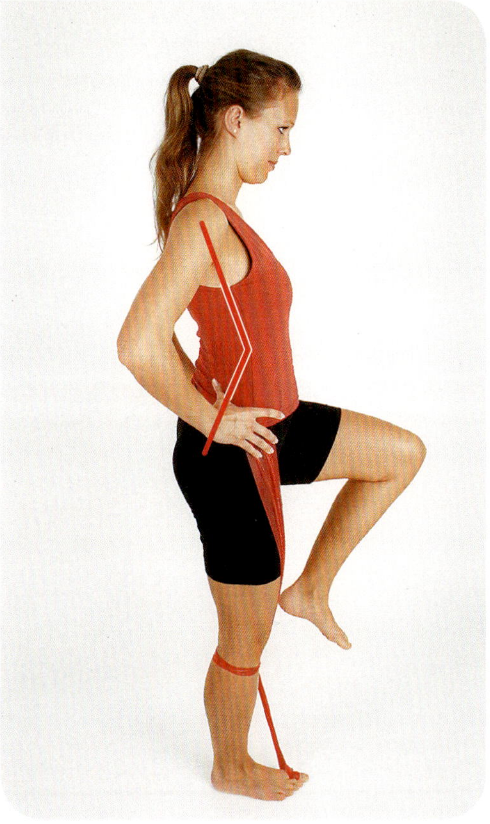

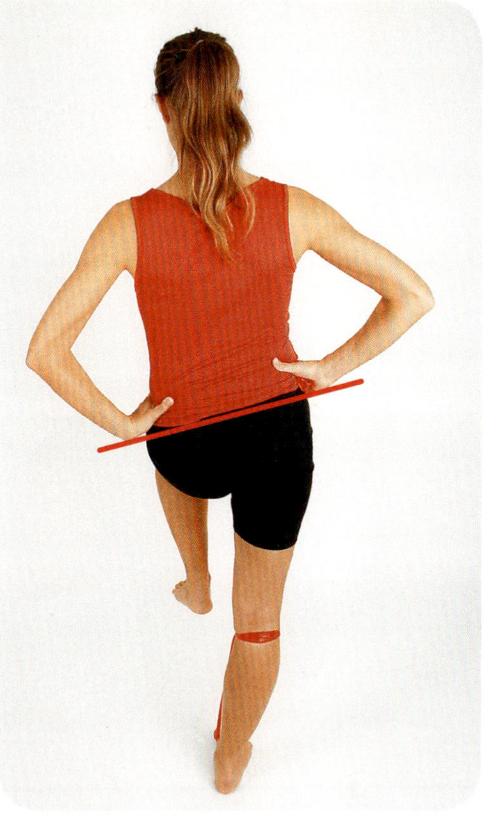

Becken-Balance. Auf beiden Bildern fehlt die Muskelkraft. Links: Das Becken kippt ins Hohlkreuz. Rechts: Es sinkt auf der Spielbeinseite ab. Aktive Becken-Balance macht die Übung anspruchs- und wirkungsvoll.

Kontrolle. Diese Übung setzt voraus, dass Sie bereits einiges über die Hüfte wissen: »Aufgerichtetes Becken«, »offene Leisten« und »gute Überdachung des Oberschenkelkopfes« sollten Ihnen einleuchtende Begriffe sein: Sonst lesen Sie geduldig nach. Bedenken Sie, dass die Geschichte der Menschheit Jahrmillionen für diese Entwicklung gebraucht hat. Hinschauen und mitfühlen hilft! Lohn ist die ersehnte, superstabile Überdachung des Oberschenkelkopfs durch die Gelenkpfanne. Führen Sie die Bewegung mit der Hand am Becken und machen Sie sich mit der Dreidimensionalität der Bewegung vertraut: nicht nur nach hinten, auch nach außen und nach unten. Das braucht Kraft und Koordination im Gesäßmuskel. Übrigens: Der Schultergürtel macht die Bewegung nicht mit, er bleibt entspannt-stabil nach vorn gerichtet. Achten Sie peinlichst genau darauf, nicht vor lauter »Sich-Mühe-Geben« ins Hohlkreuz zu drücken. Und als ob Sie nicht schon genug zu tun hätten: Achten Sie auf die Hüfte der linken Spielbeinseite. Sie darf nicht wie im rechten Bild »Becken-Balance« absinken, sondern bleibt stabil!

Dosierung. 20–40 Wiederholungen täglich, links und rechts.

Variante. Sie können diese Übung auch stehend machen, wobei Sie Ihr Gewicht abwechselnd von einem Bein auf das andere verlagern. Öffnen Sie jeweils auf der Standbeinseite bewusst die Leiste. Ein täglicher Beitrag zur Hüftstreckung.

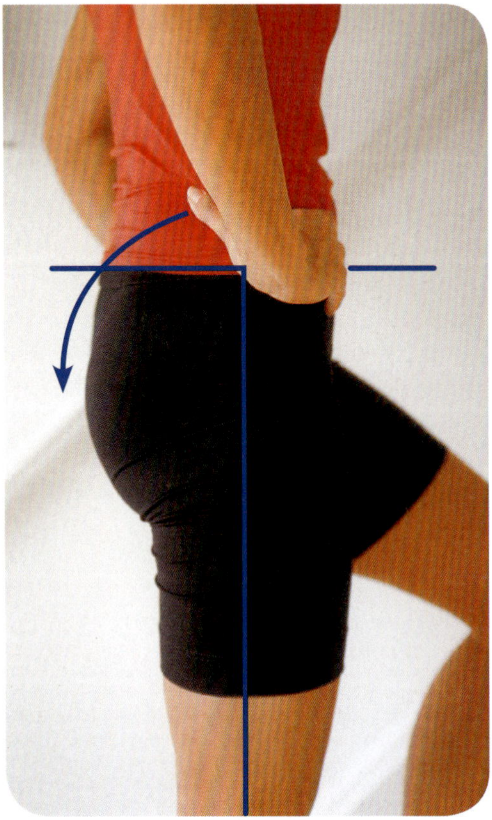

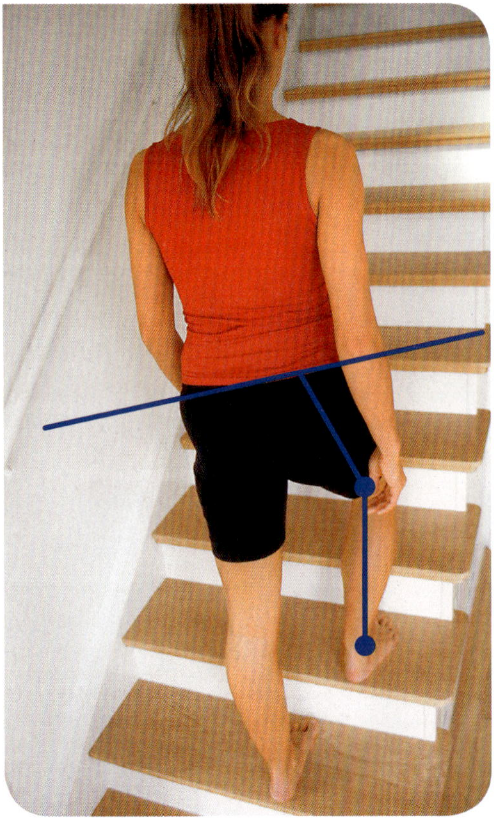

Zeitlupe. Treppensteigen in Zeitlupe ermöglicht bewusste Wahrnehmung der Abläufe im Hüftgelenk. Links: Die rechte Hüfte zieht auf der Standbeinseite nach hinten-unten-außen. Rechts: Dann wird das rechte Bein zum entlasteten Spielbein, die rechte Hüfte zieht nach vorn-oben-innen.

Übung Hüftschraube: Nie mehr obdachlos!

Ziel. Integration dreidimensionaler Hüftbewegung ins tägliche Leben ohne Trainingsaufwand: Die Außenspirale des Hüftgelenks wird in der Standbeinphase durch bewusste Anwendung in alltäglichen Bewegungen automatisiert. Hilfsmittel: Treppe.

Start. Sie stehen vor einer Treppe, bereit zum Hochsteigen.

Aktion. Beim Treppensteigen bewegt sich das Hüftbein der Standbeinseite nach hinten-unten-außen. Das setzt voraus, dass die Beugemuskeln loslassen und so die Streckung im Hüftgelenk erst ermöglichen. Mit jedem Schritt bleibt das Becken aufgerichtet – und Sie damit ebenfalls.

Kontrolle. Alles im Lot: Genießen Sie Aufrichtung und Offenheit. Ab jetzt werden Sie Models, die auf dem Laufsteg auf Schritt und Tritt die Hüfte mit demonstrativem »Schlendergang« seitlich schier auskugeln, mit anderen Augen ansehen! Es spricht nichts dagegen, diesen Hüftschwung ab und zu einzusetzen. Sei es aus Spaß, aus Koketterie oder einfach zum Mitfühlen, wie es ist. Wichtig ist, dass Sie den Unterschied

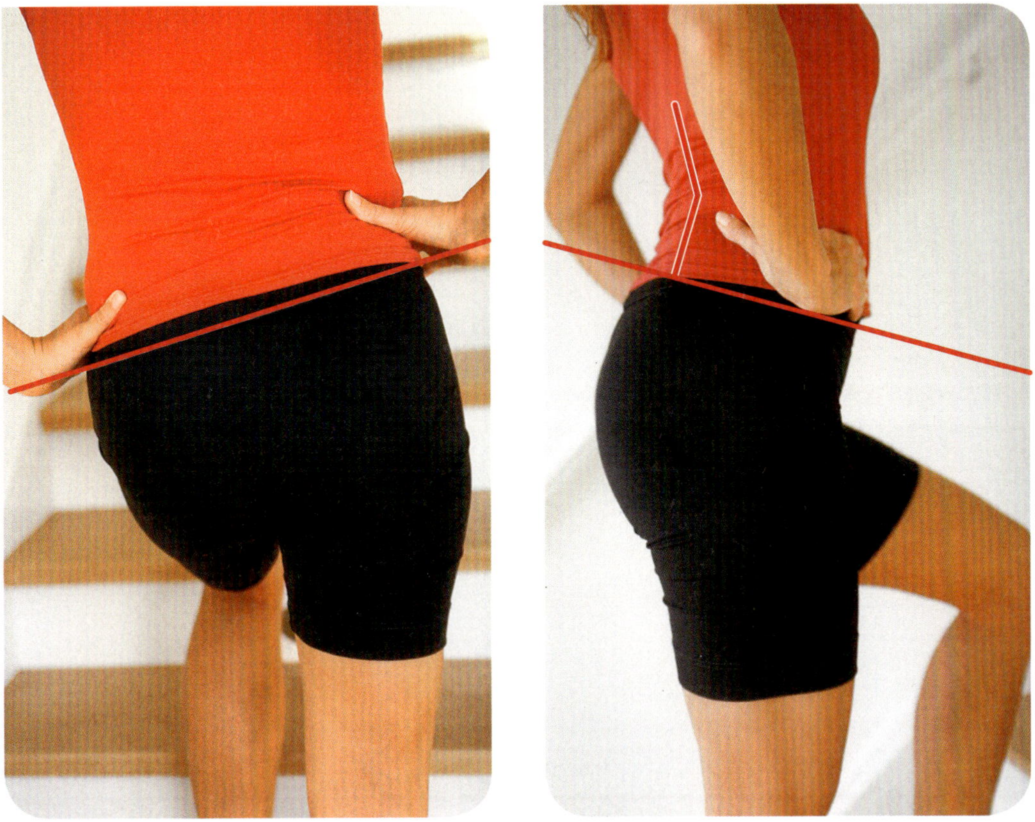

Schlendergang. Links: Der falsch platzierte Oberschenkelkopf kugelt tendenziell Schritt für Schritt aus und drückt gegen das sensible Knorpelmaterial der Pfannendachlippe. Rechts: Die Hüfte kippt ins Hohlkreuz, die Muskeln der Beckenaufrichtung arbeiten zu wenig.

erkennen, die bewusste Beckenkoordination wahrnehmen und anwenden können: Das Becken bleibt aufgerichtet, die Standbeinhüfte driftet nicht seitlich weg, sondern bleibt im Interesse der Überdachung stabil über dem Oberschenkelkopf. Verinnerlichen Sie sich das Bild dieser Bauweise.

Dosierung. 3–5 Minuten täglich.

Variante. Versuchen Sie, die Hüftschraube beim Gehen zu erfühlen, im Stehen durch Gewichtsverlagerung zu erkennen. Wo immer Sie sind, es ist fast immer Zeit für Wahrnehmungsschulung.

Sicher gehen und stehen

Das Kniegelenk nimmt eine zentrale Stellung ein. Mit dem nötigen Verständnis für das menschliche Fortbewegungssystem ist den Knien schon wesentlich geholfen.

Viele Sportarten wie Fußball, Skifahren oder Laufen bauen auf leistungsfähige Kniegelenke. Streiken sie, zwingen uns Schmerzen, Bewegungseinschränkung und Blockaden »in die Knie«.

Das Kniegelenk ist das größte Gelenk des Menschen. Die Biomechanik ist komplex und sensibel. Zwei Irrtümer gilt es zu beseitigen. Erstens: Das Knie ist kein einfaches Scharniergelenk, sondern ein 3D-Drehscharniergelenk. Zweitens: Das Bein – von der Hüfte bis zum Fuß – ist nicht bolzengerade gebaut; es ist ein in sich verschraubtes System. Ähnlich einem Drehverschluss wird das Bein auf Höhe des Knies superstabil in sich festgeschraubt – vorausgesetzt, dieser geniale Trick der Natur ist bekannt und wird angewandt. Die Bewegungen der Füße und der Hüftgelenke wirken sich durch die langen Hebelarme von Ober- und Unterschenkel direkt auf das Knie aus. Die Bewegungsqualität in Fuß und Hüftgelenk ist entscheidend für das Wohlergehen des Kniegelenks.

Zahlreiche Menschen leiden an Knieproblemen: Knicksenkfüße und unbewegliche Hüftgelenke sind in unserer bewegungsarmen Zeit schon fast die Norm. Die ersten Verbesserungsschritte zielen auf die Optimierung von Fußbelastung und Hüftbeweglichkeit. Danach folgt die Detailarbeit am Knie.

Vorsicht. Bevor Sie mit den Übungen im Einzelnen beginnen, sollten Sie bitte klären, ob bei Ihnen mögliche Gegenanzeigen bestehen. Falls Sie sich nicht sicher sind, suchen Sie einen Arzt Ihres Vertrauens auf und besprechen mit ihm die Frage. Generell gilt Vorsicht bei: Gelenkschwellungen oder bei einer fühlbaren Überwärmung des Kniegelenks.

Schmerzen. Auch hier gilt: Im Zweifelsfall den Arzt fragen. Bei richtig ausgeführten Dehnübungen macht sich leichter Zugschmerz in der Dehnposition bemerkbar. Bei gutem Gesundheitszustand darf mit dieser Grenze gespielt werden, solange das Ziehen nicht ruckartig zunimmt, sondern langsam gesteigert wird. Muskelkater am nächsten Tag ist in Ordnung. Aber Vorsicht vor zu viel Ehrgeiz.

Starke Knie

Die Kniegelenke sind die größten des menschlichen Körpers. Das Knie ist Dreh- und Angelpunkt der dreidimensionalen Verschraubung des Beins. Finden Sie den Dreh raus!

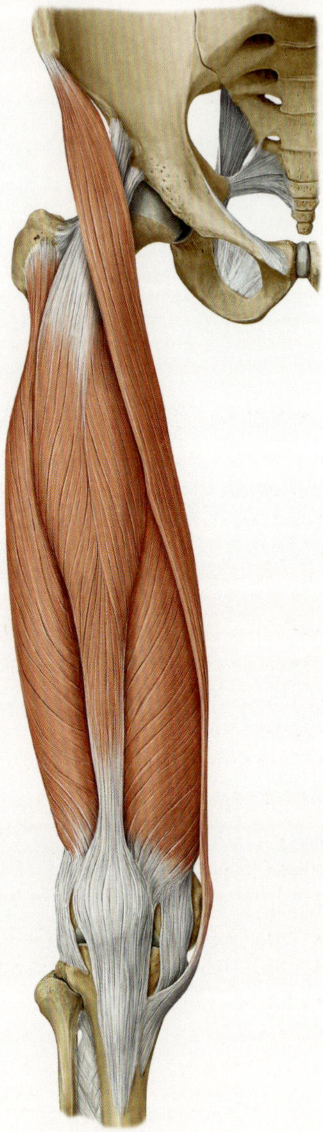

Das Bein

Und es dreht sich doch. Beweglichkeit, Kraft, Ausdauer und Koordination sind entscheidend. Dabei ist Koordination wohl die Wichtigste: Der Körper ist das Orchester, Sie der Dirigent.

Fuß- und Hüftgelenke sind das Schicksal des Knies. Es »steht und fällt« mit dem Gebrauch dieser beiden Pole. Die Hüftgelenke sind auf dreidimensional freie Beweglichkeit angewiesen, die Füße auf eine anatomisch gerade Belastung der Ferse und einen federnd aktiven Vorfuß. Das garantiert dem Knie maximales Wohlergehen – speziell in schwierigen Situationen. Die Bewegungssteuerung im Kniegelenk ist abhängig von den Bewegungen in Hüfte und Fuß. Bei Fehlbelastung von oben oder unten gerät das Knie notgedrungen ins Wanken. Typisches Beispiel Skifahren: Bei einem »Verschneider« gerät ein Ski auf die falsche Bahn, der Fuß fährt in der Bindung verankert nach außen, der Skifahrer geradeaus weiter. Das Kniegelenk ist in der Mitte – autsch! Die Verletzungsgefahr für das Knie ist groß. In solch kritischen Situationen heißt es, schnell und richtig reagieren. Das kann nur, wer die Achsen- und Drehrichtungen im Bein kennt und eingeübt hat.

Der alltägliche Gebrauch der Kniegelenke ist dabei von entscheidender Bedeutung. O- und X-Beine oder verdrehte Beinachsen belasten in erster Linie die sensiblen Kniegelenke. Sicherheit, Verletzungsprävention, aber auch das Geheimnis »schöner Beine« hängen von den Achsen- und den Rotationsrichtungen von Ober- und Unterschenkel ab.

Anatomie

Beinskelett: Logisches Einmaleins der Baukunst

Das Bein besteht aus einem Oberschenkelknochen und den zwei Unterschenkelknochen Schien- und Wadenbein. Der Fuß besteht aus drei Rückfußknochen (Ferse, Sprungbein, Kahnbein) sowie vier Mittelfußknochen und fünf Zehenstrahlen. Die logische Abfolge von eins bis fünf entspricht der zunehmenden Aufsplitterung und Verfeinerung der tragenden Skelettstrukturen. So können die Kräfte, die beim aufrecht gehenden Menschen als Stoßwellen von unten nach oben durch den Körper schlagen, gezielt aufgefangen und auf eine vielgliedrige Struktur verteilt werden. Zudem kann sich der Fuß dank seiner 28 Knochen und Gelenke perfekt dem Untergrund anpassen. Oben an der Beinachse sieht es ganz anders aus: Durch die imposante Länge der Ober- und Unterschenkelknochen wirken gewaltige Hebelarme auf das Kniegelenk. Das Hebelgesetz fordert schon bei kleinen Abweichungen seinen Tribut – und den bezahlt meist das Knie.

Traglinie: Die halbe Miete für das Kniegelenk

Gerade Beinachsen machen 50 Prozent der anatomisch korrekten Beinkoordination aus. Das Lot soll über die Gelenkmittelpunkte von Hüftgelenk-Kniescheibe-Sprunggelenk laufen. Drei Referenzpunkte geben beim gestreckten Zweibeinstand Aufschluss über die Achsen: Knieinnenseiten, die Innenknöchel beider Sprunggelenke und die Wadenmuskeln sollen sich bei gestreckten geschlossenen Beinen berühren. Bei den klassischen O-Beinen (Seite 224) berühren sich die Fußknöchel, nicht aber die Knie. Bei klassischen X-Beinen (Seite 224) ist es umgekehrt: Die Kniegelenke berühren sich auf der Innenseite, nicht so die Fußknöchel. Bei geraden Beinachsen stehen Sprung-, Knie- und Hüftgelenk perfekt im Lot, die Traglinie verläuft exakt senkrecht durch alle drei Gelenkmittelpunkte.

Streckerkette: Turbo und ABS in einem

Der Löwenanteil der Beinmuskelkraft wird für die Streckbewegung benötigt. Die stärkste Muskelkette des menschlichen Körpers bilden die Gesäßmuskeln für das Hüftgelenk, der Quadrizeps für das Kniegelenk und der Trizeps für das Sprunggelenk. Diese Muskelkette ermöglicht dem Fuß weiche Landung und kraftvolles Abstoßen. Bremsend beim Aufsetzen des Fußes, etwa bei der Sprunglandung, beschleunigend beim Absprung, etwa beim Weit- oder Hochsprung. Bei einem Sechs-Meter-Weitsprung wird der Fuß mit nahezu einer Tonne belastet! Das körpereigene Sicherheitssystem mit blitzartig reagierenden Muskeln sorgt für kraftvolle Sicherheit auch in der Bremsung.

Schneidermuskel: Mehr Sicherheit durch den richtigen Dreh

Neben diesen Kraftpaketen gibt es grazilere Beinmuskeln wie den Schneidermuskel (M. sartorius). Dieser längste Muskel des menschlichen Körpers schlingt sich vom äußeren Hüftknochen über den Oberschenkel und setzt knapp unterhalb des Kniegelenks vorn innen am Unterschenkel an. Er steuert die Beugung in Hüft- und Kniegelenk. Dabei wird der Oberschenkel nach außen, der Unterschenkel nach innen gedreht. Die Kreuzbänder (Seite 234) schlingen sich in der Kniebeugung im Innern des Kniegelenks umeinander und werden so gestrafft. Im Hüftgelenk überwiegen die Muskeln der Außenrotation. Hüftbeuger und Hüftstrecker wirken zusätzlich nach außen drehend. Das Schienbein hingegen dreht nach innen. Im Kniegelenk dominieren die Muskeln der Innenrotation. Der erwähnte Schneidermuskel sorgt dabei für den richtigen Dreh. Lässt man ihn weiter anspannen, zieht er Ober- und Unterschenkel immer mehr an und dreht sie immer stärker, bis die Beine dort sind, wo sein Name herkommt – im Schneidersitz.

Grundstruktur. Die drei Referenzpunkte Hüfte mit dem Gelenkkopf (1) des Oberschenkels, Knie- und Sprunggelenk (4) bilden im Idealfall eine genau lotrechte Traglinie. Das Kniegelenk besteht aus den Gelenkrollen des Oberschenkelknochens (2) und dem Plateau des Schienbeins (3).

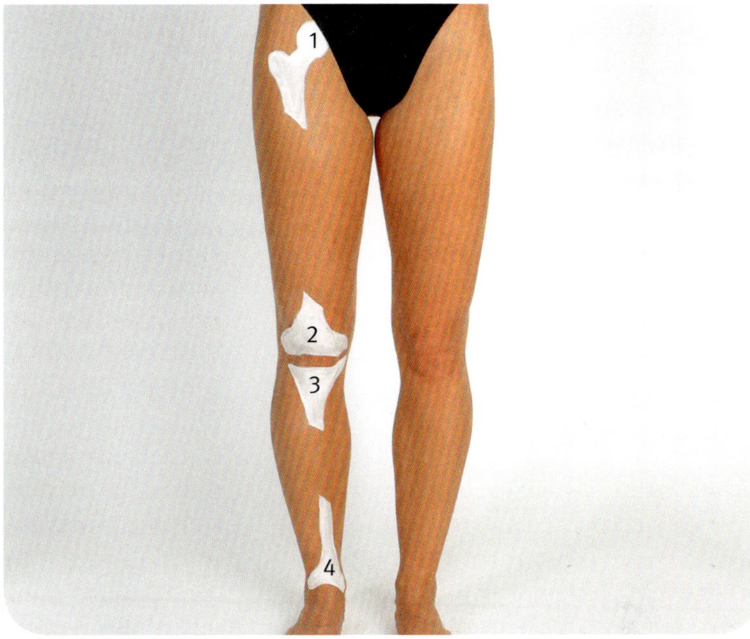

Muskelsteuerung. Links: Der rote Quadrizepsmuskel (1) ist verantwortlich für die Streckung im Knie. Seine Sehne (blau) zieht via Kniescheibe (2) über das Knie und setzt am Schienbein (3) an.

Rechts: Der Schneidermuskel (4) ist vor allem für Steuerung, weniger für Kraft verantwortlich.

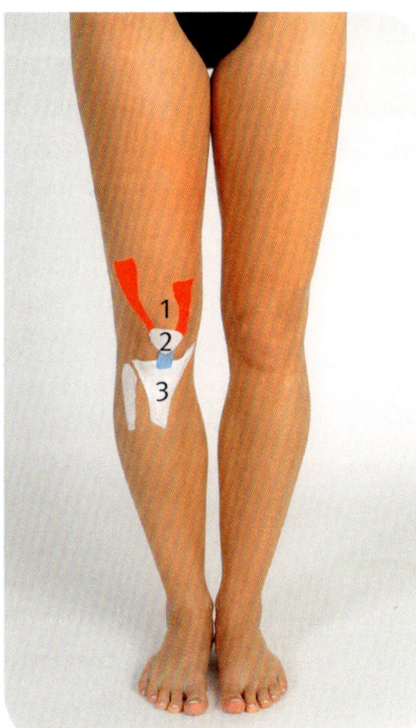

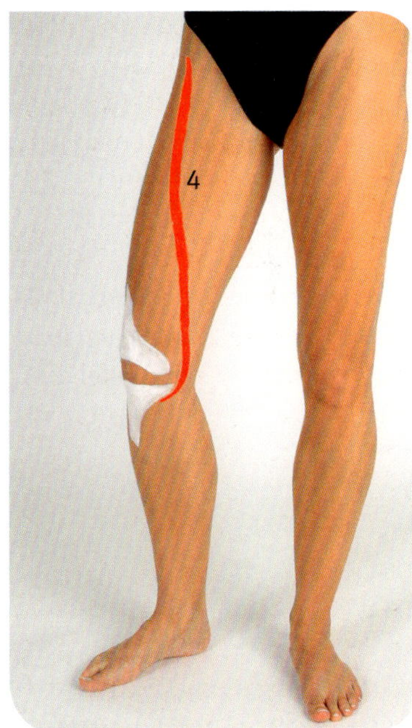

Probleme

O- und X-Beine: Einseitige Abnutzung

Beinachsen können sich im Lauf des Lebens verändern. Neben der Genetik – O-Beine bei Babys und X-Beine beim Kleinkind – hat die Belastungsgewohnheit großen Einfluss auf die Ausgestaltung und den Erhalt gerader Beinachsen. Gewohnheit kann sich positiv oder negativ auswirken. Das ist Ihre Chance. Bei geraden und unverdrehten Kniegelenken verteilt sich die Belastung gleichmäßig und anatomisch richtig auf die innere und die äußere Gelenkfläche im Kniegelenk.

Bei X- oder O-Beinen sieht die Situation anders aus. Bei O-Beinen drückt das volle Gewicht auf die Knieinnenseite, die äußeren Gelenkflächen klaffen auseinander. Bei X-Beinen ist es genau umgekehrt, die Außenflächen werden vermehrt belastet. Die einseitige Knorpelüberlastung kann jahrelang gut gehen. Mit der Zeit jedoch kommt es zu Knorpelschäden, Entzündungsreaktionen und schließlich zur Innen- oder Außen-Kniegelenksarthrose.

Durch ein gezieltes Beinachsentraining können Sie der chronischen Fehlbelastung entgegenwirken. Beim Knie gilt grundsätzlich: Je früher Sie intelligente Bewegung üben, desto präventiver. Je später Sie damit beginnen, desto therapeutischer wird die Arbeit. Je mehr Zeit vergeht, desto chirurgischer wird die Gelenkerhaltung. Gelenkersatz ist dank moderner Materialien und hervorragender Operationstechnik heute auch im Knie möglich und etabliert. Ersatzteile sollen zum Zug kommen, nachdem die natürlichen und präventiven Möglichkeiten ausgeschöpft sind.

Fehlrotation: Abwürgen statt aufdrehen

Das zweite Hauptproblem ist zu starke oder zu schwache Drehung im Bein. Die Dosierung muss möglichst genau stimmen. Hat das Bein zu wenig Drehung (Hypotorsion), dreht der Oberschenkel nach innen und der Unterschenkel zu stark nach außen. Also gerade verkehrt herum. Das typische Erscheinungsbild für X-Beine: Die Kniescheiben »schielen« nach innen, die Füße stehen V-förmig auseinander. Für das Knie ist das verkehrte Welt. Die Folgen sind vorerst Überlastungen der Muskelansätze und des Seitenbandes auf der Knieinnenseite. Da das Innenband mit dem Meniskus (Seite 233) verwachsen ist, sind Verletzungen des Innenmeniskus häufig. Risse und Gelenkblockaden sind vorprogrammiert. Die Verkettung misslicher Umstände setzt sich fort, später folgen Verschleiß und Arthrose.

Selbst bei akuten Verletzungen spielt dieses Muster eine zentrale Rolle: Dreht das Hüftgelenk nach innen und der Fuß nach außen, wird das Knie falsch verdreht, anstatt richtig verschraubt! Der Schutzmechanismus wird abgewürgt statt aufgebaut. Die Folgen sind oft Kombinationsverletzungen von Innenband, Innenmeniskus und vorderem Kreuzband. Bei der selteneren übertriebenen Verdrehung (Hypertorsion) kommt es gehäuft zu chronischen Überlastungen und Verletzungen auf der Kniegelenk-Außenseite.

Überdruck.
Links: X-Bein rechts mit klaffendem Kniegelenk innen und Arthrose (schwarz) durch Überbelastung außen.

Rechts: O-Bein mit klaffendem Kniegelenk außen und arthrotischer Überlastung (schwarz) an den Innenseiten der Kniegelenke.

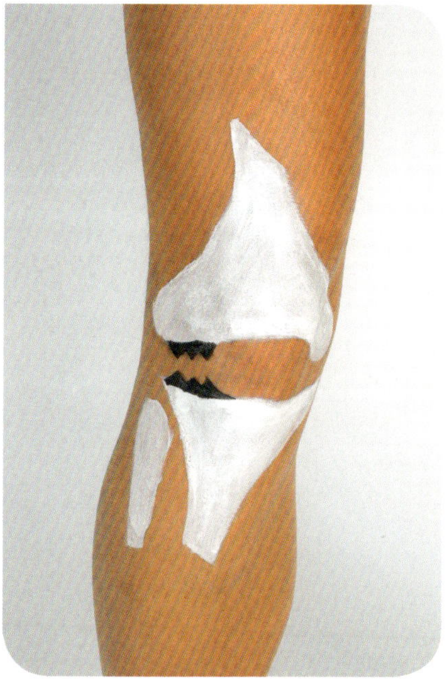

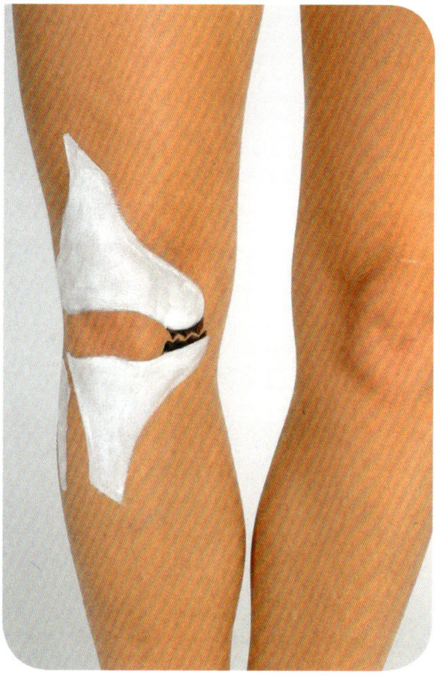

Dosierungsprobleme.
Links: Hypotorsion – zu wenig Verschraubung im Knie lässt die Kreuzbänder bei gebeugtem Knie erschlaffen und stresst Meniskus wie Seitenbänder auf der Innenseite.

Rechts: Hypertorsion – zu viel Verschraubung im Knie führt oft zu O-Beinen mit nach außen gerichteten Kniescheiben.

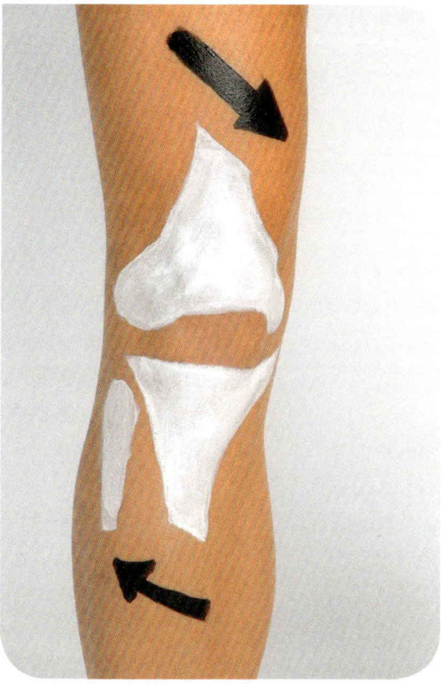

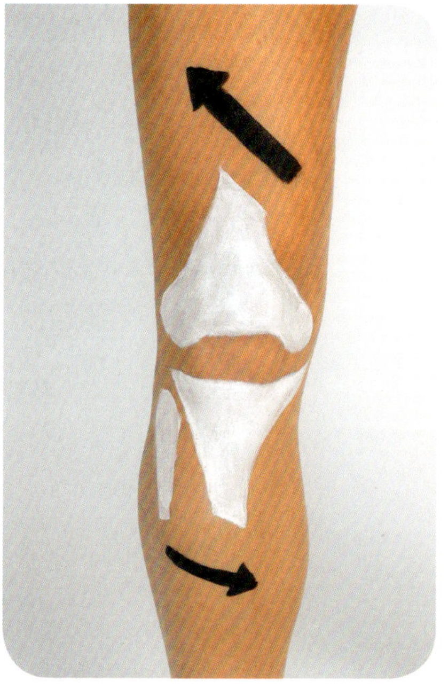

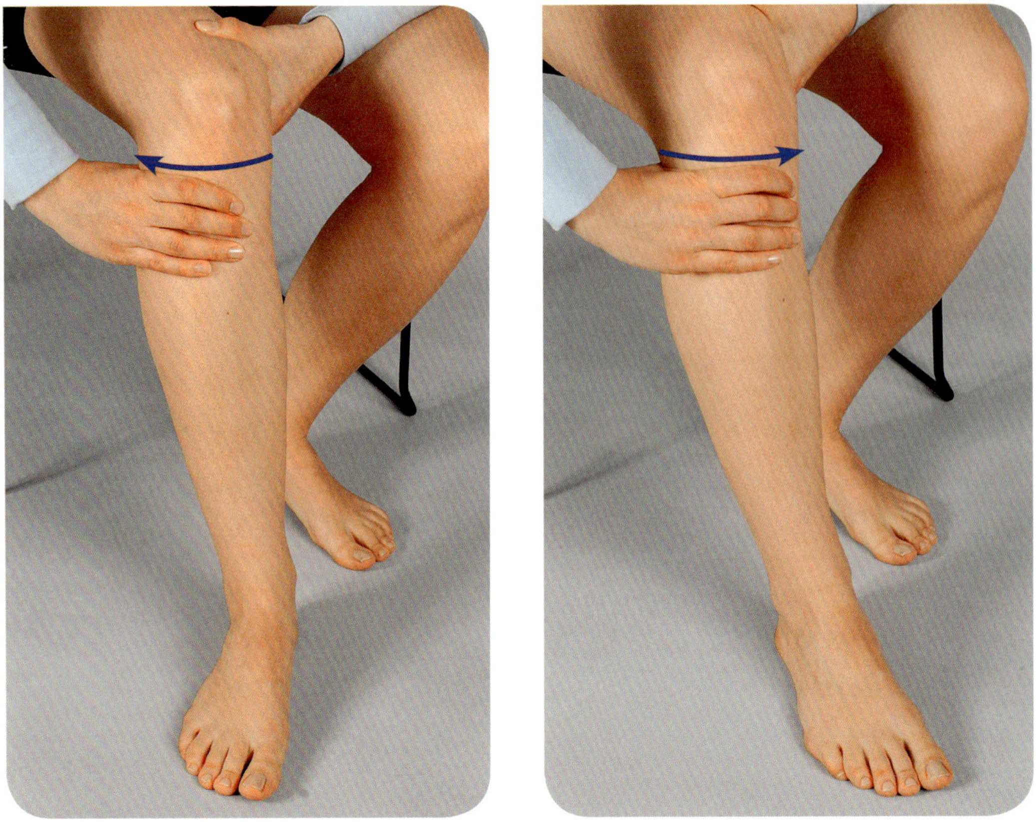

Rotationen. Links: Der Oberschenkel wird stabilisiert, der Unterschenkel leicht nach außen gedreht. Rechts: Rotation im Knie nach innen, die Hand begleitet sanft, der Fuß folgt über den Boden gleitend der Bewegung.

Übung Pferdekopf: Nehmen Sie die Zügel selbst in die Hand!

Ziel. Wahrnehmung der spiraligen Verschraubung im Kniegelenk, Sensibilisierung für die aktive Innenrotation des Unterschenkels bei gebeugtem Knie.

Start. Setzen Sie sich auf einen Hocker. Der Oberschenkel ist leicht nach außen gedreht, Fuß und wenn möglich auch Knie schauen gerade nach vorn. Umfassen Sie mit der Hand den obersten Teil des Unterschenkels, gleich unter dem Knie. Stellen Sie sich Ihren Unterschenkel als Pferdekopf vor, der innere und der äußere Muskelzug des Quadrizeps (MVM und MVL) sind zusammen mit Ihren Händen die Zügel. Ziehen Sie abwechslungsweise am linken und rechten »Zügel«, um ein Gefühl für die nachfolgende Bewegung zu bekommen. Sie können die Bewegung einhändig (wie abgebildet) oder mit beiden Händen führen.

Aktion. Drehen Sie den Unterschenkel leicht nach außen, der Fuß folgt der Bewegung und gleitet etwas nach auswärts. Der äußere Kniebeuger zieht den Schienbeinkopf wie ein Zügel den Pferdekopf nach außen. Jetzt die Innenseite: Drehen Sie den Unterschenkel aktiv und mithilfe der Hände nach

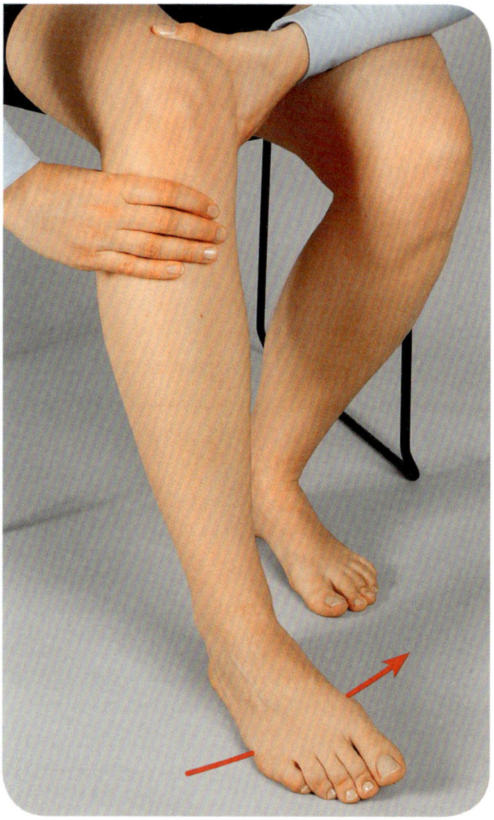

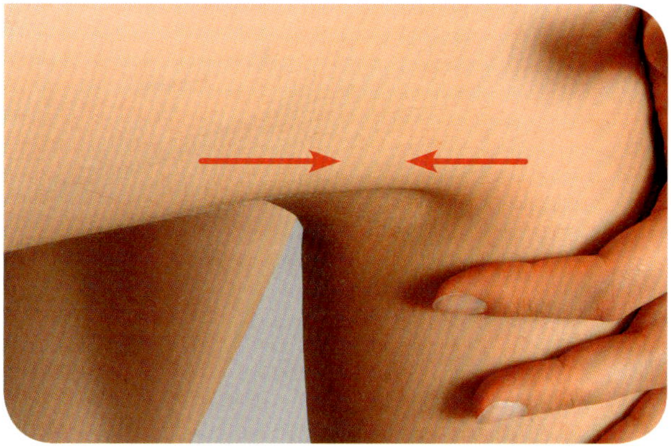

Vermeiden. Links: Innendrehung mit dem Fuß statt im Knie. Achten Sie darauf, dass die Drehbewegung im Kniegelenk stattfindet, nicht als Wischbewegung vom Fuß aus kommt. Rechts: Der Bizepsmuskel im Oberschenkel ist verkrampft und verhindert die Innendrehung im Knie.

innen. Der innere Kniebeuger zieht den Schienbeinkopf nach innen, der Fuß folgt der Bewegung gleitend und entspannt. Spüren Sie die Drehbewegung des Unterschenkels im Kniegelenk, nach außen und nach innen. Die Außendrehung fällt meist etwas leichter. Konzentrieren Sie sich umso mehr auf die Innendrehung; sie bringt die stabilisierende Verschraubung von Ober- und Unterschenkel.

Kontrolle. Nicht mit dem Fuß schummeln! Achten Sie darauf, dass die Bewegung möglichst nur aus dem Knie, nicht durch eine Wischbewegung aus dem Fuß kommt. Das erreichen Sie, indem Sie die Kniemuskulatur möglichst gut entspannen und die Hände die Bewegung führen lassen. Das Knie soll in seiner Drehbeweglichkeit geschult werden. Der Fuß zieht die Bewegung locker nach. Zweiter häufiger Fehler: Drehen Sie nicht zu sehr nach außen, das geht in der Regel gut genug bis zu gut. Die Innenrotation interessiert besonders. Fühlen Sie dieser Bewegung bewusst nach. Probieren Sie beide Techniken aus: nur mit einer Hand den Oberschenkel fixieren und mit der anderen den Unterschenkel drehen oder die andere Technik, mit beiden Händen, wie Pferdezügel. Entscheiden Sie sich für die Technik, die sich nach Ihrem Empfinden besser für die Innendrehungsschulung eignet.

Dosierung. 2–3 Minuten täglich pro Knie.

Blitzübung. Ideal im Sitzen, beim Strümpfe-, Sockenanziehen oder beim Schuhebinden.

Übung Beinschraube: Sie werden das Ding schon drehen!

Ziel. Üben und Kräftigen der Spiralbewegung im Bein. Aktiver Schutz für das Kniegelenk vor Fehlbelastung. Die natürliche Länge der Beine wird betont.

Start. Zwei Positionen sind möglich: Stehend (wie abgebildet), die Bewegung verläuft vertikal. Oder sitzend: Die Bewegung braucht weniger Kraft und verläuft horizontal. Fixieren Sie wie abgebildet ein Theraband. Schlingen Sie es um die große Zehe, führen Sie es straff diagonal nach außen über den Unterschenkel, hinter dem Knie durch und einmal spiralförmig von unten-innen nach oben-außen um den Oberschenkel. Das Band simuliert den spiraligen Verlauf der Muskelkette. Die Hand hält das Bandende mäßig, später intensiver gespannt an der Hüfte. Das Bein ist in Hüfte und Knie leicht gebeugt.

Aktion. Das gebeugte Bein beginnt sich langsam zu strecken. Sitzend stoßen Sie dabei den Großzehenballen in Verlängerung des Bandes und gegen dessen Zug nach vorn-innen Richtung Boden. Das Knie bewegt sich auf einer geraden Linie mit nach unten, die Fersenaußenseite hält permanent Kontakt mit dem Boden, der Oberschenkel hält seine Drehspannung nach außen. Nach der Streckung gehen Sie wieder in die Beugestellung zurück, möglichst ohne die Drehrichtungen zu verlieren. Erneut das Bein strecken, die Verschraubung aktiv betonen. Aktiv strecken und entspannt beugen – rhythmisch wiederholt. Stehend arbeiten Sie gegen die Schwerkraft und richten sich von der leicht gebeugten Haltung in die gestreckte Position.

Kontrolle. Hauptfehler Nummer eins im Stehen: Strecken des Beines heißt nicht durchstrecken. Wird das Knie überstreckt, überlastet das die Strukturen abermals. Häufig zu sehen bei Kindern: Die Knie sind förmlich nach hinten »durchgeknallt«, die Muskeln werden »ausgeklinkt«, das ganze Körpergewicht drückt auf das Knochenplateau des Kniegelenks, statt von den starken Muskeln gefedert und gesteuert zu werden. Noch schlimmer, das Knie kippt während der Streckung nach innen, die Kniescheiben »schielen«. Verhindern Sie das, indem Sie die Außenrotation im Oberschenkel mutig beibehalten. Zweite Fehlerquelle: Der Fuß ist zu fleißig und dreht sichelförmig und krampfend nach innen. Innenrotation des Unterschenkels heißt aber nicht, den Fuß nach innen zu drehen. Achten Sie im Stehen darauf, dass Sie Ihr Gewicht tendenziell auf der Fersenaußenseite und auf dem Großzehenballen des Vorfußes tragen. Zehen krallen ist – wie immer – verboten! Der geneigte Leser merkt etwas: Die Verschraubung gilt auch für den Fuß. Das ist aber eine eigene Geschichte.

Dosierung. 3 Minuten täglich pro Seite.

Blitzübung. Ohne Band unter dem Bürotisch das Bein mit der Vorstellung der Verschraubung beugen und strecken. Immer beim Aufstehen vom Sessel die Beinspirale visualisieren und aktivieren.

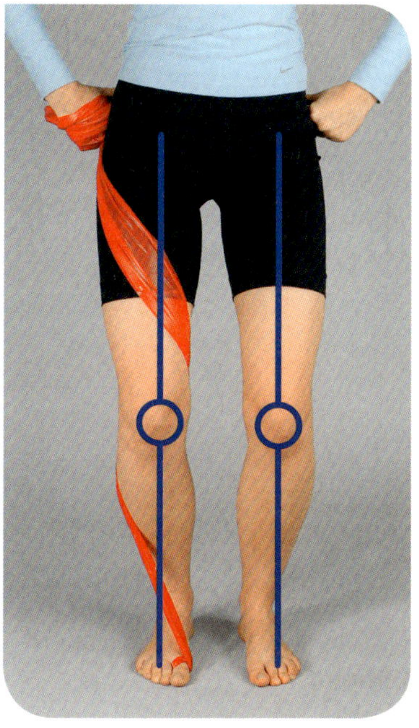

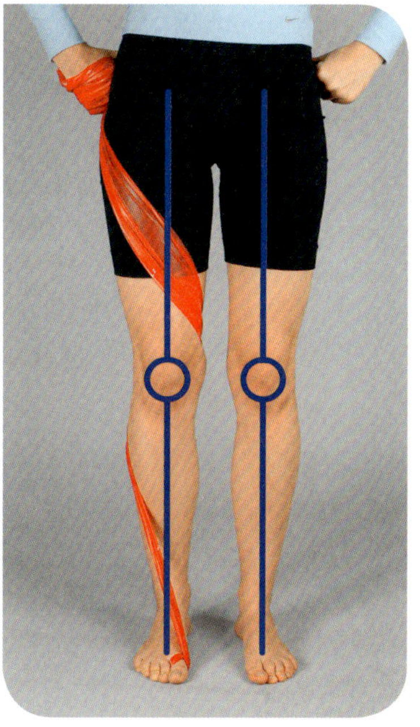

Verschraubung. Links: Startposition in gebeugter Haltung. Schlingen Sie das Theraband um das gebeugte Bein.

Rechts: Zielposition. Gestrecktes Bein mit aktiven Drehrichtungen im Verlauf des Therabandes. Beachten Sie die perfekten Beinachsen »Hüfte-Knie-Fuß«.

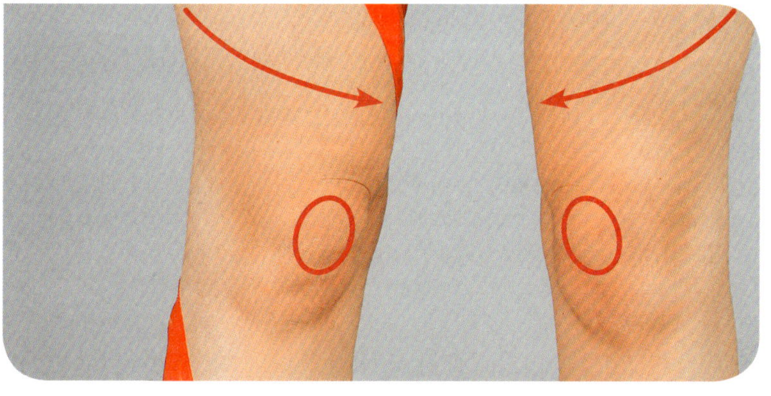

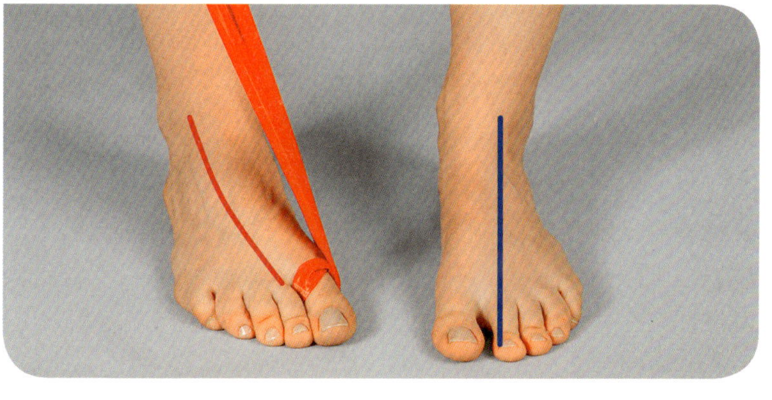

Ausweichmanöver – zwei Hauptfehler. Links: Nach hinten durchgedrückte Knie, die Kniescheiben »schielen« nach innen, zu wenig Außendrehung im Oberschenkel.

Rechts: Der rechte Fuß verkrampft sich und dreht sich sichelförmig nach innen.

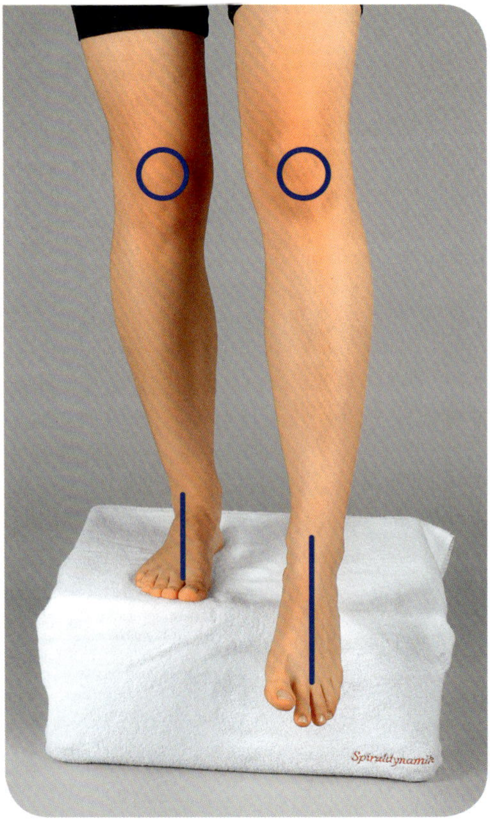

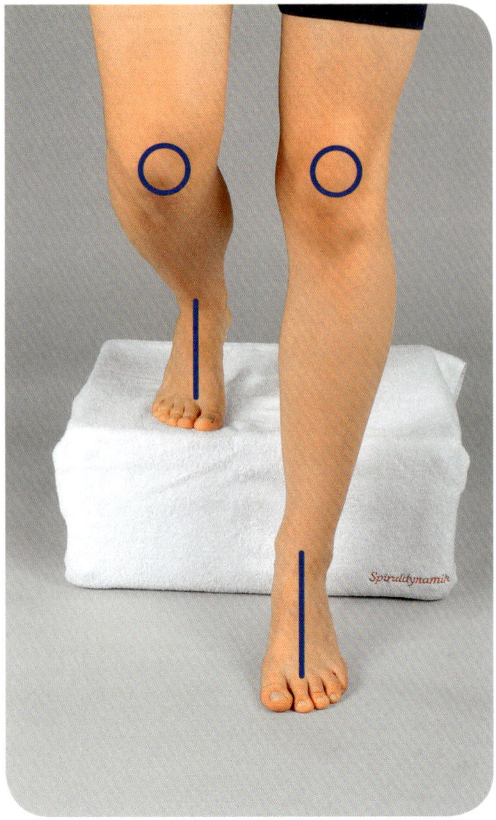

Schutzfaktor. Links: Aufgerichtet konzentrieren Sie sich auf eine gute, stabile Außenrotation im Oberschenkel. Knie und Fuß schauen geradeaus. Rechts: Das Bein bleibt auch in der stärksten Belastungsphase stabil, das Knie zentriert zwischen Fuß und Hüfte.

Übung Knieschützer: Hier kommt John Wayne

Ziel. Koordinierte gerade Beinachsen beim Treppensteigen, Sicherung des Kniegelenks im Alltag, aktive Verletzungsprophylaxe beim Sport.

Start. Stellen Sie sich ans obere Ende einer Treppe. Wenn Sie sich noch etwas instabil fühlen, stellen Sie sich auf die unterste Treppenstufe oder wie abgebildet auf einen niedrigen und kippsicheren Sockel.

Aktion. Nun geht's treppab. Während ein Bein die erste Stufe hinuntersteigt, muss das andere unter voller Belastung beugen, steuern und bremsen, damit der Fuß nicht hart aufprallt. In diesem Moment gilt es, das belastete Knie exakt in der Mitte zu halten und nicht nach innen abweichen zu lassen. Die Kniescheibe schaut pfeilgerade nach vorn. Der Oberschenkel bleibt dabei leicht nach außen gedreht. Das geschieht mit den tiefen Außenrotatoren der Hüfte. Der Fuß ist ebenfalls gerade nach vorn gerichtet, die Großzehe in gutem Bodenkontakt. Beim nächsten Schritt hinunter verfahren Sie genauso. Achten Sie beim Hinuntersteigen darauf, dass das Fersenbein gerade aufgesetzt wird. Das Bein wird unter Belastung gebeugt, das Knie bewusst in der Mitte gehalten, der Fuß wird gerade und unverdreht abgerollt. So steigen Sie Stufe für Stufe mit korrekten Beinachsen nach unten.

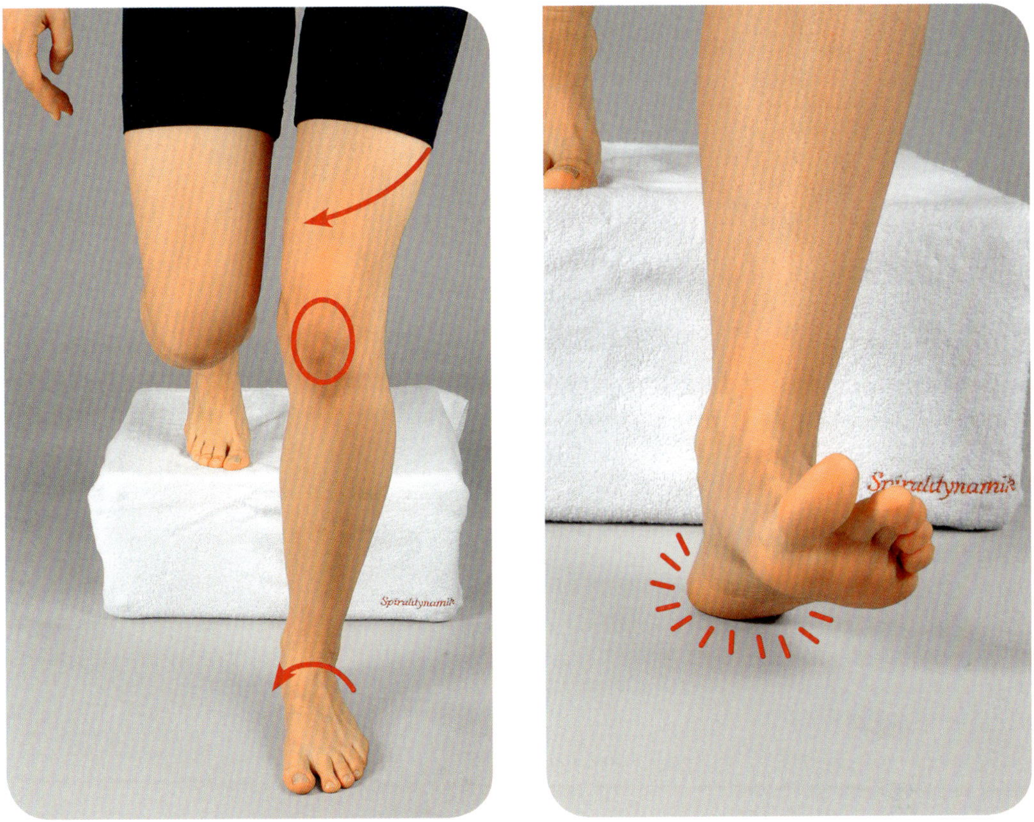

Doppelknick. Links: Einknicken nach innen im Hüft- wie im Sprunggelenk. Rechts: Die X-Beinstellung bringt den Fuß in die V-förmige Charly-Chaplin-Position. Die Zehen werden dabei nach oben gezogen, die Streckersehnen verkrampfen; harter Aufprall am Boden.

Kontrolle. Der häufigste Fehler: das unter Belastung nach innen gedrehte und geknickte Knie. So entsteht Überbelastung von Knorpeln, Bändern und Menisken. Doppelt unglücklich ist die Tatsache, dass mangelnde Außenrotation pro Treppenstufe zweimal knickt. Erstens in der Standbeinphase, wenn das Knie bremsend und kontrollierend stabilisieren sollte, zweitens in der Landephase: Die Aufprallenergie kann nicht optimal aufgefangen werden, das Knie knickt auf Schritt und Tritt nach innen weg. Fast ebenso fatal ist der Aufprall auf das durchgestreckte Bein. Die Muskeln sind wieder »ausgeklinkt«, der Aufschlag »knallt« auf Knochen und Knorpel. Bleiben Sie elastisch. Sollte Ihnen diese Vorstellung schwerfallen, denken Sie an John Wayne, wie er die Saloon-Treppe heruntersteigt. Wäre er mit X-Beinen gestackselt, wäre der Zauber dahin gewesen! Imitieren Sie den Cowboy, um das Gefühl für die Drehrichtung zu erhalten. Setzen Sie die Ferse mit dem Einsetzen der Belastung gerade und sanft auf. Der Fuß ist ebenfalls nach vorn gerichtet, er rollt diagonal von der Außenferse zum Großzehenballen ab.

Dosierung. 3–5 Minuten täglich.

Variante. Steigen Sie im gleichen Sinne die Treppe hinauf.

Blitzübung. Üben Sie anfangs nur die untersten zwei Stufen auf jeder Treppe, die Ihnen im Alltag unter die Füße kommt. Spielen Sie beim Gehen bewusst mit Ihrer Gangart. X-beinig damenhaft, o-beinig cowboyhaft und goldener Mittelweg: Wer die Auswahl kennt, kann sich für das Richtige entscheiden.

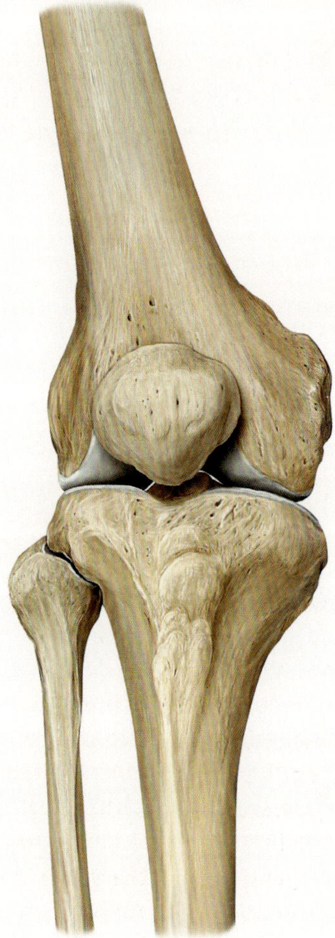

Das Knie

Clever einsetzen, statt wackelig schonen. Das Knie hat ein kompliziertes und geniales Innenleben. Es ist darauf angewiesen, dass die Muskulatur ihre Schutzfunktion übernehmen kann – zu Ihrem Nutzen.

Die unterschiedlichen Rotationsrichtungen von Ober- und Unterschenkel räumen mit dem Vorurteil auf, das Knie sei ein reines Klappgelenk. Das Kniegelenk ist ein komplexes Drehscharniergelenk. Das macht es einzigartig, aber auch störungsanfällig. Präzise, bewusste Belastung und Verständnis für das Biodesign der Kniegelenke sind maßgebliche »Knieschützer«. Im Wachstumsalter sind die Beinachsen sehr variabel, sie müssen sich den veränderten biomechanischen Umständen, dem Gehenlernen und den Lebensumständen laufend anpassen. Säuglinge beispielsweise haben O-Beine, Kleinkinder X-Beine. Auch im Teenageralter sind X-Beine häufig. Das ist weitgehend normal und wächst sich mit der natürlichen Muskelentwicklung zurecht. Immer vorausgesetzt, dass Kinder und Jugendliche genügend »Bewegungsspielraum« bekommen, um den Körper richtig einsetzen, die Muskeln frei entwickeln zu können. Das Kniegelenk passt sich diesen veränderten Bedingungen immer wieder an. Beim Jugendlichen und beim Erwachsenen nimmt das Kniegelenk schließlich seine definitive Form und Funktion an. Diese Zeit ist entscheidend. Geraten die Beinachsen durch Unwissen und Fehlbelastung aus dem Lot, helfen Beinachsentraining und muskuläre Sicherung der Drehrichtungen dem Kniegelenk wieder auf die Beine.

Anatomie

Meniskus: Innen drehen, außen gleiten

Menisken brauchen Verständnis: Wringen Sie zur Veranschaulichung ein Handtuch aus. Mit zunehmendem Wringen faltet sich der Stoff dreidimensional auf. Die Struktur entspricht der Verschraubung im Kniegelenk. Die Falten auf der Innenseite liegen eng aneinander, hier dreht das Kniegelenk während der Beuge- und Streckbewegung. Auf der Außenseite gleitet es. Die beiden mächtigen Gelenkrollen bewegen sich auf einem breiten Knochenplateau. Auf der Innenseite ist eine kugelige Mulde für die Drehung, auf der Außenseite ist der Knochen sattelförmig zum Gleiten. Diese Dreh-Gleit-Bewegung fordert präzise Koordination für verschiedene Bewegungen – wie bei den Zeigern einer Uhr: In der Mitte drehen sie ganz langsam, fast an Ort und Stelle, außen müssen die Zeigerspitzen in derselben Zeit das gesamte Zifferblatt umrunden. Die beiden Menisken sind halbmondförmige »Knorpelschnitze« am Gelenkrand. Der innere Meniskus ist mit dem Seitenband verwachsen und stabilisiert die Drehung. Der äußere Meniskus ist frei und gleitet vor und zurück.

Kreuzbänder: Kreuz- und Seitenbänder als Dream-Team

Der richtige Dreh im Kniegelenk lässt sich auch an der Anordnung der Kreuzbänder ablesen. Bei gebeugtem Knie wird der Oberschenkel muskulär nach außen, der Unterschenkel nach innen stabilisiert. Die Kreuzbänder wickeln sich umeinander und geben straffend Sicherheit und Rotationsstabilität in der Beugung. Eine Umkehr dieser anatomisch festgelegten Drehrichtungen bedeutet den Verlust dieser Belastungsstabilisierung. Die Seitenbänder wirken vor allem in der Streckung: Beim gestreckten Knie sind die Seitenbänder für maximale Stabilität straff angespannt.

Kniescheibe: Schutzschild braucht Führung

Die Kniescheibe ist ein nahezu dreieckiger Knochen und liegt schützend vor dem Kniegelenk. Sie verbessert die Hebelwirkung der Muskulatur, indem sie – wie eine Verkehrsinsel – Leitstelle für die Quadrizepssehne ist. Die gesamte Q-Muskulatur führt strahlenförmig in die Kniescheibe ein und setzt sich nach unten als Kniesehne fort. Bei Beuge- und Streckbewegungen im Kniegelenk »wandert« die Kniescheibe zwischen den beiden Gelenkrollen rauf und runter. Von oben betrachtet gleitet sie in einer knöchernen Führung. Bei ungleichmäßigem Muskelzug, wenn beispielsweise die äußeren Anteile des Q-Muskels stärker ziehen als die inneren, wird sie schräg aus der Führung gezogen. Einseitige Überlastung, im Laufsport bekannt als Läuferknie, ist vorprogrammiert: Der Q-Muskel ist entscheidend für den achsengerechten Muskelzug an der Kniescheibe.

Quadrizeps: Vierspänner wie bei Ben Hur

Der Quadrizeps besteht aus vier Anteilen. Zwei Muskelanteile verlaufen gerade. Daneben gibt es zwei schräg verlaufende Anteile mit den wohlklingenden Namen Muskulus vastus medialis und lateralis. »Vastus« bedeutet »breit« und lässt auf große Kraftentfaltung dieser Muskeln schließen, »medial« bedeutet innenseitig, »lateral« außenseitig. Im Abkürzungsjargon heißen diese beiden Muskeln MVM (Seite 238) und MVL. Ihr Zusammenspiel ist entscheidend. Zieht ein Muskelanteil zu stark oder zu schwach, wird die Kniescheibe einseitig gezogen, verkantet und kann in Extremfällen ganz aus ihrer Fuge geraten. Ausgleichstraining stärkt zu schwache Muskelanteile. Ähnlich wie beim Pferdegespann von Ben Hur: Dort lief der Karren wegen unausgeglichener Pferdestärke vorerst auch aus der Bahn. Läuft das richtige Pferd auf der richtigen Position, ist die Kraft ausgeglichen.

Kniegelenk.
Links: Die Gelenkrollen des Oberschenkelknochens (1), das knöcherne Gelenkplateau (2) als oberer Abschluss des Schienbeins (3), der innere (4) und äußere (5) Meniskus (blau).

Rechts: Das vordere (6) und das hintere (7) Kreuzband im Inneren des Kniegelenks.

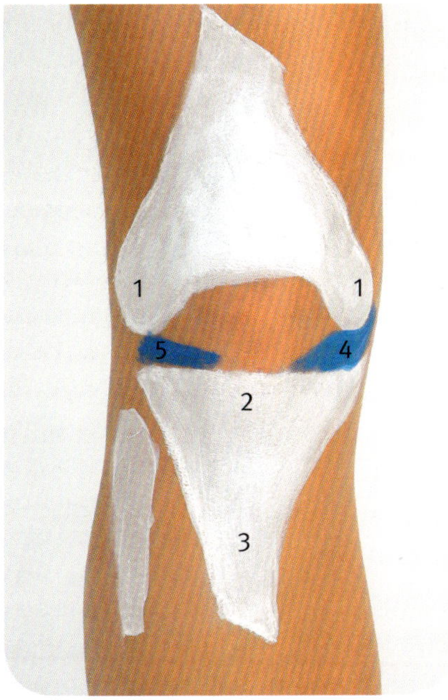

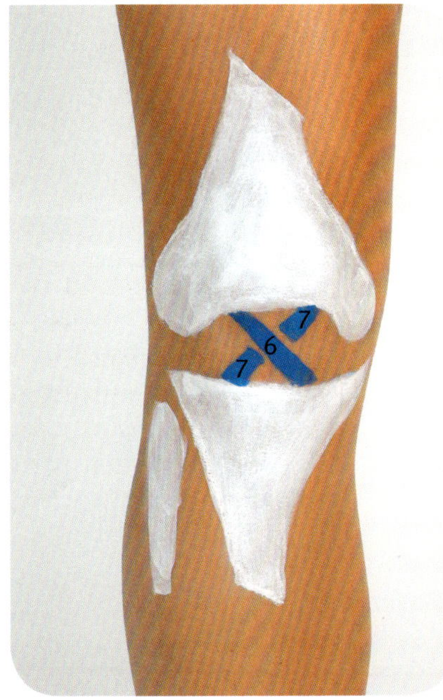

Q-Muskel.
Links: Der Quadrizeps (rot) zentriert die Kniescheibe und streckt das Kniegelenk. Zwei Muskel (1, 2) ziehen gerade. Zwei Muskelköpfe (3, 4) ziehen schräg.

Rechts: Die beiden schrägen Muskelstränge des Q-Muskels MVL außen (3) und MVM innen (4) müssen gleichziehen, damit es geradeaus geht.

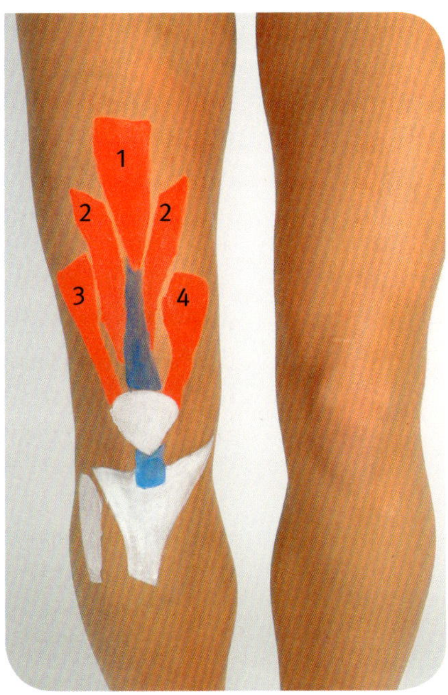

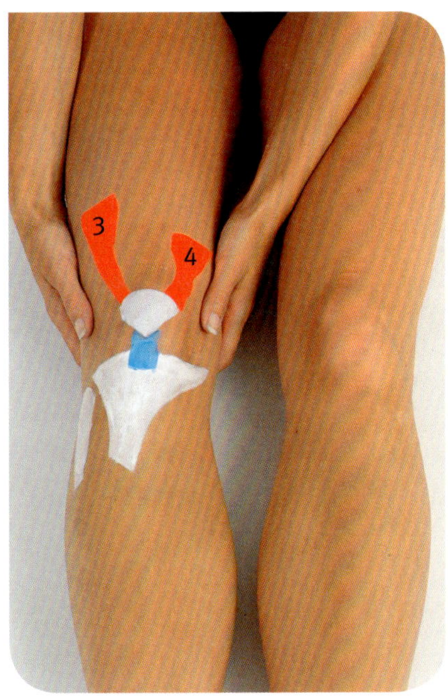

Probleme

Blockade: Schmerz als integrierte Notbremse

Das Kniegelenk ist komplex und sensibel. Es reagiert empfindlich auf akute Gewalteinwirkung von außen und auf chronische Fehlbelastung. Am Anfang stehen meist harmlose Beschwerden wie Sehnenansatzentzündung, muskuläres Ungleichgewicht oder eine Überlastung der Seitenbänder. Mit der Zeit werden Fehlbelastungen chronisch.

Ein typisches Beispiel ist das Läuferknie. Durch Fehlrotation – oftmals in Kombination mit X-Beinen und eingeknickter Ferse nach innen – kommt es zu einer Verkürzung der Muskeln und Bänder der Knieaußenseite. Beim Lauftraining werden diese verkürzten Strukturen mit schleichender, aber steter Gewalt Schritt für Schritt arg strapaziert. Plötzlich streikt das Knie mit akutem Schmerz, der zum Stehenbleiben zwingt. Am nächsten Tag scheint alles wieder in Ordnung zu sein. Ein ähnliches Phänomen erleben viele Bergwanderer, die sich untrainiert an längere Strecken abwärts wagen. Wurden die Schmerzen unerträglich, so fand schon mancher Berggänger letzte Rettung, indem er rückwärts den Berg hinuntergestiegen ist!

Kniearthrose: Maßgeschneiderte Hilfe statt allgemeiner Resignation

Alter, Veranlagung, Übergewicht, chronische Fehlbelastung und alte Verletzungen sind die wichtigsten Risikofaktoren für die Kniearthrose. Das Gute daran: Fehlbelastung und Übergewicht können gezielt beeinflusst werden. Die Kniescheibenarthrose findet sich bereits bei jungen Menschen. Die Rückseite der Kniescheibe wird durch Über- und Fehlbelastung über Gebühr strapaziert. Der Gelenkknorpel verliert seine Elastizität, wird rissig und spröde. Bildlich gesprochen, der Knochen verliert seine Schutzschicht und bekommt eine »Glatze«. Das Gelenk bewegt Knochen auf Knochen, das schmerzt – je länger, desto mehr. Künstliche Gelenkschmiermittel können Abhilfe schaffen. In fortgeschrittenen Fällen sind die Gelenkflächen des Kniegelenks, die die Kraft auffangen und das Gewicht zu tragen haben, zusehends betroffen, bei X-Beinen (Seite 224) die Außenseite, bei O-Beinen (Seite 224) die Innenseite. Gezieltes Beinachsentraining und optimierte Kniebelastung im Alltag schaffen Linderung, oft bis zur Beschwerdefreiheit. Auch hier gilt: je früher, desto präventiver, je später, desto therapeutischer, je noch später, desto chirurgischer. Manche Operationen lassen sich durch richtige Belastung und gezieltes Training verhindern oder zumindest hinauszögern. Entscheidend ist die Umsetzung im Alltag! In fortgeschrittenen Fällen und nach erfolgloser gezielter Therapie ist die chirurgische Achsenkorrektur oder das künstliche Kniegelenk die Methode der Wahl und in vielen Fällen überaus segensreich.

Läuferknie.
Plötzlich fährt der Schmerz ein – Ursache für das klassische Läuferknie ist meist der berühmte Tropfen, der das Fass von Über- und Fehlbelastungen zum Überlaufen bringt.

Links: Überbelastung der Sehnen und Bänder.

Rechts: Der Kniescheibe.

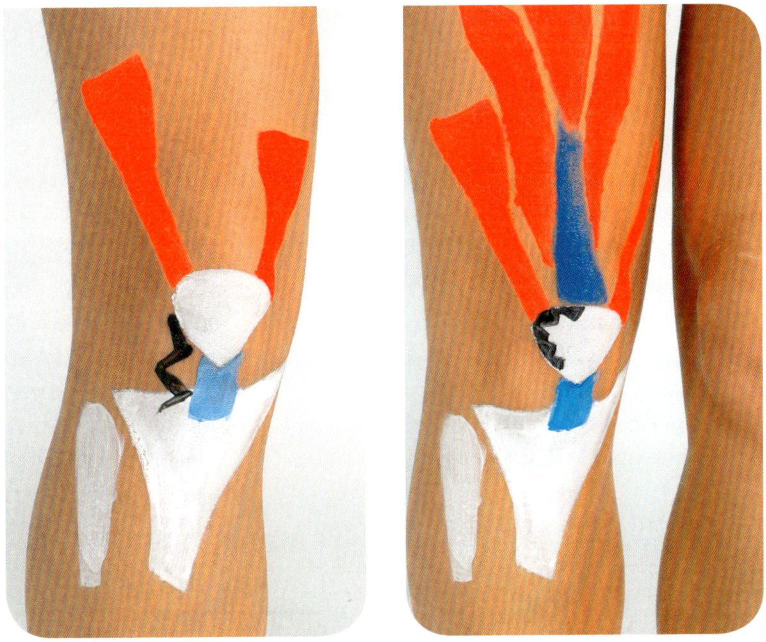

Schmerzpunkt.
Die schwarz eingezeichnete Drucküberlastung gehört zu den typischen Formen der Kniearthrose.

Oben: Knieaußenseite.

Unten: Knieinnenseite.

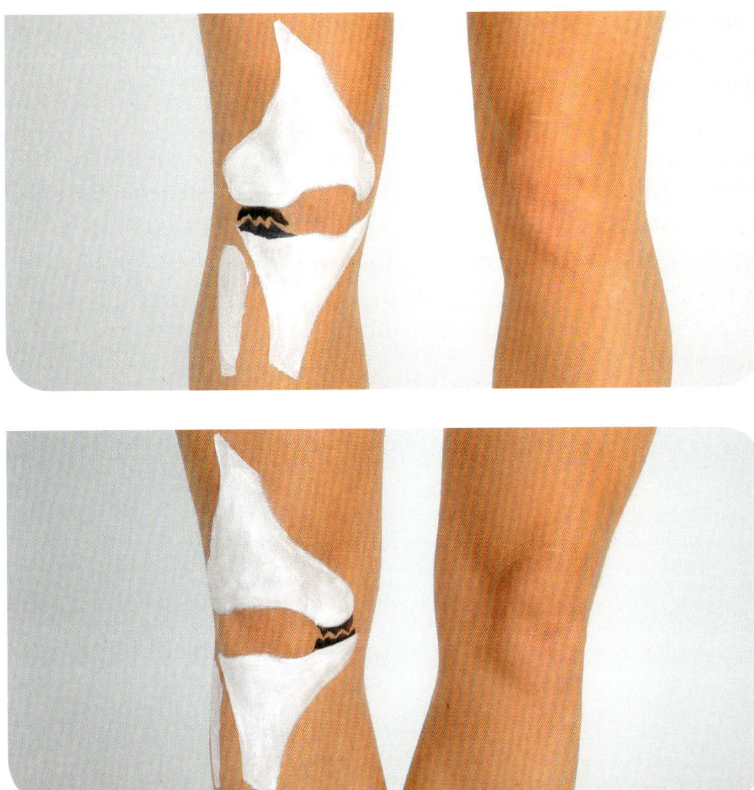

Übung MVM-Gefühl: Wecken Sie den inneren Steuermann

Ziel. Sie lernen den inneren Muskelanteil des Quadrizepsmuskels, den Musculus vastus medialis oder kurz und bündig MVM, kennen und aktivieren.

Start. Setzen Sie sich entspannt auf einen Hocker, den rechten Fuß unbelastet auf dem Boden. Bei höherer Sitzgelegenheit mit frei baumelndem Bein.

Aktion. Drehen Sie den Oberschenkel leicht nach außen und fassen Sie mit den Fingern den inneren Teil des Oberschenkelstreckers MVM wie abgebildet. Durch einen leichten Druck und Zug der Finger geben Sie einen Impuls: Strecken Sie mit bewusster Konzentration auf die Arbeit des MVM-Muskels das Kniegelenk. Halten Sie die Bewegung vorerst klein, bis Sie das Gefühl für das präzise »Anspringen« des Muskels bekommen. Lassen Sie die Bewegung in die Streckung von Mal zu Mal größer werden, bis das Knie vollständig gerade gestreckt ist. Die Kraft für optimale Kniestreckung kommt von der Innenseite des Quadrizeps.

Kontrolle. Achten Sie darauf, dass das Knie nicht nach innen dreht. Die Kniescheibe schaut gerade nach oben. Oft ist der innere Muskel schwächer als der äußere Anteil, das heißt, er wird bei der Kniestreckung auch etwas später und schwächer anspringen als der äußere Anteil. Genau dies gilt es zu verhindern, indem Sie auch den äußeren Muskel ertasten und sich ganz bewusst auf den MVM, also den inneren Teil konzentrieren. Springt ein Muskel früher an als der andere, so ist das ein klassischer Fehlstart. Der eine hat einen unsportlichen Vorteil. Brechen Sie das »Rennen« ab und wiederholen Sie den Start. Gelbe Karten gibt es auch nach mehreren Fehlstarts nicht zu verteilen. Das Fairplay soll geduldig eingeübt werden.

Dosierung. 3 Minuten täglich pro Seite.

Blitzübung. Machen Sie sich beim Aufstehen vom Stuhl die Kniestreckung bewusst und denken sie häufiger an das dynamische MVM-Gefühl.

Präzisionssteuerung. Im Zentrum steht der Quadrizeps mit seinem inneren Anteil MVM.

Links: Startposition entspannt in Beugung.

Rechts: Zielposition angespannt in der Streckung. Die Hand »erweckt« den Muskel zu dynamischer Zugbewegung.

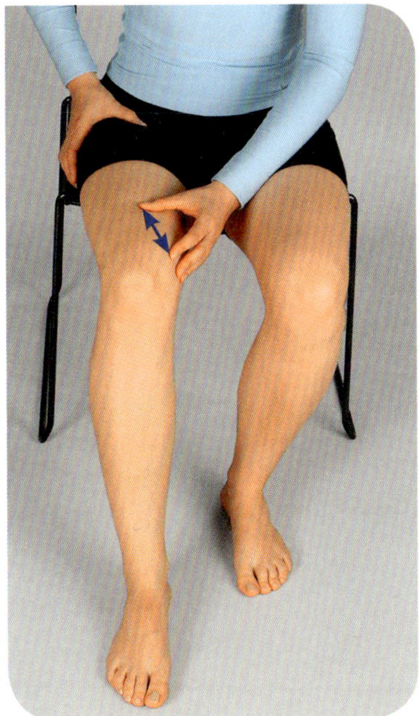

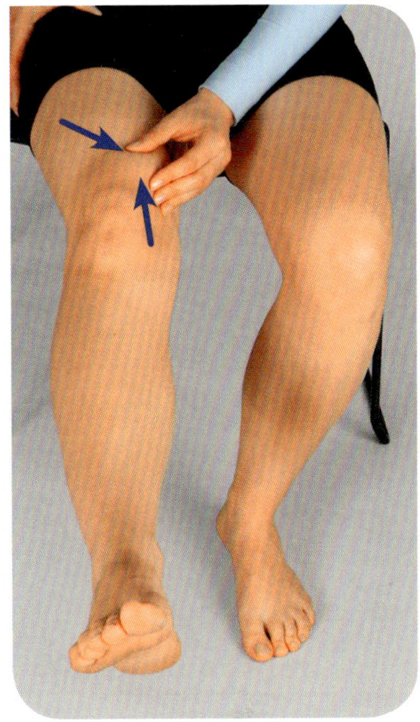

Vermeiden. Oben: Der äußere Anteil des Quadrizeps (MVL) ist kräftiger als der innere (MVM) und zieht das Bein bei der Streckung in die X-Stellung.

Unten: Mangelndes Timing. Der MVL springt früher an als der MVM, die Ungleichheit des Timings entspricht einem klassischen Fehlstart.

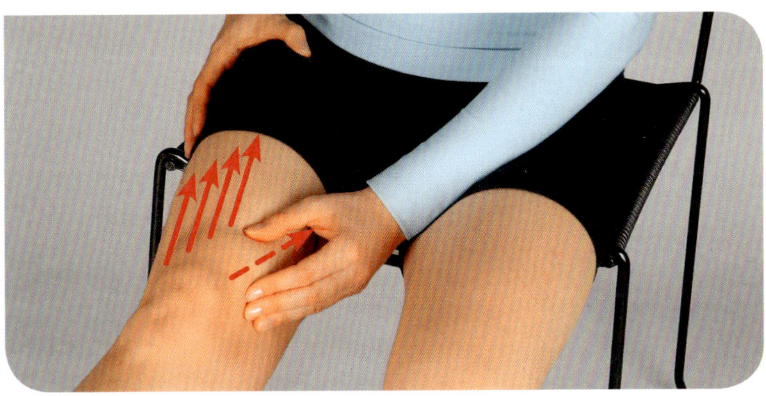

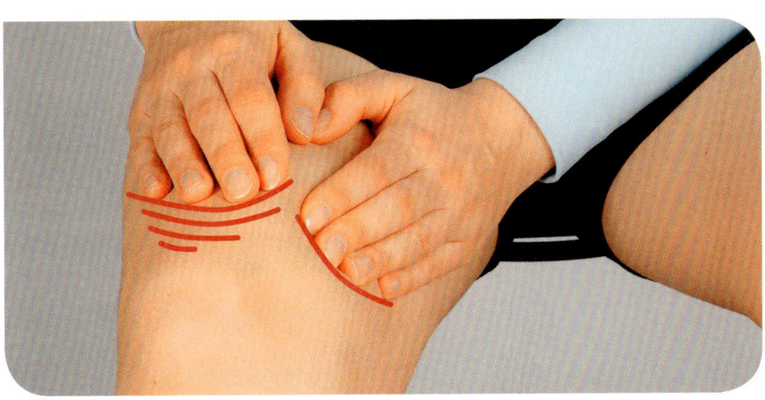

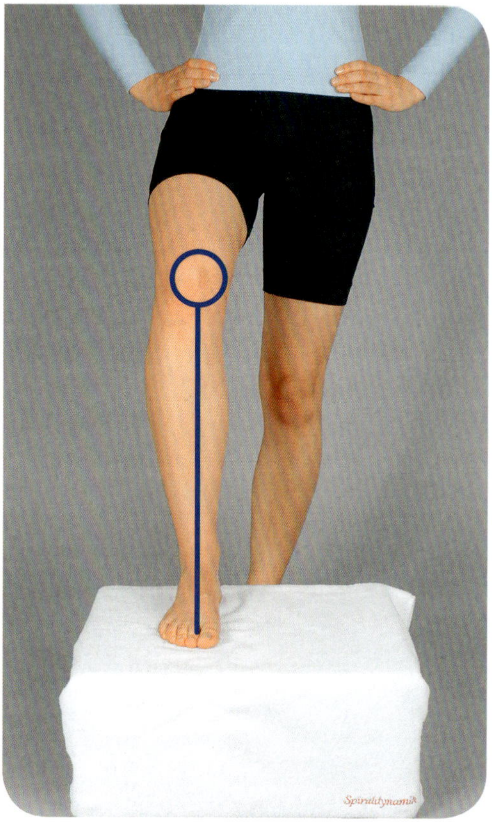

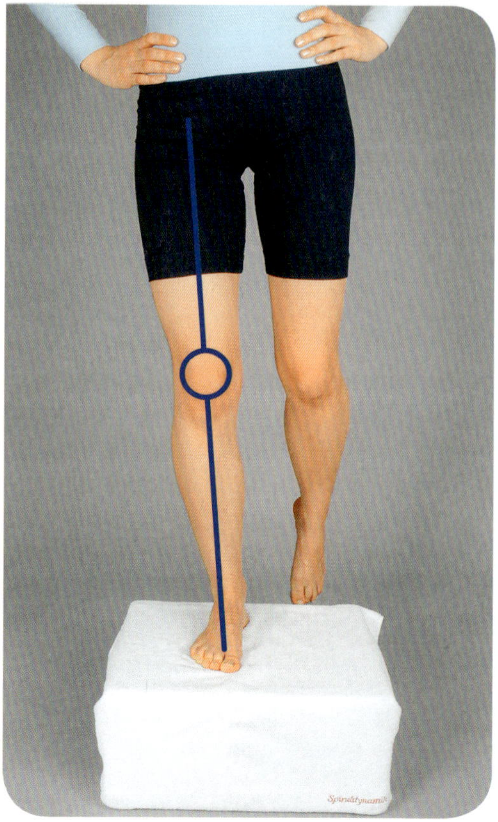

Kräftigend. Links: Ausgangsposition mit gerade nach vorn gerichtetem Knie. Rechts: Zielposition mit gestrecktem Standbein. Dabei bleibt das Knie genau nach vorn gerichtet, Sie wachsen stabil und ohne Gewackel empor, die Beinachsen verschrauben sich superstabil von Hüfte bis Fuß.

Übung Einbeinstand: Verschraubt statt verkeilt

Ziel. Kräftigung des inneren Oberschenkelstreckers. Automatisierung und Integration des MVM-Gefühls in täglicher Bewegung.

Start. Stehen Sie auf einem Bein, das andere heben Sie leicht an, der Fuß des Spielbeins schwebt etwas hinten über dem Boden. Gehen Sie mit dem Standbein leicht in die Knie, indem Sie Hüfte und Knie etwas beugen.

Aktion. Für die Beuge- und Streckbewegung des Knies im Einbeinstand bewegen Sie das Knie des Standbeins gerade nach vorn. Halten Sie dabei den Oberschenkel leicht nach außen gedreht, um das Knie zu stabilisieren. Es bleibt senkrecht über dem Fuß. Dieser wird gerade belastet, nicht nach innen einknicken! Nun die Streckung: Stellen Sie sich vor, der Hüftgelenkkopf, also die oberste Verbindung des Beins zur Hüfte, würde sich nach vorn-oben schrauben. Der Großzehenballen bleibt gut nach unten im Boden verankert, die Leiste streckt und öffnet sich vorn. Durch den Zug in die Länge kommt es zur Streckung im Kniegelenk. Spüren Sie die Verlängerung der Schenkelinnenseite und die Aktivierung des inneren Oberschenkelstreckers MVM.

Kontrolle. Bauen Sie die Übung vorerst nur im Einbeinstand, ohne Hochsteigen auf. Sorgfalt ist angesagt: Das Knie bleibt zent-

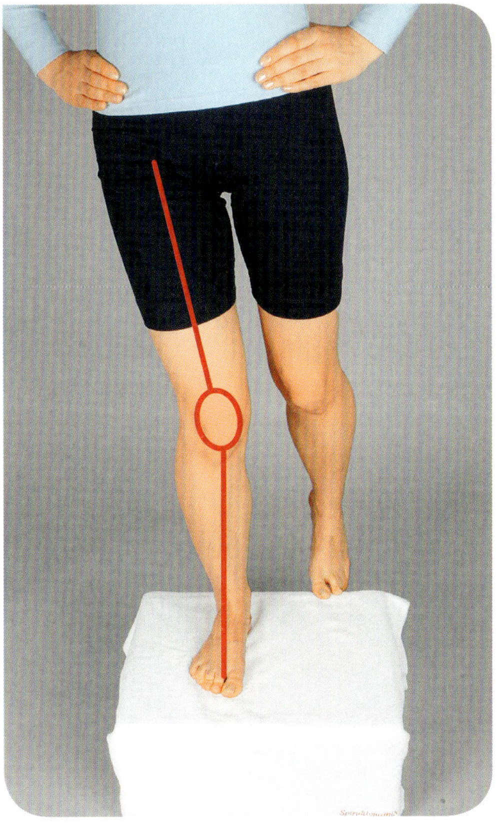

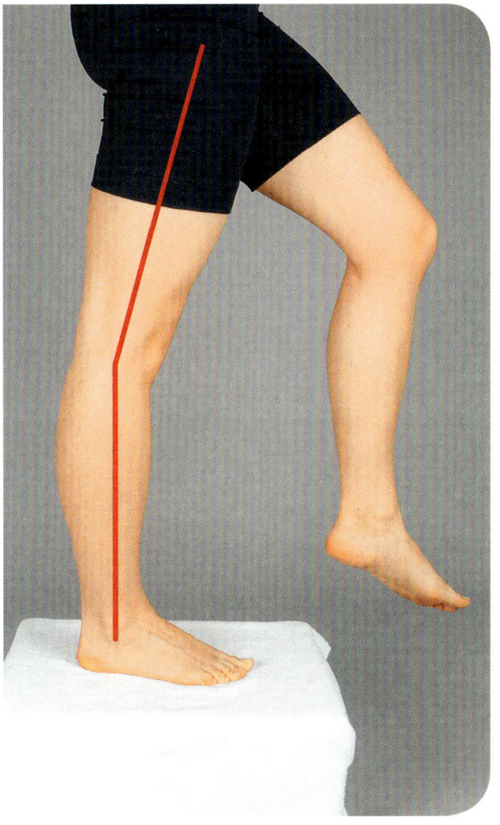

Gewohnheitsfehler. Links: Das Knie knickt nach innen weg, der Fuß sinkt ab in die Knickfußposition, die Spannung ist weg, die Drehrichtungen sind instabil. Rechts: Das Knie ist in der Streckung nach hinten durchgedrückt. Das Gelenk ist passiv verkeilt statt aktiv verlängert.

riert über dem Fuß und schaut nach vorn. Das erfordert gleichmäßige Kraft in der Oberschenkelmuskulatur. Um diese Kraft zu koordinieren, braucht es zuallererst die Außenrotation im Oberschenkel. Ziehen Sie sich selbst imaginär in die richtige Position. Die Vorstellung lässt Sie in die Länge wachsen, aktiviert den MVM und öffnet die Leiste bestmöglich. So kann sich der Oberschenkelkopf stabil in das Hüftgelenk schrauben. Das Knie bleibt genau unter der Hüfte, auch beim neuerlichen Absinken in die leichte Kniebeuge. Zweithäufigster Fehler: Das Knie wird überstreckt und nach hinten durchgedrückt. So blockiert es und kann nicht auf Ungleichgewicht oder gar Schläge reagieren. Letzter Hinweis für Nimmermüde. Achten Sie in der Streckung auf die Hüfte der Spielbeinseite. Sie soll eher höher liegen als die gestreckte Hüfte der Standbeinseite. Das optimiert die Streckung in der Standbeinseite schwer in Richtung Perfektion.

Dosierung. 20–30 Wiederholungen täglich.

Variante 1. Stellen Sie sich seitlich vor einen niedrigen Hocker, einen Sockel oder vor eine Treppenstufe. Stellen Sie den Fuß des Spielbeins auf den Sockel.

Variante 2. Das Streckgefühl beim Hochsteigen bewusst beim Wechsel von der Spielbeinseite in die Standbeinseite erleben.

Blitzübung. Ideal beim Bergaufgehen.

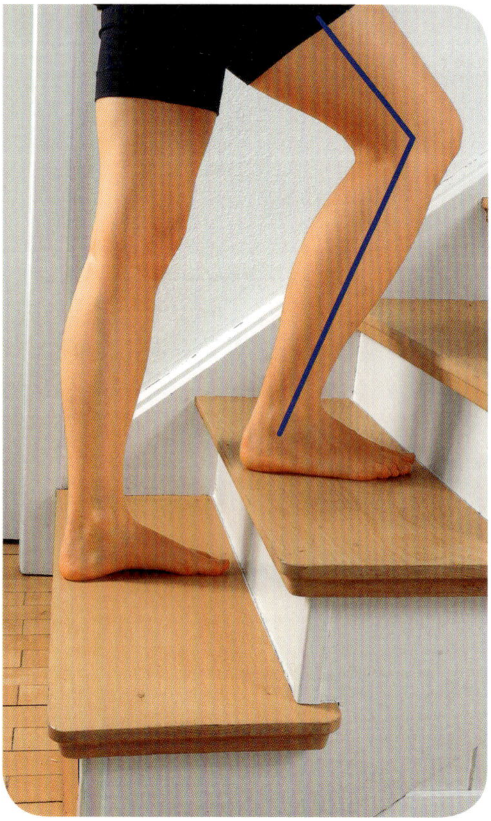

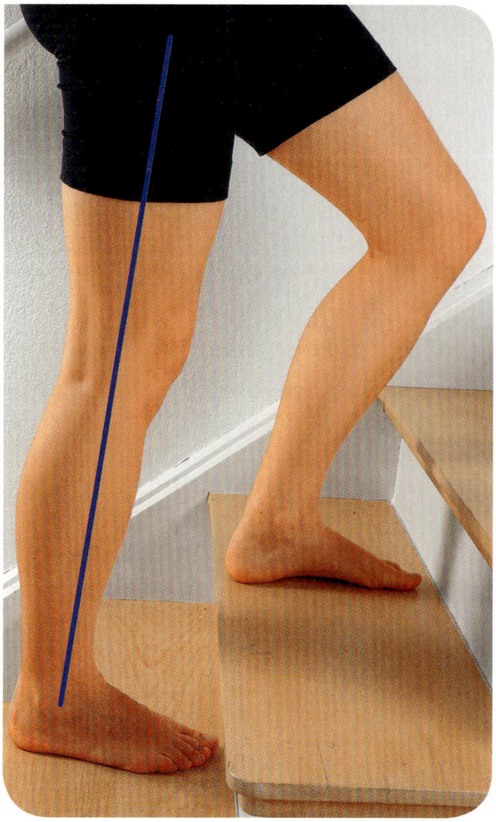

Königsdisziplin. Links: Stabil und zentriert vom Scheitel bis zur Sohle. Rechts: Von der Ausgangsposition bis in die volle Belastung. Perfekte Beinachsen, optimale Kraftübertragung, minimale Anstrengung – intelligentes Training statt mühsamer Abnutzung.

Übung Treppensteiger: Genießen Sie erhebende Momente!

Ziel. Automatisieren der Beinspirale beim Treppensteigen. Fördert lange, gerade und unverdrehte Beine. Die Königsdisziplin und korrekt ausgeführt das All-inclusive-Paket dieses Buches.

Start. Stand am unteren Ende einer Treppe. Standbein unten, Spielbein auf der ersten Treppenstufe. Der Fuß ist gerade nach vorn gerichtet, der Oberschenkel leicht nach außen gedreht, das Knie exakt über dem Fuß. Der Fuß ist auf der Ferse gerade belastet, im Vorfuß mit gutem Bodenkontakt der Großzehenballen. Stützen Sie sich ohne Weiteres sichernd am Handlauf ab, um sich voll auf die Bewegungskoordination konzentrieren zu können.

Aktion. Strecken Sie nun das Knie, um den Körper auf die nächste Stufe zu heben. Achten sie auf die Außenspiralbewegung in der Hüfte, während sich der Oberschenkelkopf tief und stabil in die Hüfte schraubt. Weichen Sie nicht seitlich mit der Hüfte weg. Länge ist gefragt, nicht Breite. Nach oben soll es gehen! Schenkelinnenseite und Leiste werden beim Abstoßen, dem Hochstemmen des Körpers auf die nächste Stufe,

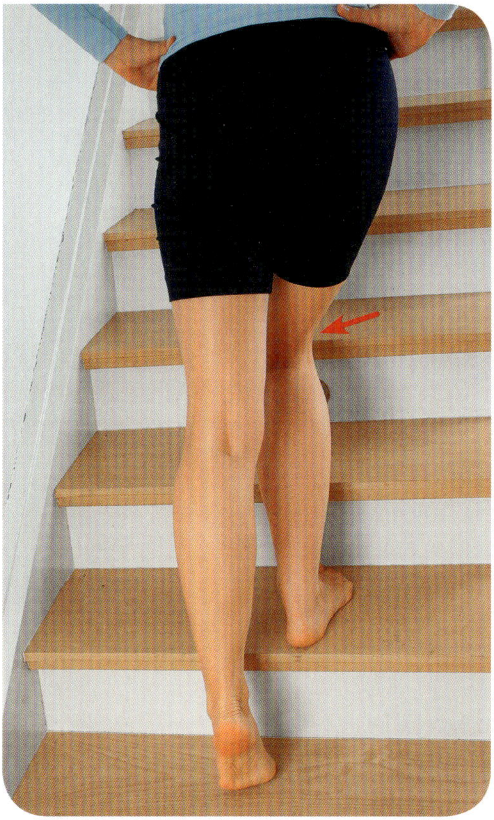

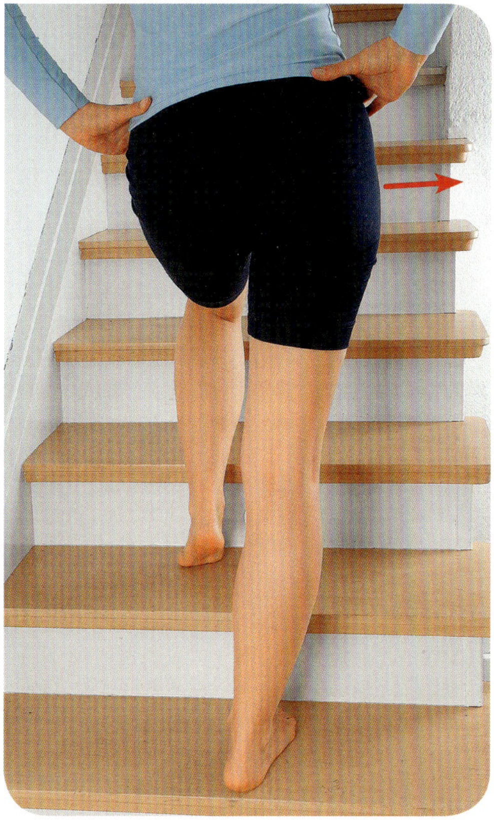

Vermeiden. Links: Das Knie knickt nach innen, der instabile Fuß auch, die geraden Beinachsen sind dahin. Rechts: Das Becken kippt seitlich weg, der Oberschenkelkopf steht im Regen, die Achsen geraten aus dem Lot. Die Kräfte wirken gegen die Gelenke statt mit der Biomechanik.

im Hüftgelenk gedehnt. Der Fuß verankert sich stabil im Boden, die Hüfte richtet sich auf für volle, präzise Kraftübertragung. Das Knie in der Mitte kann sich exakt nach vorn positionieren und der stabilen Verschraubung der Beinachsen die perfekte Position und Wirkung ermöglichen. Wiederholen Sie diesen Bewegungsablauf auf jeder Stufe, bis er fließend funktioniert.

Kontrolle. Knicken Sie weder mit dem Fuß noch mit dem Knie nach innen. Auch die Hüfte darf nicht seitlich wegknicken. Gerade Beinachsen sind gefragt. Konzentrieren Sie sich auch auf die Außenrotation in Ihrer Hüfte und den Großzeh-Bodenkontakt. Ganz oben und ganz unten im Bein sind Kraft und Stabilität gefordert, um das Knie in der Mitte zu platzieren und zu sichern. Wenden Sie diese Schutzfunktion tagtäglich an.

Dosierung. 5 Minuten täglich. Am besten suchen Sie sich eine Lieblingstreppe und konzentrieren sich beim Hochsteigen.

Blitzübung. Auf der Treppe, die ganze Länge hoch, oder bei Zeitmangel auf der ersten und letzten Treppenstufe: Setzen Sie die Beinspirale in die Tat um! Von oben nach unten mit muskulärer Kontrolle federn, kein mühseliges Hin-und-her-Wackeln. Und wenn Sie mal den Aufzug nehmen: Standbeinphase erstellen und mit dem Aufzug in die Höhe gleiten oder mit der Abwärtsfahrt gegen die Decke wachsen.

Ein Leben lang

Der Fuß ist ein Geniestreich der Natur. Wer seine Funktion kennt und richtig einzusetzen weiß, bleibt gut zu Fuß, und das ein Leben lang.

Im Laufe seines Lebens läuft jeder Mensch auf gesunden Füßen einmal rund um die Erde. Die Natur hat das Know-how von vier Millionen Jahren in die Entwicklung der Füße gesteckt. Diesem auf die Spur zu kommen ist so spannend wie lohnenswert. Die Fakten lesen sich wie das Guinnessbuch der Rekorde. Doch Hand – oder eben Fuß aufs Herz: Die meisten Füße werden nicht artgerecht gehalten. Weggepackt in Käfigen aus Strümpfen und Schuhen fristen sie ein kümmerliches Dasein und werden förmlich zertreten. Erst, wenn es wehtut, wird die Funktionsweise der Füße hinterfragt. Und das ist etwas spät! Zu spät ist es allerdings nie: Ob Kinderfuß, belasteter Erwachsenenfuß oder Problemfuß: Hier erhalten Sie die Möglichkeit, Ihre Füße zu verstehen. Wortwörtlich von Grund auf. Sie erhalten eine Gebrauchsanweisung für die Hightech-Konstruktion Fuß: vom Aufbau über die Eigenart bis zu Beschwerdebeschreibungen und Behandlungsmöglichkeiten. Richtig eingesetzt – Schritt für Schritt – lernen Füße noch einmal gehen. Also raus aus Schuhen und Strümpfen und rein in die angewandte Anatomie des Fußes.

Vorsicht. Bevor Sie mit den Übungen im Einzelnen beginnen, sollten Sie bitte klären, ob bei Ihnen mögliche Gegenanzeigen bestehen. Falls Sie sich in diesem Punkt nicht sicher sind, suchen Sie einen Arzt Ihres Vertrauens auf und besprechen mit ihm die Frage. Generell gilt Vorsicht bei: Gefühls- und Durchblutungsstörungen (Diabetes), Entzündungen und unklaren Schwellungen.

Schmerzen. Auch hier gilt: Im Zweifelsfall den Arzt fragen. Bei richtig ausgeführten Dehnübungen macht sich leichter Zugschmerz in der Dehnposition bemerkbar. Bei gutem Gesundheitszustand darf mit dieser Grenze gespielt werden, solange das Ziehen nicht ruckartig zunimmt, sondern langsam gesteigert wird. Muskelkater am nächsten Tag ist in Ordnung. Aber Vorsicht vor zu viel Ehrgeiz. Medaillen gibt es keine zu gewinnen – nur Gesundheit!

Gesunde Füße

Die menschlichen Füße sind ein biomechanisches Wunderwerk. Gehen Sie mit auf Entdeckungsreise und lernen Sie mehr über Ihre Füße, die Sie an alle Enden der Welt bringen.

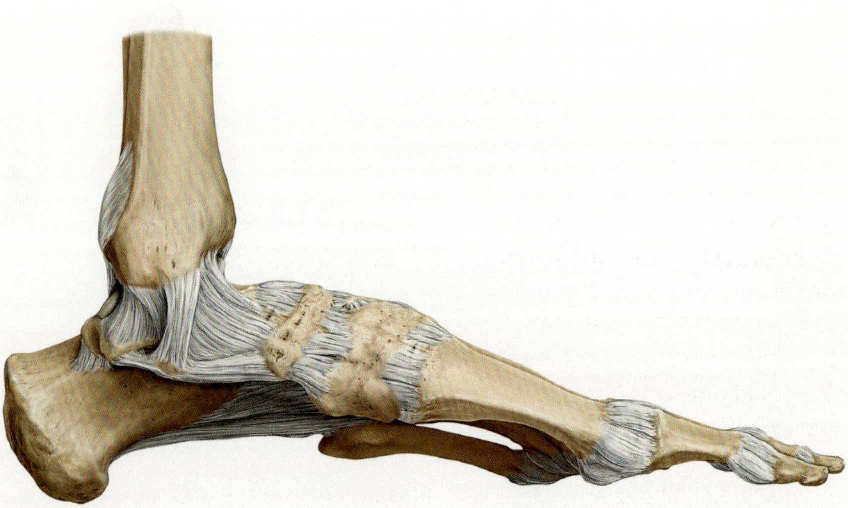

Der Fuß

Der Trick mit der Schraubenspirale. Leiden Sie unter Hallux valgus, Spreizfuß & Co.? Hier erfahren Sie anschaulich anhand hochwirksamer Übungen, was stabile und schmerzfreie Füße ausmacht.

Der Quantensprung vom Vier- zum Zweibeiner befreite die Hände des Menschen aus dem Dienst der Fortbewegung. Nun mussten die Füße das gesamte Körpergewicht tragen. Gleichzeitig verkleinerte sich die Standfläche dramatisch auf eine bescheidene Fläche von wenigen Quadratzentimetern: Der Homo erectus musste sein Gleichgewicht neu finden. Und Stehen allein genügte nicht, er wollte sich auch sicher und schnell fortbewegen können. Das Anforderungsprofil an die neuen Füße steigerte sich massiv: Stabile Standfläche, elastische Stoßdämpfung und kraftvolles Abstoßen mussten ermöglicht und neu »designt« werden. Keine einfache Sache. Gefragt war ein Geniestreich der Natur.

Bereits der urmenschliche Fuß wies drei charakteristische Merkmale auf, die ihn vom Affen und vom Vormenschen klar unterschieden: die parallel angelegte Großzehe, das dreidimensionale Fußgewölbe und der große Fersenknochen. Die Natur hat das Problem der Fußkonstruktion mit einem altbewährten Meistertrick gelöst, der Schraubenspirale.

Anatomie

Fußskelett: Perfekte Arbeitsteilung auf kleinstem Raum

Das Fußskelett ist ein komplexes Wunderwerk aus 28 Knochen und Knöchelchen. Vier gut sichtbare Orientierungspunkte helfen Ihnen bei Selbstdiagnose und Übungskontrolle: Ferse, Keilbeine, Fußknöchelreihe und Zehen.

Die vier Hauptgelenke teilen sich die unterschiedlichen Aufgaben perfekt auf. Das obere Sprunggelenk dient dank Beuge- und Streckbewegung mit Drehkomponente der Fortbewegung. Das untere Sprunggelenk gleicht durch Kipp-Dreh-Bewegung Unebenheiten des Bodens aus. Die Mittelfußgelenke ermöglichen die Verschraubung zwischen Vor- und Rückfuß sowie den Aufbau des Fußgewölbes. Die Zehengrundgelenke garantieren elastische Stoßdämpfung beim Abrollen und Impulskraft beim Abstoßen.

Belastung: Intelligente Bewegung ersetzt alte Zöpfe

Die Lehre vom Drei-Punkte-Stand auf Ferse, Groß- und Kleinzehengrundgelenk ist definitiv überholt und physikalisch unlogisch. Warum die ohnehin schon kleine Standfläche auf noch kleinere drei Punkte reduzieren? Punktuelle Drucküberlastung führt zu übermäßiger Hornhautbildung und Schmerzen. Richtig ist, das Körpergewicht auf der ganzen Bodenkontaktfläche zu verteilen. Die spärlichen 120 Quadratzentimeter werden so voll ausgenutzt. »Druck gleich Kraft pro Fläche« heißt die physikalische Formel. Genau das Gegenteil der Drei-Punkte-Theorie trifft zu: eine möglichst optimale, flächige Lastenverteilung auf die ganze Fußsohle mit Schwerpunkt auf dem Großzehstrahl.

Keilprinzip: Der architektonische Klassiker

Das Keilprinzip funktioniert wie ein Torbogen: Die einzelnen Steine müssen angedeutete Keilform haben. Zum runden Bogen aneinander gereiht ergibt sich so die gewünschte selbst stabilisierende Funktion. Der Torbogen trägt sich selbst, ohne tragende Säule in der Mitte. Der Clou des Keilprinzips: Mit wachsender Belastung werden die Keile ineinander stabilisiert. Je größer die Belastung, desto stabiler das Gewölbe! Nur so hält das Fußgewölbe ein Leben lang den statischen Dauerbelastungen stand. Das Keilprinzip funktioniert, solange die Keilbeinspitzen unten eng beieinanderliegen. Klaffen sie auseinander, geht die Verkeilung und damit die Selbststabilisierung verloren.

Entscheidend sind Spiralprinzip und korrekte Drehrichtungen.

Spiralprinzip: Finden Sie den Dreh raus

Die Schien- und Wadenbeinmuskeln bilden unter dem Fußgewölbe eine Muskelschlaufe wie ein Steigbügel. Die Schienbeinmuskeln drehen den Rückfuß nach außen. Die Wadenbeinmuskeln drehen den Vorfuß nach innen. Genial, denn so entsteht die superstabile Schraubenspirale: Auf der Unterseite wird es mit zunehmender Verschraubung eng, die Verkeilung der Keilbeine gibt Stabilität auch bei Höchstbelastung. Entscheidend sind die Drehrichtungen: Die Ferse dreht nach außen, der Vorfuß dagegen nach innen. Die Ferse steht lotrecht, das Großzehengrundgelenk hat guten Bodenkontakt.

Teamwork. Insgesamt 28 Knochen bilden das Baugerüst für die geniale Architektur des Fußes.

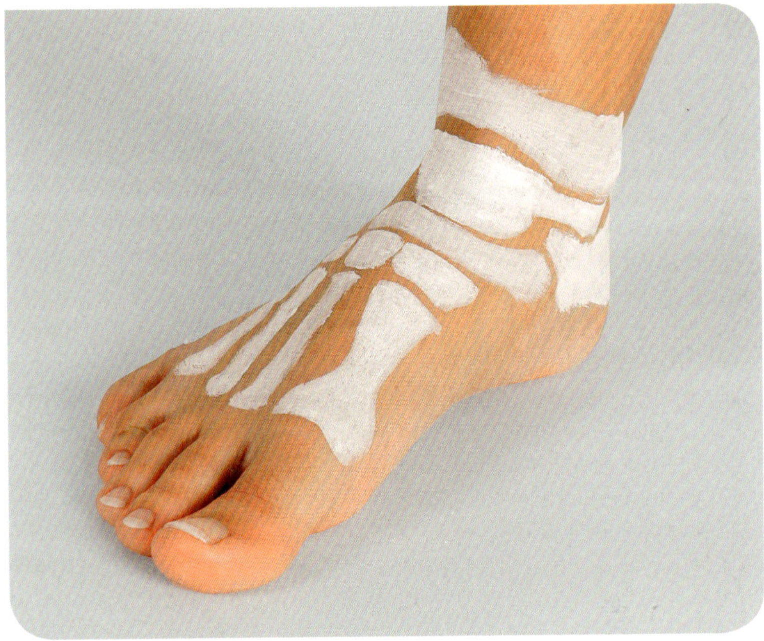

Bauprinzip. Klar definierte Drehrichtungen. Der Vorfuß dreht nach innen (1), der Rückfuß nach außen (2). In der Mitte die dreieckigen Keilbeine (3). Erst die dreidimensionale Verschraubung fixiert das Bauprinzip zur stabil-flexiblen Konstruktion.

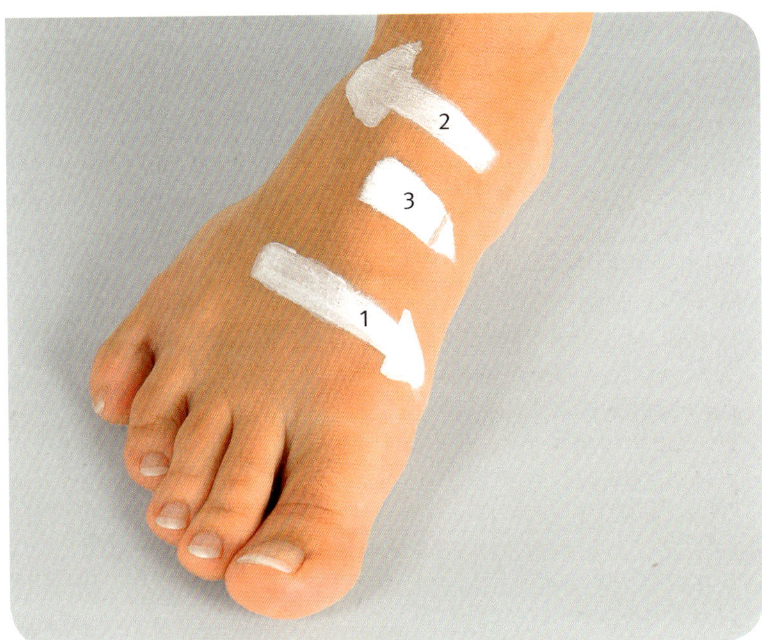

Probleme

Knickfuß: Der Anfang einer Kettenreaktion

Falsche Fersenbelastung ist unbestrittener Spitzenreiter unzähliger Fußprobleme. Der Knickfuß ist beim Kleinkind häufig, ja fast normal: Das Skelett ist in ständigem Wachstum, die Fuß- und Beinmuskulatur ist noch wenig ausgebildet. Ab fünf bis sechs Jahren muss sich das Fersenbein aufrichten. Die scheinbar harmlose Fehlbelastung bleibt aber oft unerkannt und entwickelt sich so zum kindlichen Knickfuß. Ausgerechnet in dem Moment, wo sich der knorpelige Fuß zu seiner definitiven Form verknöchert: Die Knickfuß-Fehlbelastung steht am Anfang der verhängnisvollen Kette Knickfuß – Senkfuß – Spreizfuß (Seite 262) – Hallux valgus (Seite 260) – Krallenzehen. Was passiert genau? Durch das Einknicken der Ferse verlagern sich die Belastungskräfte nach innen. Massive Scherkräfte verhindern die Verkeilung der Keilbeine. In seltenen Fällen ist die Ferse nach außen geknickt. Dies kommt beispielsweise bei Hohlfüßen oder bei starken O-Beinen vor. Beim klassischen Misstritt kippt das Fersenbein nach außen weg. Der Misstritt mit Bänderzerrung oder gar Bänderriss am Außenknöchel ist die häufigste Sportverletzung überhaupt.

Platt-Hohlfuß: Stoßdämpfer am Ende

Jeder fünfte Mensch hat Senkfüße mit abgeflachtem Längsgewölbe. Der echte Plattfuß ist dagegen viel seltener. Die Keilbeine – normalerweise am Gewölbescheitel platziert – sinken bis auf den Boden ab. Die wichtigsten Risikofaktoren sind Fehlbelastung, Übergewicht, Veranlagung, lockere Bänder, schwache Muskeln sowie zu frühes Tragen von Schuhen. Erstes Anzeichen sind meist Fußschmerzen im Kindesalter. Muskeln und Bänder werden überdehnt, das tut weh. In diesem Moment ist Handeln angesagt. Ist das Fußgewölbe erst einmal am Boden zerstört, ist es zu spät. Dann hören übrigens auch die Schmerzen auf – die Warnsignale wurden ignoriert.

Die Problematik des Hohlfußes: Das Längsgewölbe ist überhöht. Der Fuß hat seine natürliche Elastizität verloren, auf die er zur Erfüllung seiner komplexen Aufgaben angewiesen ist. Der Mittelfuß wird unbeweglich. Im Sport oder Tanz bedeutet die Diagnose »Hohlfuß« oft das Ende der Karriere. Die Aufprallenergie am Boden kann nicht mehr richtig abgefedert, Unebenheiten nicht mehr ausgeglichen werden. Der Bodenkontakt ist verkleinert. Drucküberlastung, Spreizfuß (Seite 262) und Krallenzehen sind vorprogrammiert. Optimierung und Schadensbegrenzung durch neues Körperbewusstsein und neue intelligente Bewegung können jedoch Abhilfe schaffen.

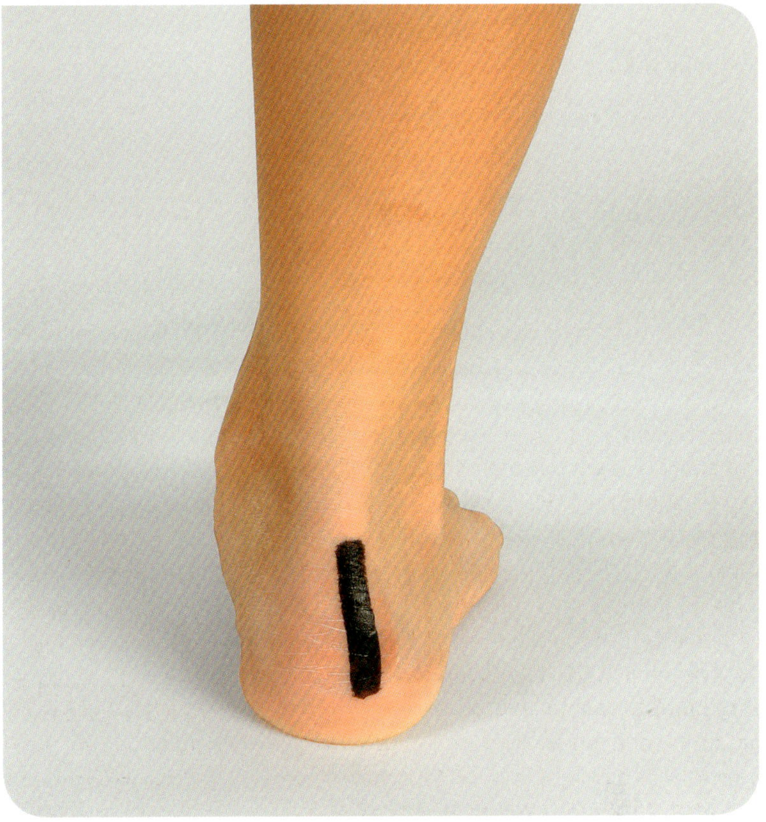

Knickfuß. In der Regel schlechte Angewohnheit mangels Wissen. Der Knickfuß steht häufig am Anfang einer Verkettung von misslichen Entwicklungsschritten. Die Achillessehne, schwarz eingezeichnet, verläuft schräg und bogenförmig statt gerade.

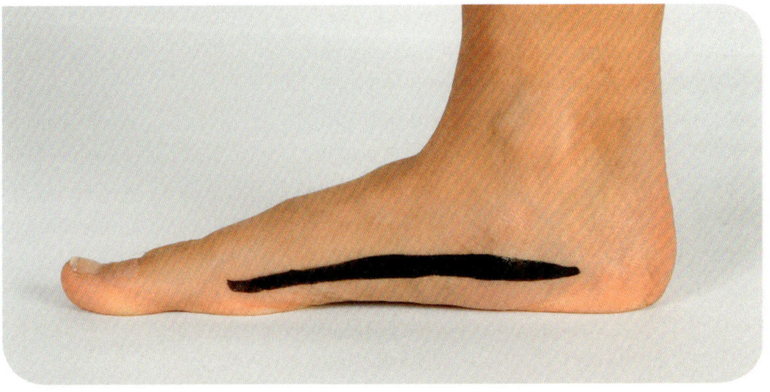

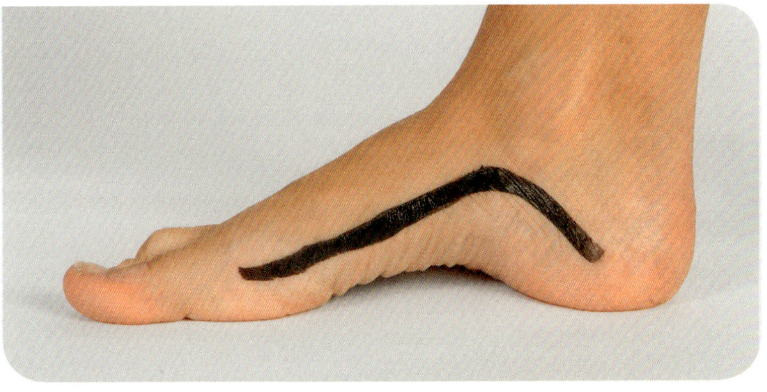

Statikprobleme. Oben: Plattfuß mit abgesenktem, fast fehlendem Längsgewölbe innen.

Unten: Hohlfuß mit durchgehendem »Tunnel«. Der Fußabdruck erscheint zweigeteilt.

Übung Fuß-Spirale: Finden Sie den Dreh raus

Ziel. Wahrnehmung der Fußverschraubung, Beweglichkeitsförderung im Mittelfuß.

Start. Setzen Sie sich auf eine Matte oder auf einen Hocker. Nehmen Sie Ihren rechten Vor- und Rückfuß in beide Hände. Die rechte Hand umfasst die Ferse, die linke den Vorfuß.

Aktion. Drehen Sie mit der rechten Hand die Ferse leicht nach außen, mit der linken Hand Mittel- und Vorfuß nach innen. Geben Sie Ihrem Fuß ein Gefühl der Länge, wenn Sie einen Hohlfuß haben. Bei einem Plattfuß bauen Sie das Gewölbe im Mittelfuß verkürzend und straffend auf. Nehmen Sie die Verschraubung (Rotation) und das Längenspiel im Fuß wahr. Kraft in den Händen ist dafür kaum nötig. Stellen Sie sich die Fußspirale bildhaft vor und prägen Sie sich das Bewegungsgefühl genau ein: Vorfuß gegen Rückfuß verschrauben, Entspannung für den Hohlfuß, Spannung für Platt- und Senkfuß. Haben Sie weder Hohl- noch Platt- oder Senkfuß, so üben Sie Anspannen und Entspannen zu gleichen Teilen.

Kontrolle. Achten Sie stets auf die korrekte Drehrichtung Ihrer Hände: Der Rückfuß dreht nach außen, der Vorfuß nach innen. Wenn Sie unsicher sind, stellen Sie sich auf die Füße, belasten Sie die Außenkanten der Fersen und drehen Sie dann den Vorfuß nach innen, bis die Großzehe und ihr Grundgelenk richtig guten Bodenkontakt haben: Das ist die korrekte Drehrichtung im Fuß. Dabei bleibt die Ferse außen belastet. Halten Sie Ihr Sprunggelenk in der natürlichen 90-Grad-Stellung, so wie Sie auch stehen. Den Fuß während der Bewegung nicht wie bei einer Spitzentänzerin nach unten drücken. Er bleibt in sich gerade, keinen Sichelfuß formen. Verschrauben heißt nicht verdrehen, die Verschraubung geschieht nicht auf der Oberfläche, auf der Haut, sondern in der Tiefe, in den Gelenken. Bauen Sie an Ihrem Gewölbe!

Dosierung. 3–5 Minuten täglich.

Variante. Die perfekte Partnerübung: Ob Kinder oder Erwachsene, die Fußmassage ist eine Wohltat und weckt die Körperintelligenz.

Blitzübung. Optimal beim Fernsehen! Beispielsweise immer zu Beginn der Nachrichten oder beim Wetterbericht.

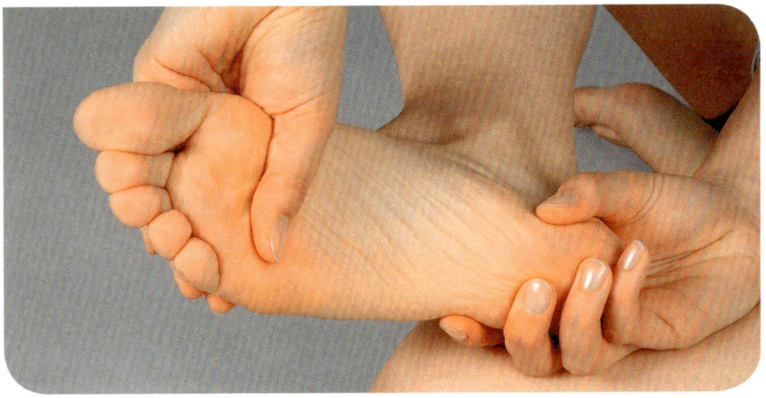

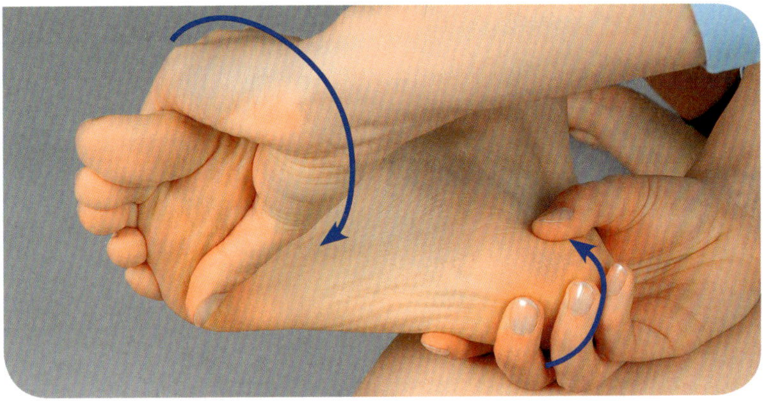

Verschraubung. Oben: Ausgangsposition der Hände am Fuß.

Unten: Mit gegenseitiger Drehbewegung – Ferse nach außen, Vorfuß nach innen – wird die Verschraubung aufgebaut, so, als wollten Sie den Fuß auswringen.

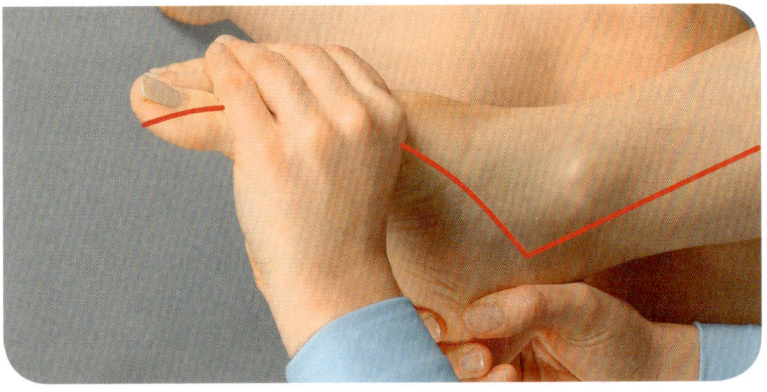

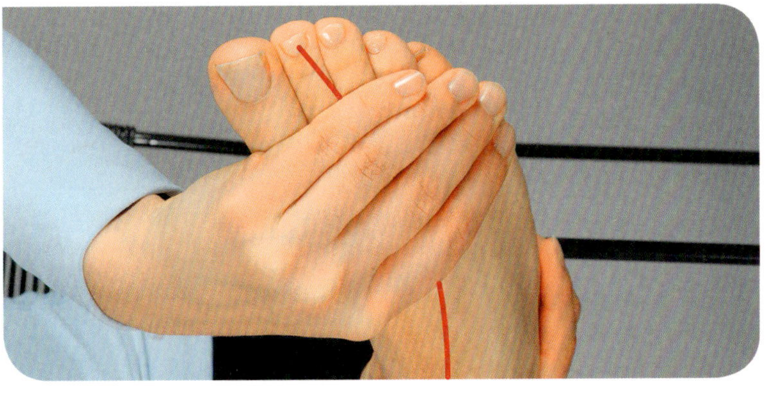

Vermeiden. Oben: Kein Spitzfuß, der Winkel von Fuß und Unterschenkel soll natürliche 90 Grad betragen.

Unten: Keinen Sichelfuß biegen. Der Fuß soll seine natürliche Form und Stellung behalten.

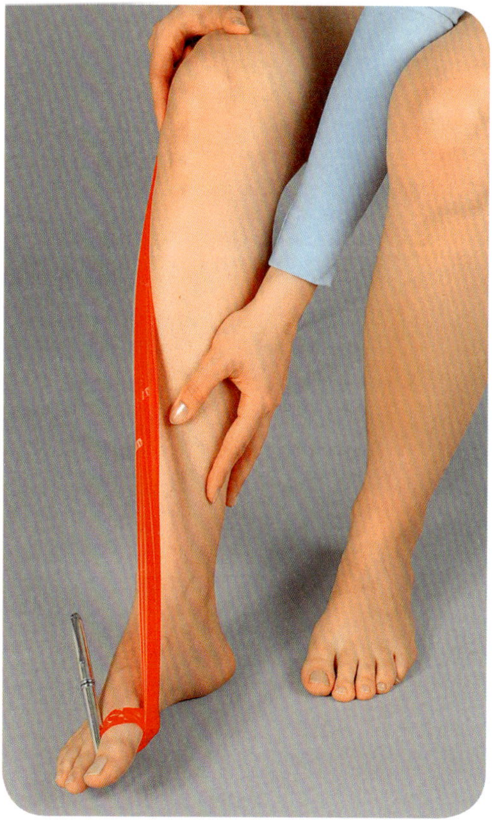

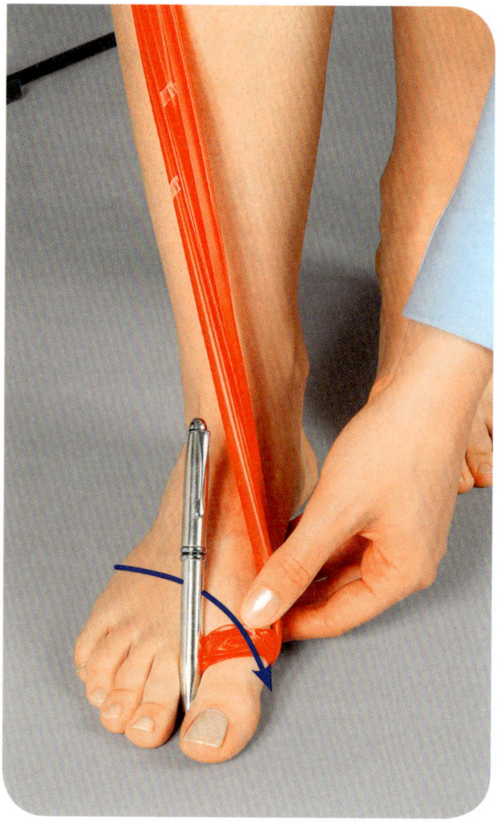

Stütze. Links: Ausgangsposition, der Fuß liegt in ganzer Länge auf der Außenseite. Rechts: Die Ferse bleibt, der Vorfuß schraubt nach innen. Geübte Picassos verstärken den Trainingseffekt mit dem Theraband.

Übung Fuß-Picasso: Kunstförderung in eigener Sache

Ziel. Muskeltraining durch aktive Verschraubung im Fuß; Stabilitätstraining für eine koordinierte Fußbelastung.

Start. Setzen Sie sich auf einen Hocker und schlingen Sie das Theraband wie abgebildet um den Fuß: Zuerst ein Bandende seitlich am Knie fixieren, dann quer über Unterschenkel und Fußrücken zum Großzehenballen bewegen, danach um den Ballen herumwickeln und wieder zurück zur Fersenaußenseite ziehen. Fixieren Sie dort das andere Ende. Der Fuß ist auf die Außenkante gestellt, der Unterschenkel verläuft leicht schräg zum Boden, das Knie fällt leicht nach außen.

Aktion. Drehen Sie nun Ihren Vorfuß, den Großzehenballen gegen den Widerstand des Therabandes nach vorn-unten in Richtung Boden, ohne dass der äußere Rand der Ferse den Kontakt zum Boden verliert. Visualisieren Sie dabei die Einrollbewegung des ersten Mittelfußknochens und schrauben Sie den Fuß in die Länge.

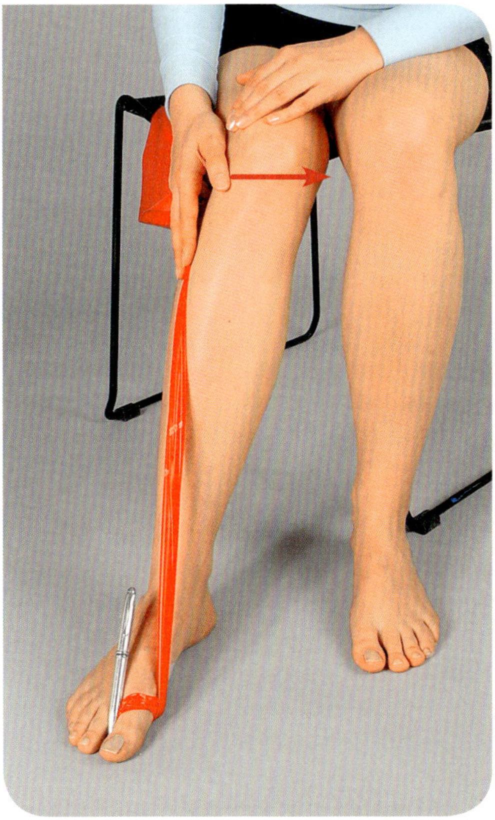

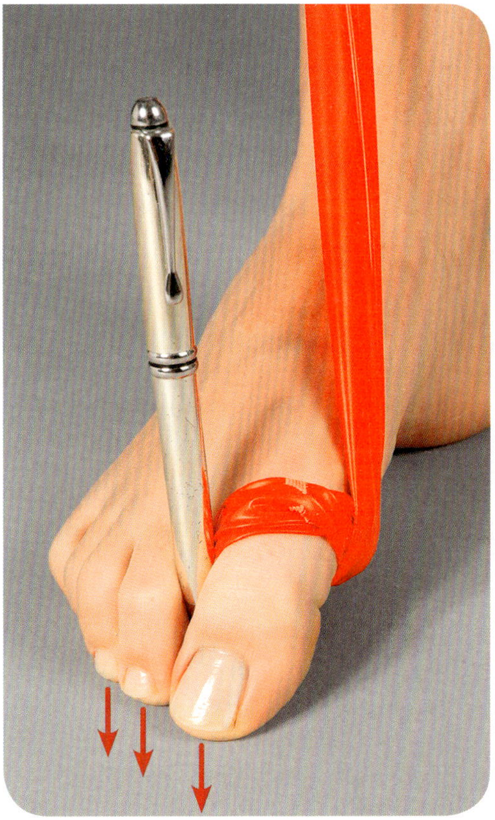

Schummeleien. Links: Die Bewegung kommt aus dem Knie, nicht aus der Verschraubung des Fußes, das ist nur lustig, nicht clever. Rechts: Sogar eher schädlich, denn die Zehen arbeiten. So fördert die Übung Krallenzehen.

Kontrolle. Es ist noch kein Meister vom Himmel gefallen. Konzentrieren Sie sich darauf, dass die Zeichenbewegung wirklich aus dem Fuß kommt. Zu gern wird das ganze Bein bewegt, der Fuß bleibt starr. Auch mit den Zehen kann man schummeln. Das fördert Krallenzehen und sollte unbedingt unterbleiben. Möglichst entspannte Zehen sind das Ziel – Sie werden merken, dass dies leichter gesagt als getan ist! Schrauben Sie wirklich nur den Vorfuß nach vorn unten. Die Ferse, der ganze Rückfuß, bleibt außen belastet.

Dosierung. 20–40 Drehbewegungen 2-mal täglich.

Variante. Klemmen Sie einen Stift zwischen große und zweite Zehe, stellen Sie nun wieder zuerst den äußeren Teil der Ferse auf den Boden und verschrauben Sie dann den Vorfuß nach unten in die Länge, sodass der Stift mit der Spitze nach unten auf den Boden kommt. Wenn Sie vorher ein Blatt Papier unter den Fuß legen, können Sie sich nun künstlerisch austoben.

Blitzübung. Wo immer Sie sitzen oder stehen: Ferse außen belasten, Vorfuß nach innen schrauben. Beim Warten an der Kasse, auf den Bus, sitzend im Büro.

Übung Spurenleger: Aktive Verschraubung üben

Ziel. Automatisieren der koordinierten Fußbelastung beim Gehen.

Start. Wählen Sie eine kurze Strecke, die Sie täglich gehen, für die Sie sich heute ein wenig Extrazeit nehmen.

Aktion. Achten Sie im Moment der Bodenberührung und der anschließenden Belastungsphase darauf, dass Ihr Fersenbein aufrecht steht. Die Ferse wird gerade belastet, der Großzehenballen dreht dagegen aktiv zum Boden nach unten. Diese Verschraubung ist für ein stabiles Fußgewölbe nötig. Jetzt beginnt die Abrollphase. Die Belastung konzentriert sich vermehrt auf den Ballen, das Quergewölbe wird durch das Gewicht flach gedrückt. Das darf und soll so sein: Die tiefe Ballenmuskulatur bleibt aktiv, dann abrollen und jetzt der entscheidende Vorfußimpuls zum Abstoßen. Die tiefe vorgespannte Ballenmuskulatur wirkt jetzt wie eine flach gedrückte Feder, dann die Zehen wegdrücken. Großzehenballen und große Zehe stoßen als Letzte vom Boden ab. Jetzt die »Flugphase«: Ihr Körperschwerpunkt kommt nach vorn, das Knie beugt sich und das Bein schwingt locker nach vorn. Zur Wiederholung: Landen mit gerader Ferse, Belastung auf stabiles Fußgewölbe mit Verankerung des Großzehenballens, Abrollen über dem Ballen und Vorfußimpuls mit Abstoßen und so weiter.

Kontrolle. Schnell passiert es, dass die Ferse nach innen einknickt. Konzentrieren Sie sich bei der Landung auf eine gerade aufgerichtete Ferse. Im Moment des Abstoßes nicht über die Kleinzehenseite abrollen. Der Fuß bleibt die ganze Zeit gerade und nach vorn ausgerichtet, indem er aktiv nach innen verschraubt. Die Großzehe als stärkste der fünf kann nur so ihre wichtige Aufgabe wahrnehmen, den Fuß stabilisieren und kräftiges Abstoßen garantieren.

Dosierung. Etwa 20–40 Schritte konzentriert gehen und bewusst die eigene Spur legen, 2- bis 4-mal täglich bei kurzer Wegstrecke.

Blitzübung. Richtige Belastung beispielsweise auf dem täglichen Weg zum Brötchenholen üben.

Abrollen.
Oben: Die Ferse setzt mit Hauptbelastung auf der Außenseite auf.

Unten: Abrollen über das Großzehengrundgelenk, impulsartiges Abstoßen mit geballter Ladung Energie.

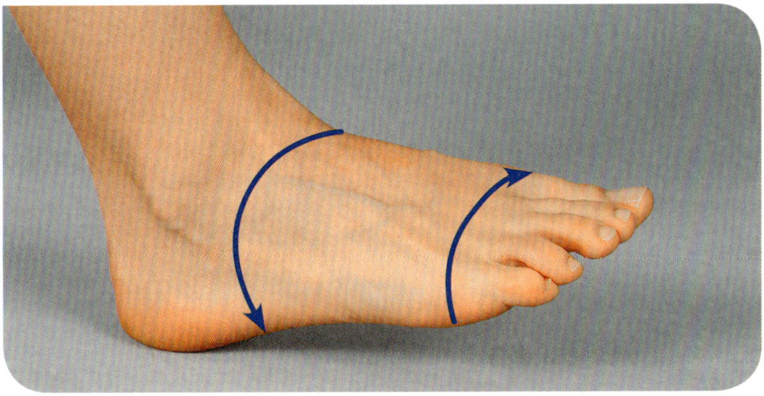

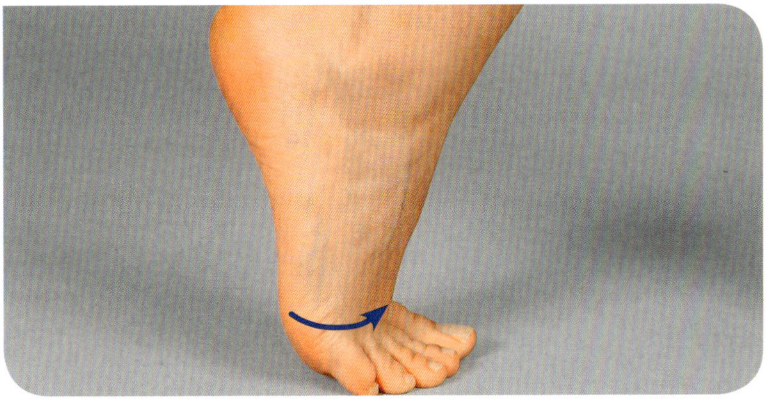

Doppelfehler.
Links: Einknicken nach innen – das Fersenbein ist nicht aufgerichtet.

Rechts: Wegknicken beim Abrollen und Abstoßen nach außen – die Verschraubung geht verloren, der Bodenkontakt des Großzehengrundgelenks ist mangelhaft oder fehlt.

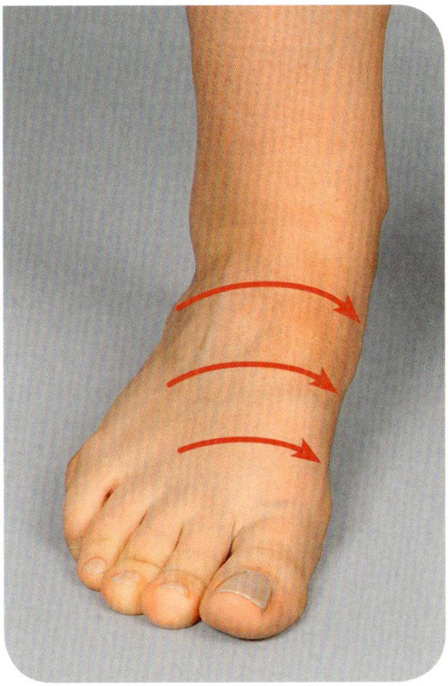

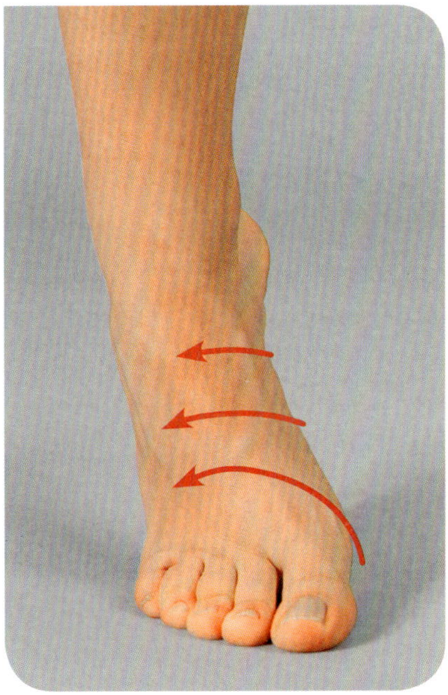

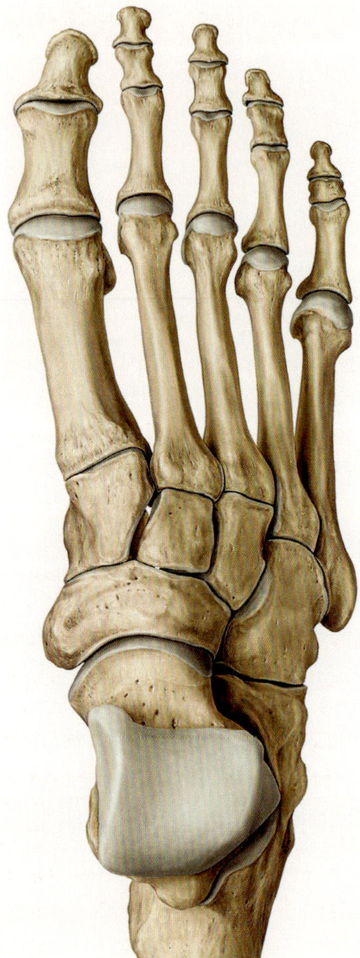

Die Zehen

Kraftwerk sucht Feinabstimmung. Der Vorfuß lebt von Beweglichkeit und Kraft in Kombination. Diese beiden Eigenschaften bis ins hohe Alter zu bewahren lohnt sich.

Wussten Sie, dass Kinder mehr als 50 Prozent ihres Gewichts mit dem Vorfuß tragen und balancieren? Der Vorfuß ist beweglich, sensibel und hat die Aufgabe, sich blitzschnell der Bodenbeschaffenheit anzupassen. Die Zehen verstärken Beweglichkeit und Sensibilität noch zusätzlich. Es macht Sinn, das Körpergewicht in diese Region zu verlagern. Ein Drittel der Belastung wird beim Abrollen vom Großzehenballen absorbiert: Dieses Potenzial soll genutzt werden! Ältere Menschen stehen überwiegend auf den Fersen. Der massive knöcherne Rückfuß mit dem stabilen Fersenbein lädt dazu ein. Fazit, der Vorfuß wird immer weniger gebraucht, er droht zu verkümmern. Davon leiten sich vielfältige Probleme ab, Spitzenreiter sind Spreizfuß (Seite 262) und Hallux-Probleme (Seite 260). Die Wiederbelebung der Vorfüße und deren funktioneller Gebrauch haben sich zum eigentlichen Renner der Fußtherapie entwickelt. Mit beachtlichem Erfolg. Füße sind nicht nur von Natur aus sehr lernfähig, sie finden auch leicht zur angeborenen Körperintelligenz zurück. Die Chance für Füße jeglichen Alters!

Anatomie

Vorfuß: Verstrebt, verflochten und verwoben

Die fünf Zehengrundgelenke sind kleine Kugelgelenke, die es ermöglichen, dass sich die Zehen in alle Richtungen bewegen können. Anziehende und abspreizende Muskeln sind alle fein aufeinander abgestimmt, hoch spezialisiert und maßgebend für den Aufbau des Vorfußquergewölbes. Ein besonders kräftiger Muskel verläuft quer, verstrebt das Quergewölbe und ermöglicht dessen elastische Stoßdämpferfunktion. Zudem gibt es in der Tiefe des Fußballens ein Dutzend weitere Muskeln, die dem Quergewölbe zusätzliche Stabilität und Federkraft verleihen. Wichtiges Detail: Diese kleinen Muskeln bewirken ausnahmslos eine Beugung der Zehengrundgelenke.

Quergewölbe: Dynamik des gespannten Bogens

Die Fußknöchelreihe bildet beim entlasteten Fuß einen C-Bogen, das Vorfußquergewölbe. Es entsteht durch das subtile Zusammenspiel der Vorfußmuskulatur. Die Mittelfußköpfchen von Groß- und Kleinzehe werden durch quer laufende Muskelzüge koordiniert. In der Tiefe verstrebt die Zwischenknochenmuskulatur den C-Bogen zu einem perfekten Stoßdämpfer. Bei Höchstbelastung wird der C-Bogen durchgedrückt, die tiefe Ballenmuskulatur wirkt zusätzlich dämpfend: Die Belastung verteilt sich auf den ganzen Vorfuß. Beim Abstoßen wird die in den Muskeln gespeicherte Energie wie bei einem Trampolin impulsartig freigesetzt und verhilft zu einem federnden, leichtfüßigen Gang.

Hallux: Hochspezialisierter Schwachpunkt

Unsere nächsten Verwandten, die Menschenaffen, besitzen Füße mit Doppelfunktion: Außenseite zum Draufstehen und Innenseite zum Greifen. Die Evolution zum Menschen hat aus dem Greiffuß einen Lauffuß gemacht. Die Großzehe, der Hallux, übernimmt eine entscheidende Aufgabe bei der Kraftübertragung: Die Verankerung des Hallux befindet sich im Mittelfuß. Beim Hallux valgus – dem X-Schiefstand der Großzehe – ist oftmals eben diese Verankerung instabil. Der erste Mittelfußknochen wird durch ständige Fehlbelastung und ungenügende Verankerung aus seiner Achse nach innen verlagert, die Großzehe kippt nach außen weg. Die Ursachen für Hallux-Probleme liegen in der gestörten Belastung des gesamten Vorfußes.

Zehen: Gute Funktion braucht stabile Voraussetzungen

Zehen sind auf ein intaktes Gewölbe angewiesen, um ihre Aufgabe wahrnehmen und ihre Beweglichkeit erhalten zu können. Eine schicksalhafte Abhängigkeit: Sehr viele Menschen haben durch Veranlagung und chronische Fehlhaltung Spreizfüße: Das Quergewölbe fehlt, die Grundgelenke sinken nach unten, die Zehen werden automatisch gekrallt. Dies in zwei Varianten: Bei der Krallenzehe ist die ganze Zehe gebeugt, bei der Hammerzehe nur das Endglied. Mit der Zeit versteifen die Zehen in ihrer Fehlstellung. Kurzum: Grundgelenke abgesunken, Zehen gebeugt, den Rest besorgt die Zeit. Die straffe schützende Bindegewebsplatte zur Fußsohle bricht durch, die langen Zehenmuskeln zerren ununterbrochen an den Zehen, bis diese aus ihren Grundgelenken herausgehebelt werden. Der Fuß ist auf den Felgen.

Grundlegend.
Links: Die fünf Köpfchen der Zehengrundgelenke.

Rechts: Im Ballenbereich verlaufen die Muskeln längs (1) zwischen den Knochen. Die quer verlaufenden Muskeln (2) sind zusammen mit den Abspreizern (3) die Baumeister des Quergewölbes.

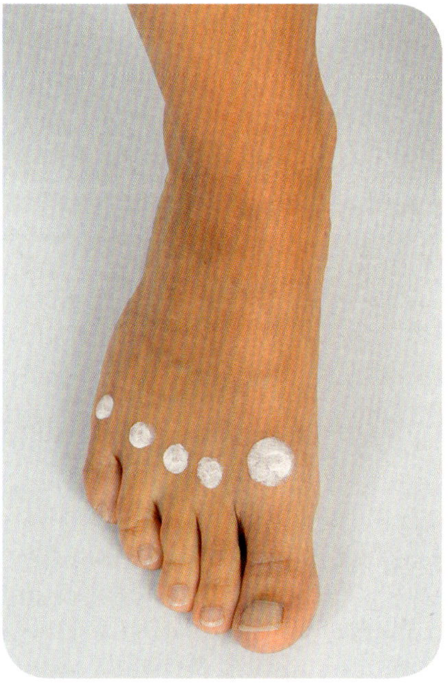

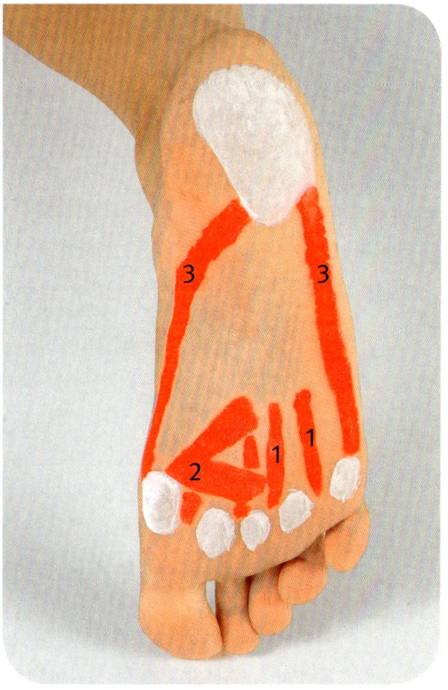

Fehlstellungsklassiker.
Links: Hallux valgus, Knochenlinie der Großzehen mit deutlichem Knick auf Höhe des Zehenballens (1).

Rechts: Die Verankerung an den Keilbeinen (2) ist instabil. Ferner Krallenzehen mit abgesunkenen Grundgelenken (3). Die Zehennägel sind von oben nicht mehr zu sehen (4).

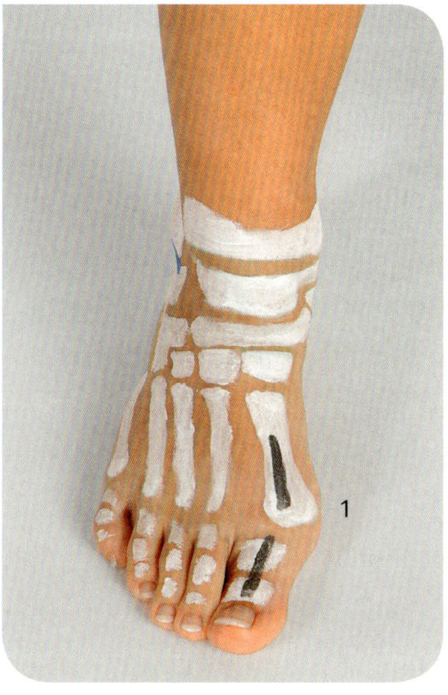

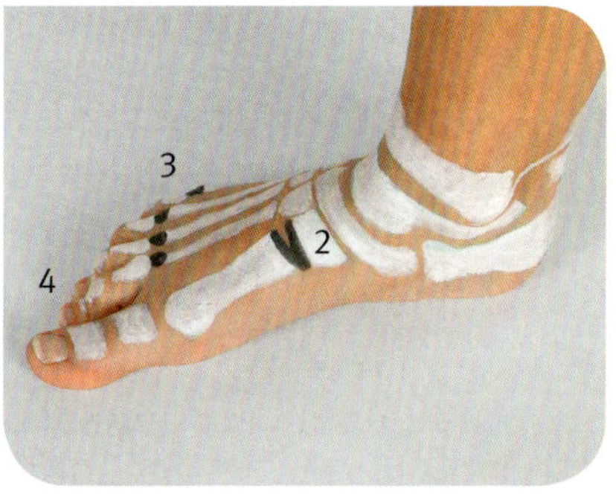

Probleme

Spreizfuß: Füße auf den Felgen

Das Ausmaß der Vorfußleiden ist quer durch alle Altersklassen mehr als bedenklich: Bereits 20 Prozent der Kinder haben deformierte Vorfüße. Bei jungen Athleten rangieren Fußprobleme gleich nach akuten Verletzungen an zweiter Stelle. Im Seniorenalter leidet nahezu jeder Zweite an Spreizfüßen mit Krallenzehen. Risikofaktoren sind Fehlbelastung, Veranlagung, Übergewicht und unzweckmäßige Schuhe. Der Spreizfuß ist das häufigste schmerzhafte Fußleiden überhaupt. Das Vorfußquergewölbe ist flach gewalzt, in extremen Fällen sogar stempelkissenartig nach unten durchgebogen. Der Fuß läuft sozusagen auf den Felgen. Das Körpergewicht steht auf ein paar Knochenpunkten statt gleichmäßig auf einer Fläche. Chronische Vorfußprobleme sind vorprogrammiert. Es beginnt mit verstärkter Hornhautbildung unten an der Fußsohle. Mit der Zeit gesellen sich Druckempfindlichkeit und Belastungsschmerz (Metatarsalgie) hinzu. Die feinen Nerven zwischen den Mittelfußknochen werden förmlich aufgerieben (Morton-Neuralgie). Mit der Zeit verdickt sich der Nerv (Morton-Neurom). Das Gehen wird zur Qual, Füße auf den Felgen bewältigen nur noch kurze Distanzen.

Zehenprobleme: Arbeitslos und von der Rolle

Ein ähnliches Schicksal wie den Vorfuß ereilt auch die Zehen. Durch Fehlbelastung, Veranlagung und fehlendes Fußtraining verlieren sie ihre Funktion und werden deformiert. Beim Hallux valgus (Seite 260) kommt es zur progredienten Achsenabweichung oder einfacher gesagt: Steht die Großzehe einmal quer, wird es in der Regel immer schlimmer, die Verankerung im Mittelfuß wird zusehends instabiler. Hallux rigidus bedeutet Arthrose im Großzehengrundgelenk. Die Einsteifung verläuft meist schleichend, vorerst ohne Schmerzen und typischerweise ab dem 40. Lebensjahr. Ein korrektes Abrollen über die Großzehe wird unmöglich. Der Fuß verformt sich sichelförmig, rollt seitlich ab und wird so fehl- und überbelastet.

Bei Krallenzehen sacken die Zehengrundgelenke nach unten ab, die Zehen hängen funktionslos in der Luft, statt den Boden aktiv zu greifen und beim Abstoßen zu helfen. Hornhaut, Hühneraugen und mit der Zeit schmerzhafte Zehendeformitäten sind die Folge.

Durchhänger. Die langen Mittelfußknochen bilden im Vorfuß kein Gewölbe mehr: Anstatt mehr oder weniger parallel zu laufen, streben sie auseinander, die Köpfchen der Zehengrundgelenke (schwarz eingezeichnet) sinken ab.

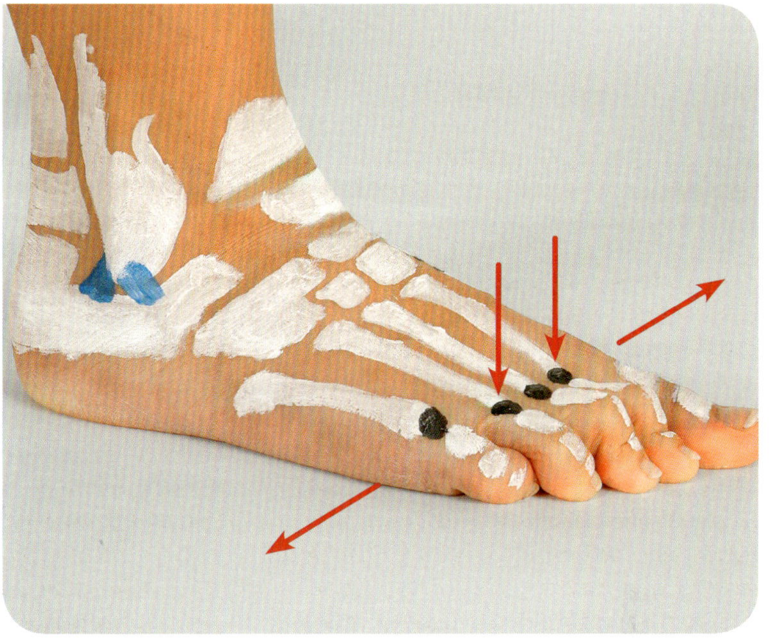

Hallux rigidus. Eine Form der Arthrose. Das Grundgelenk der Großzehe wird unbeweglich und steift langsam ein (schwarz eingezeichnet). Schmerzen beim Abrollen sind die Folge.

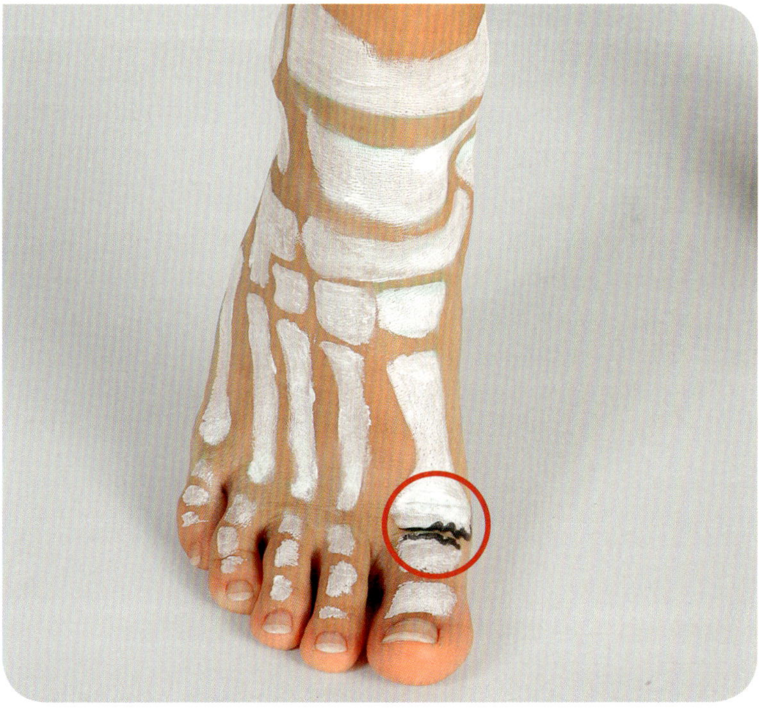

Übung C-Bogen: Vom Spagat in die Aufrichtung

Ziel. Mobilisation im Vorfuß. Gewinnen Sie die Beweglichkeit des Vorfußes zurück.

Start. Sie sitzen auf einem Hocker oder auf einer Matte und nehmen den Klein- und Großzehenfußknöchel, die Grundgelenke der ersten und der fünften Zehe Ihres rechten Fußes in beide Hände. Führen Sie sich vor Augen, dass die beiden Grundgelenke die Pfeiler der C-Bogen-Brücke sind. Der Bogen ist abgeflacht – die Brückenpfeiler machen den Spagat.

Aktion. Drehen Sie jetzt diese beiden Knöchel an Ort und Stelle um ihre eigene Achse, aus dem Spagat in die Aufrichtung der Brückenpfeiler. Rollen Sie sie unter leichtem Zug zueinander ein, ohne den Vorfuß dabei zusammenzudrücken oder auseinanderzuziehen, bis die Köpfchen der Mittelfußknochen einen harmonischen C-Bogen im Vorfuß bilden. Loslassen, in die angestammte Position und rhythmisch wiederholen: Vorfuß einrollen, C-Bogen formen, wieder loslassen und entspannen. Strukturen wie verkürzte Bänder, Gelenkskapseln und Muskeln werden so sanft gedehnt, die überdehnten Strukturen im Ballenbereich können sich wieder straffen.

Kontrolle. Bei der Einrollbewegung den Vorfuß nicht auseinanderziehen, der Spreizfuß (Seite 262) würde so verstärkt. Und auf keinen Fall zusammenquetschen. Ein gleichmäßig weiter Bogen ist das Ziel, sonst wird die »Fahrbahn auf der Brücke« zerrissen oder gestaucht und in beiden Varianten unbefahrbar. Die Zehengrundgelenke dürfen nicht gestreckt oder gar überstreckt werden, sie sind während des Ausformens des C-Bogens leicht gebeugt, die Zehen entspannt.

Dosierung. 3–5 Minuten täglich, bis der Vorfuß-C-Bogen gut sichtbar ist. Beim eingesteiften Spreizfuß ist viel Geduld angesagt, steter Tropfen höhlt den Stein und spannt den Bogen!

Blitzübung. Den C-Bogen Ihrer Hand sehen Sie hundertmal am Tag vor sich: beim Autofahren, beim Essen oder wenn die Finger flink über die Tastatur huschen. Denken Sie dabei an den C-Bogen Ihrer Füße. Diese Visualisierung erleichtert die spätere Aktivierung. Der Fuß erinnert sich!

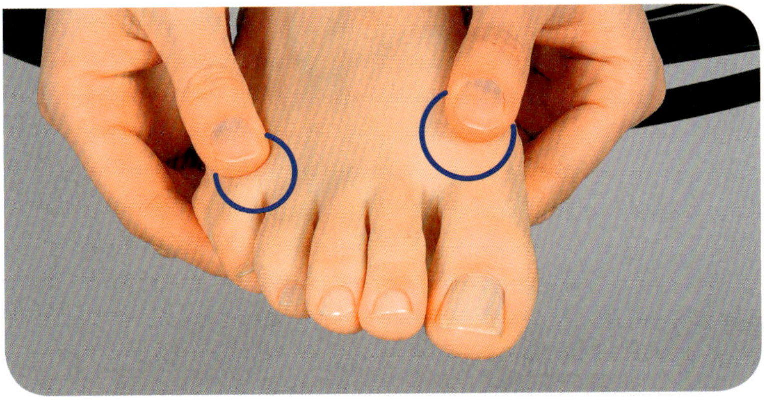

Gewölbebauer. Der C-Bogen kann vorerst passiv, später aktiv rekonstruiert werden.

Oben: Ausgangsstellung.

Unten: Hände und Finger bauen das Gewölbe im Vorfuß auf. Ob das Gewölbe in der Bewegung wieder eingesetzt werden kann, ist eine Frage von Training und Geduld.

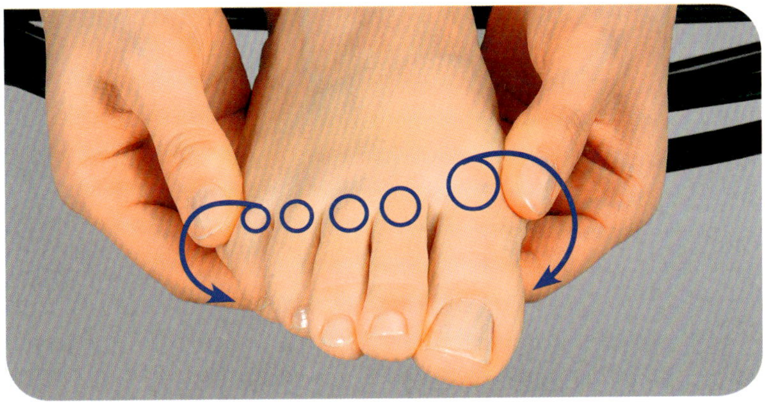

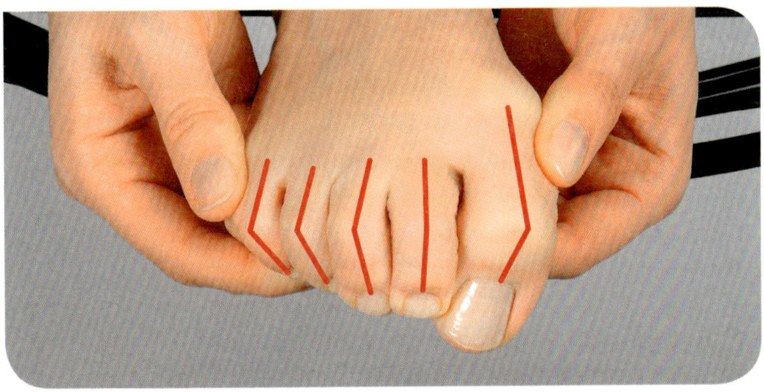

Vermeiden. Oben: Krallen mit den Zehen anstatt in den Grundgelenken beugen.

Unten: Groß- und Kleinzehe werden Spreizfuß fördernd auseinandergezogen, anstatt sie gewölbeartig einzurollen.

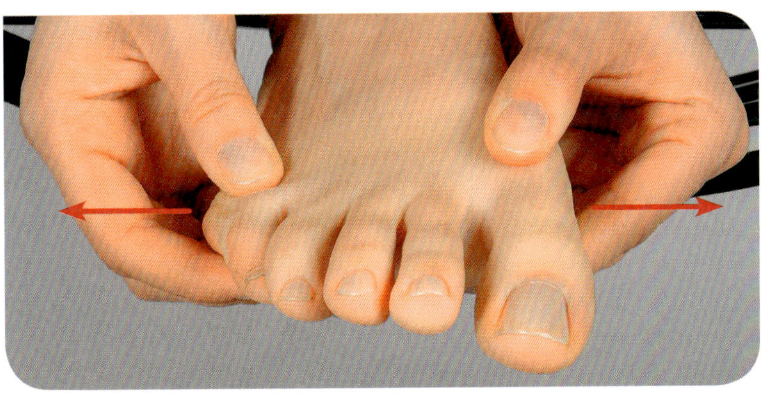

Übung Saugnapf: Ein Küsschen in Ehren ...

Ziel. Erkennung und Aktivierung des Impulszentrums im Vorfuß, Kräftigung der tiefen Ballenmuskulatur.

Start. Sie sitzen auf einem Hocker und platzieren einen kleinen flachen Stein (einen Pfirsich- oder Pflaumenstein oder etwas Ähnliches) unter dem rechten Vorfußquergewölbe.

Aktion. Versuchen Sie über dem Stein Ihr Vorfußquergewölbe aufzubauen und einen harmonischen C-Bogen zu spannen. Jetzt wird der »Saugnapf« aktiviert. Spannen Sie Ihre tiefe Ballenmuskulatur an und versuchen Sie so, den Stein mit einer »Kussbewegung« der Vorfußsohle zu fassen, ihn »hochzusaugen«, ohne dabei die Zehen zu krallen. Die Mitte des Vorfußes löst sich dabei leicht vom Boden ab. Sie können diese Bewegung durch das gleichzeitige Aktivieren des Handgewölbes auf der gleichen Körperseite visualisierend unterstützen. Halten Sie die Spannung im Ballen für einige Sekunden, dann wieder loslassen und so weiter. Mit zunehmender Sicherheit versuchen Sie es ohne den Stein. Spüren Sie die Druckentlastung im mittleren Ballenbereich.

Kontrolle. Die Zehen nicht einkrallen. Sie bleiben locker gestreckt bei gleichzeitiger Beugung im Grundgelenk. Der Fuß sollte sich während der Übung in Längsrichtung auf keinen Fall verkürzen, das würde einen Hohlfuß nur verstärken. Konzentrieren Sie sich auf das Zentrum im Vorfuß. Paradebeispiel: Weltklassesprinter im 100-Meter-Lauf. Beim Start ist das Impulszentrum maßgebend für Explosivität im Startpflock, beschleunigendem Turboeffekt während des Rennens und für Hundertstelsekunden zum Sieg.

Dosierung. 30 Wiederholungen 2-mal täglich, bis der Saugnapf kräftig wird.

Blitzübung. Immer wieder im Sitzen oder Stehen die tiefe Ballenmuskulatur in den Schuhen aktivieren, ohne die Zehen zu krallen. Das gibt Druckentlastung. Im Auto: Die Übung wider den Bleifuß! Gas geben, ohne den ganzen Mittelfuß zu gebrauchen – das Impulszentrum in der Mitte wird entlastet.

Impulszentrum. Oben: Vorfuß über dem Ball oder Stein in Position bringen. Fühlen Sie das Kraftzentrum im Vorfuß.

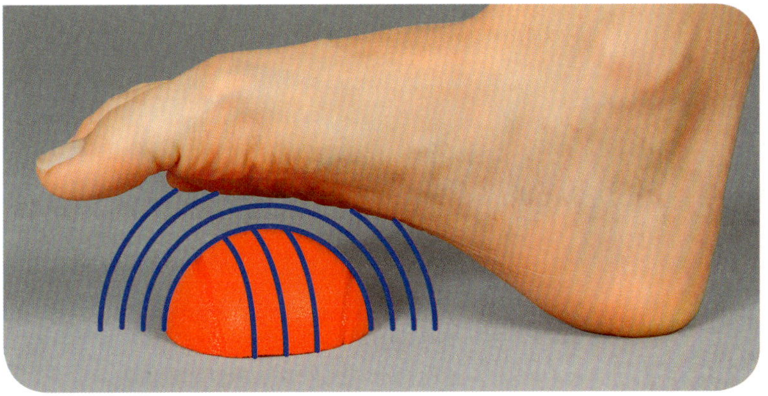

Unten: Der Ball schmiegt sich in die aktivierte Wölbung. Im Zentrum liegt die Energie für lebenslange Schrittimpulse.

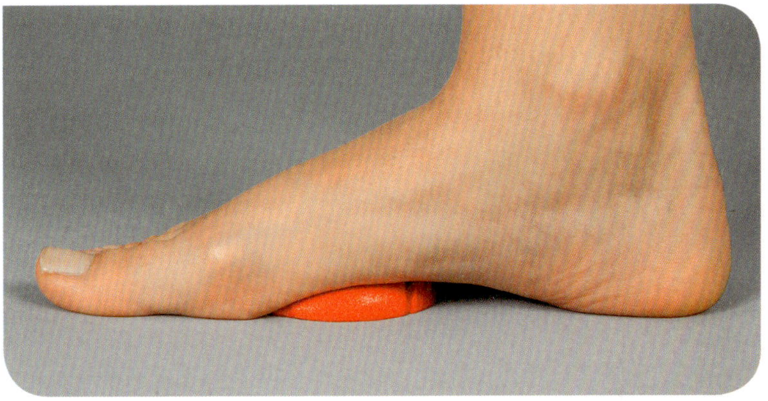

Balanceakt. Vorsicht, nicht übertreiben. Wieder droht die Krallenzehe statt des Gewölbeaufbaus. Der Vorfuß wird im Eifer verkürzt. Das bedeutet Hohlfuß. Unbedingt vermeiden!

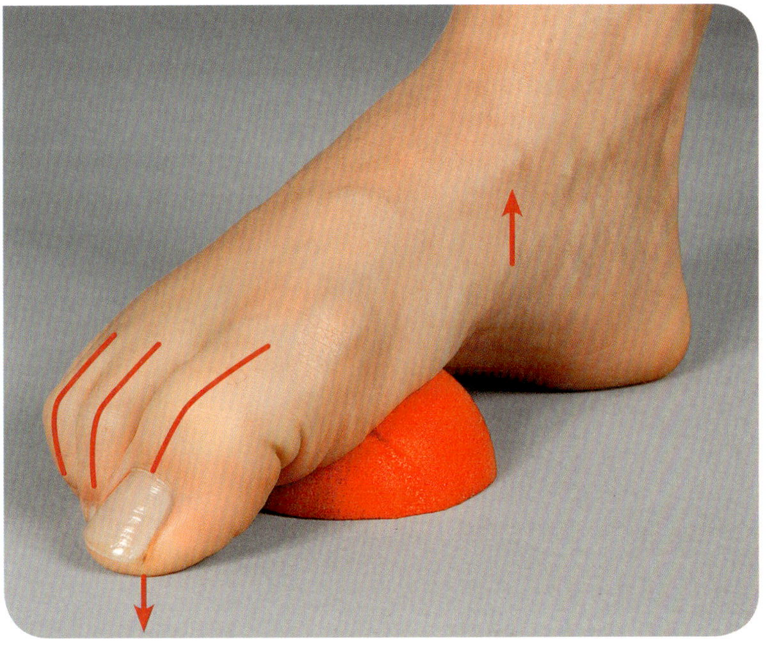

Übung Sternensammler: Impulszentrum zum Davonlaufen

Ziel. Abstoßimpuls beim Gehen üben. Genau genommen geht es um die Impulskraft des Vorfußquergewölbes beim Abstoßen.

Start. Schrittstellung seitlich an einer Wand, eine Münze unter den rechten Vorfuß platzieren: Rechtes Bein gestreckt nach hinten stellen, der rechte Fuß steht dabei abgerollt am Boden, die Münze befindet sich genau zwischen Groß- und Kleinzehenballen, mit der rechten Hand können Sie sich leicht an der Wand abstützen.

Aktion. Verlagern Sie nun Ihr Gewicht auf den rechten hinteren Fuß und versuchen Sie das Quergewölbe über der Münze aufzubauen. Immer mehr Kraft und Dynamik in diese Bewegung legen, bis Ihr Quergewölbe – wieder mit dem Gefühl des Saugnapfs oder des Kussmundes als Impuls – die Münze abheben kann. Den Fuß dabei abrollen und schließlich vom Boden abstoßen. Wiederholen Sie: abrollen, Impuls, abstoßen, Münze mitnehmen.

Kontrolle. Bedenken Sie, ein Spreizfuß (Seite 262) kann diese Übung nicht ausführen. Auch hier ist noch kein Meister vom Himmel gefallen! Fehler vermeiden ist wesentlich wichtiger, als die Münze tatsächlich aufzuheben. Die Zehen bleiben locker gestreckt, auf gar keinen Fall einkrallen. Die Beugung findet in den Grundgelenken statt. Der Fuß sollte sich während der Übung in Längsrichtung nicht verkürzen, das würde einen Hohlfuß (Seite 250) verstärken.

Typischer Alltagsfehler. Der Vorfuß-Impuls wird vergessen – und mit ihm geht die Leichtfüßigkeit verloren. Der Hüftbeugemuskel muss das schwere Bein ganz allein hochheben. Das ist wie ein beklagenswerter Tänzer, dessen Partnerin im entscheidenden Moment nicht hochspringt, sondern sich wie ein Sack in seine Arme hängt. Pflegen Sie Ihr internes Teamwork!

Dosierung. 30 Wiederholungen 2-mal täglich, bis der Saugnapf kräftig wird.

Blitzübung. Immer wieder im Sitzen oder Stehen die tiefe Ballenmuskulatur in den Schuhen aktivieren, das baut nicht nur auf, sondern gibt Druckentlastung.

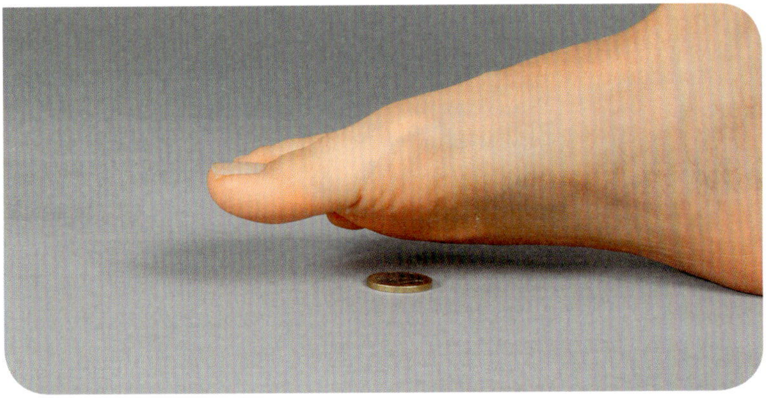

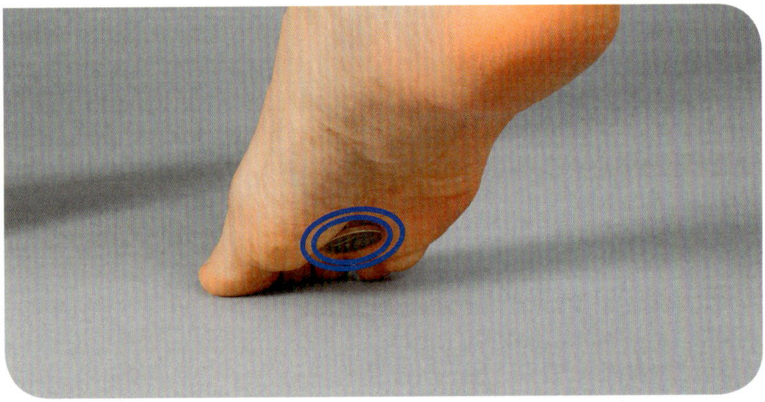

Impulszentrum. Oben: Der Fuß nähert sich der Münze und setzt so auf, dass sie genau unter der Vorfußmitte zu liegen kommt.

Unten: Mit einer Saug- oder Kussbewegung wird die Münze beim Abrollen aufgehoben.

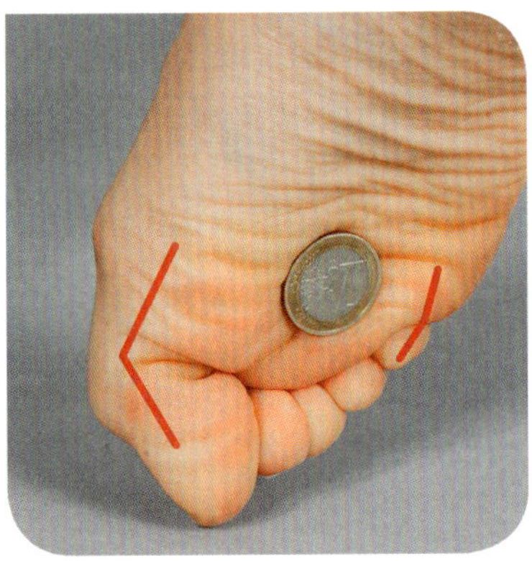

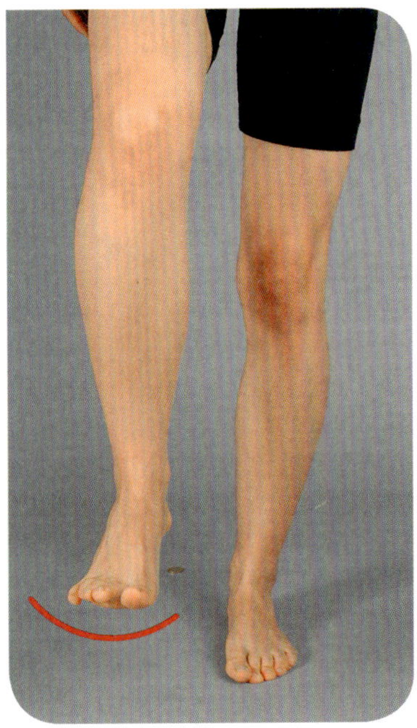

Vermeiden. Links: Zehen die nach der Münze krallen, ist Steinzeitgymnastik.

Rechts: Der Impuls zum Abheben des Beins kommt ausschließlich aus der Hüfte. Das Vorfuß-Quergewölbe ist nach unten durchgebogen und inaktiv.

Stichwortverzeichnis

Übungsverzeichnis

Bibliografische Information der Deutschen Nationalbibliothek
Die Deutsche Nationalbibliothek verzeichnet diese Publikation in der Deutschen Nationalbibliografie; detaillierte bibliografische Daten sind im Internet über http://dnb.d-nb.de abrufbar.

Programmplanung: Sibylle Duelli
Redaktion: Elmar Klupsch, Stuttgart
Bildredaktion: Christoph Frick
Umschlaggestaltung und Innen-Layout: CYCLUS · Visuelle Kommunikation, Stuttgart

Bildnachweis
Umschlagfoto: Anna Rosa Krau, Berlin
Fotos im Innenteil: Seite 6: Anna Rosa Krau, Berlin; alle übrigen: Claudia Larsen, Zürich
Modells: Marisa Kurz (Cover), Olivier Chapuzette (Cover und S. 6), Übungsfotos: Marina Prinz, Dagmar Dommitzsch
Zeichnungen: S. 12, S. 38, S.50: Schünke M, Schulte E, Schumacher U. Prometheus. LernAtlas der Anatomie. Kopf, Hals und Neuroanatomie. Illustrationen von M. Voll und K. Wesker. 2. Aufl. Stuttgart: Thieme; 2009; S. 24, S. 64, S. 76, S.90, S. 102, S. 116, S. 128, S. 142, S. 154, S. 168, S. 180, S. 194, S. 206, S 220, S. 232, S. 246, S. 258: Schünke M, Schulte E, Schumacher U. Prometheus. LernAtlas der Anatomie. Allgemeine Anatomie und Bewegungssystem. Illustrationen von M. Voll und K. Wesker. 2. Aufl. Stuttgart: Thieme; 2009

1. Auflage

© 2015 TRIAS Verlag in
MVS Medizinverlage Stuttgart GmbH & Co. KG
Oswald-Hesse-Straße 50, 70469 Stuttgart

Printed in Germany

Satz und Repro: CYCLUS · Media Produktion, Stuttgart
gesetzt in Adobe Indesign CS6
Druck: Grafisches Centrum Cuno, Calbe

Gedruckt auf chlorfrei gebleichtem Papier

Wichtiger Hinweis: Wie jede Wissenschaft ist die Medizin ständigen Entwicklungen unterworfen. Forschung und klinische Erfahrung erweitern unsere Erkenntnisse. Ganz besonders gilt das für die Behandlung und die medikamentöse Therapie. Bei allen in diesem Werk erwähnten Dosierungen oder Applikationen, bei Rezepten und Übungsanleitungen, bei Empfehlungen und Tipps dürfen Sie darauf vertrauen: Autoren, Herausgeber und Verlag haben große Sorgfalt darauf verwandt, dass diese Angaben dem Wissensstand bei Fertigstellung des Werkes entsprechen. Rezepte werden gekocht und ausprobiert. Übungen und Übungsreihen haben sich in der Praxis erfolgreich bewährt.

Eine Garantie kann jedoch nicht übernommen werden. Eine Haftung des Autors, Spiraldynamik®, des Verlags oder seiner Beauftragten für Personen-, Sach- oder Vermögensschäden ist ausgeschlossen.

Geschützte Warennamen (Warenzeichen) werden nicht besonders kenntlich gemacht. Aus dem Fehlen eines solchen Hinweises kann also nicht geschlossen werden, dass es sich um einen freien Warennamen handelt.

Das Werk, einschließlich aller seiner Teile, ist urheberrechtlich geschützt. Jede Verwertung außerhalb der engen Grenzen des Urheberrechtsgesetzes ist ohne Zustimmung des Verlags unzulässig und strafbar. Das gilt insbesondere für Vervielfältigungen, Übersetzungen, Mikroverfilmungen und die Einspeicherung und Verarbeitung in elektronischen Systemen.

ISBN 978-3-8304-8244-4 3 4 5 6

Auch erhältlich als E-Book:
eISBN (ePub) 978-3-8304-8246-8

Liebe Leserin, lieber Leser,

hat Ihnen dieses Buch weitergeholfen? Für Anregungen, Kritik, aber auch für Lob sind wir offen. So können wir in Zukunft noch besser auf Ihre Wünsche eingehen. Schreiben Sie uns, denn Ihre Meinung zählt!

Ihr TRIAS Verlag

E-Mail Leserservice
kundenservice@trias-verlag.de

Lektorat TRIAS Verlag
Postfach 30 05 04
70445 Stuttgart
Fax: 0711 89 31-748

DVD-Inhalt

16:52	Aufrechter Nacken
17:09	Entspannter Kiefer
16:59	Starke Schultern
17:20	Beweglicher Brustkorb
14:56	Präzise Hände
18:28	Stabiles Kreuz
22:38	Vitales Becken
21:21	Freie Hüften
18:44	Starke Knie
13:00	Gesunde Füße
117:27	Gesamtlaufzeit